高額な医療費の一部を取り戻すため、助成制度の案内があります。簡単な計算ができるシステムもあります。

Subsidy

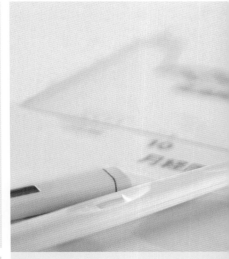

いろいろ悩みも迷いもあるでしょう。その時は無料相談コーナーがありますので、メールを送ってください。

Consultation

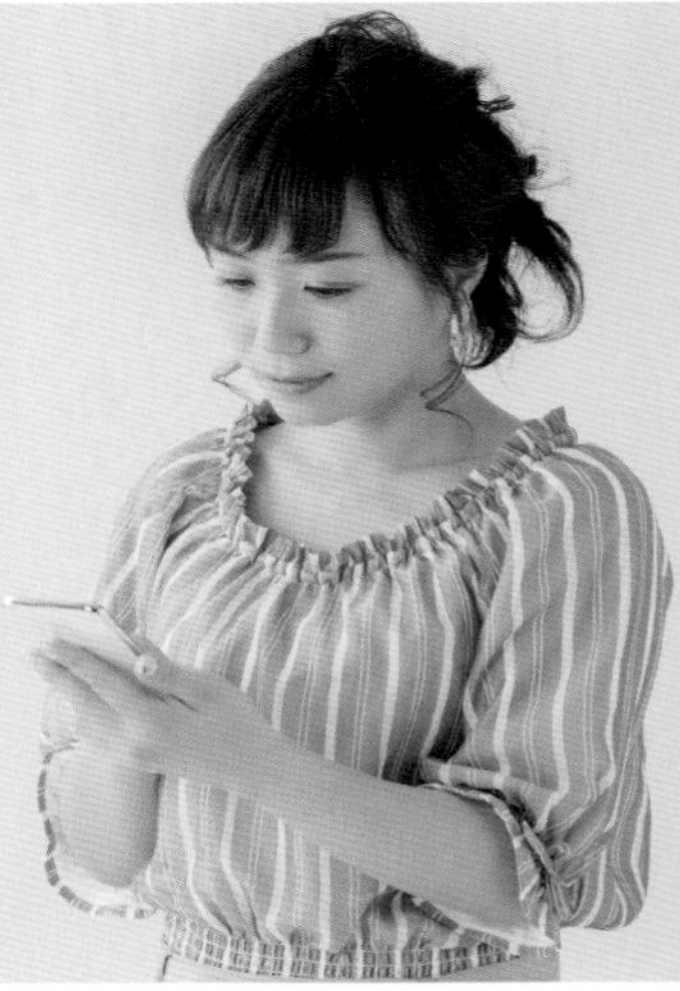

基礎体温は、月経を知るにはとてもよいものです。基礎体温からわかること、わからないことなどお伝えしています。

BBT

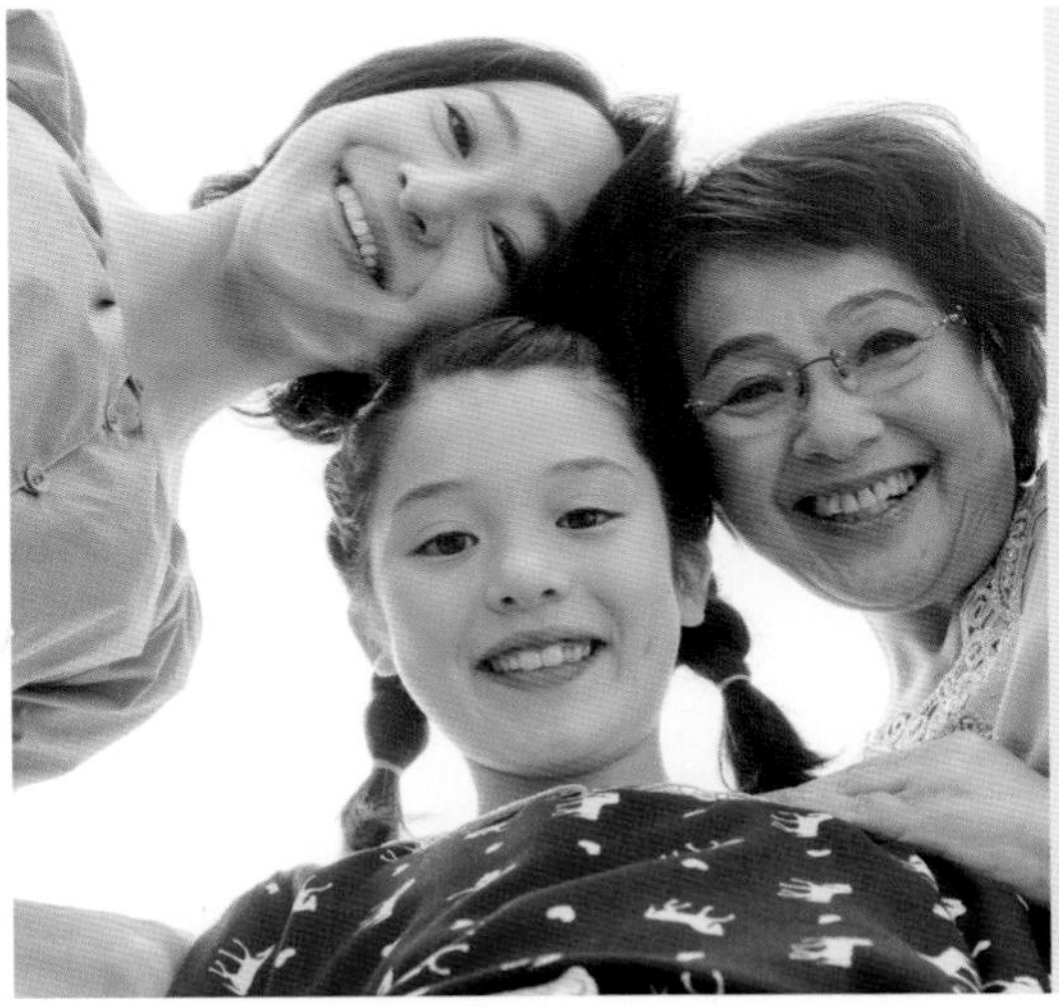

母親、私（自分）、そして子どもへ！受け継がれていく遺伝子の話と卵子の話があります。詳しく説明しているので、覚えておくと後々 GOOD です。

Egg

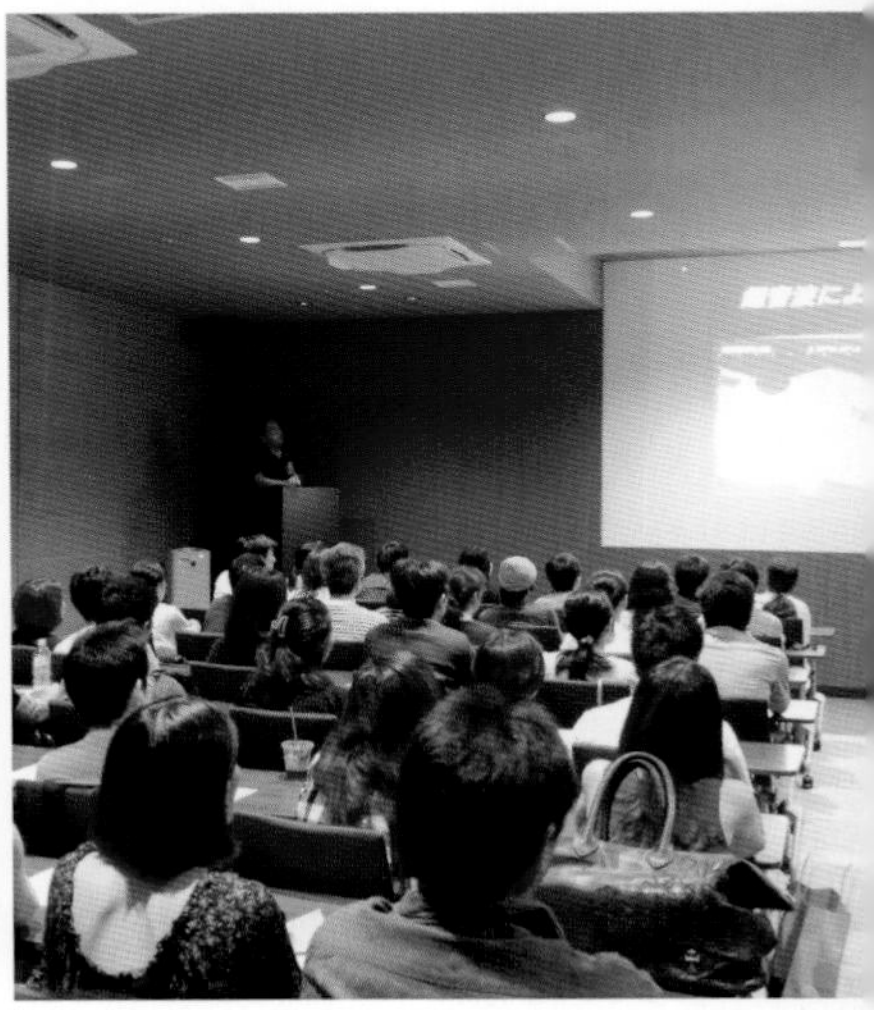

www.funin.info

不妊治療情報センター

funin.info

funin.info

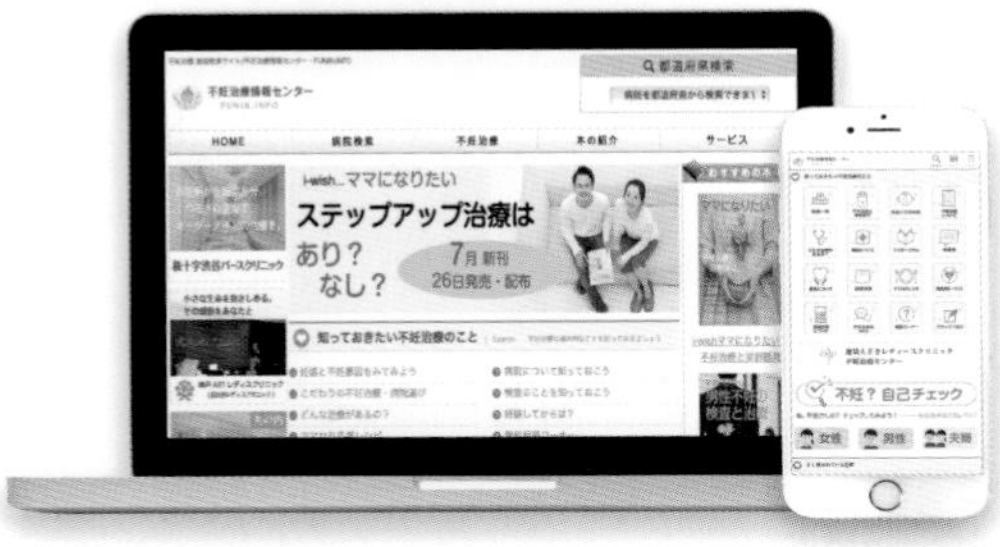

体外受精と顕微授精 2020

目次

企画・編集／不妊治療情報センター funin.info（CION corporation）　スタッフ／谷高哲也、松島美紀、織原靖子、土屋恵子、飯田早恵、織戸康雄、天野美雪、小林香奈　イラスト／植木美江

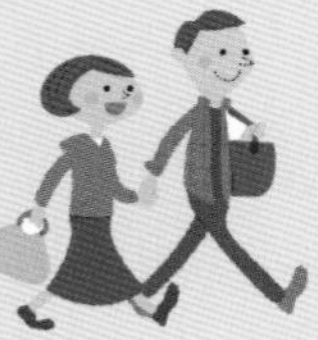

治療を考えている
ご夫婦にオススメ!

セミナー＆説明会　実施施設紹介

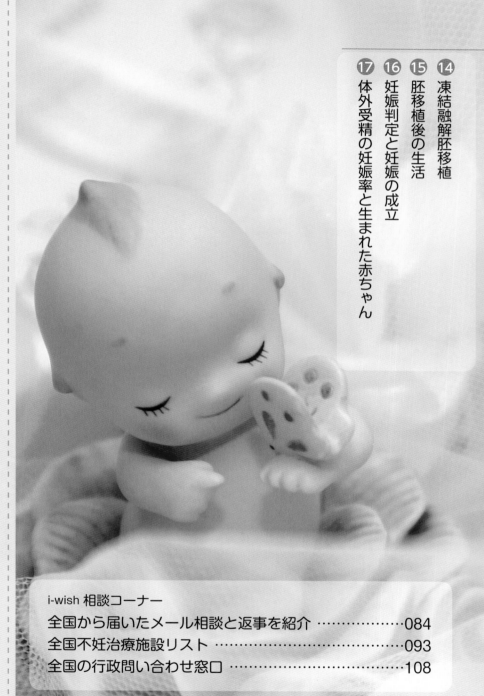

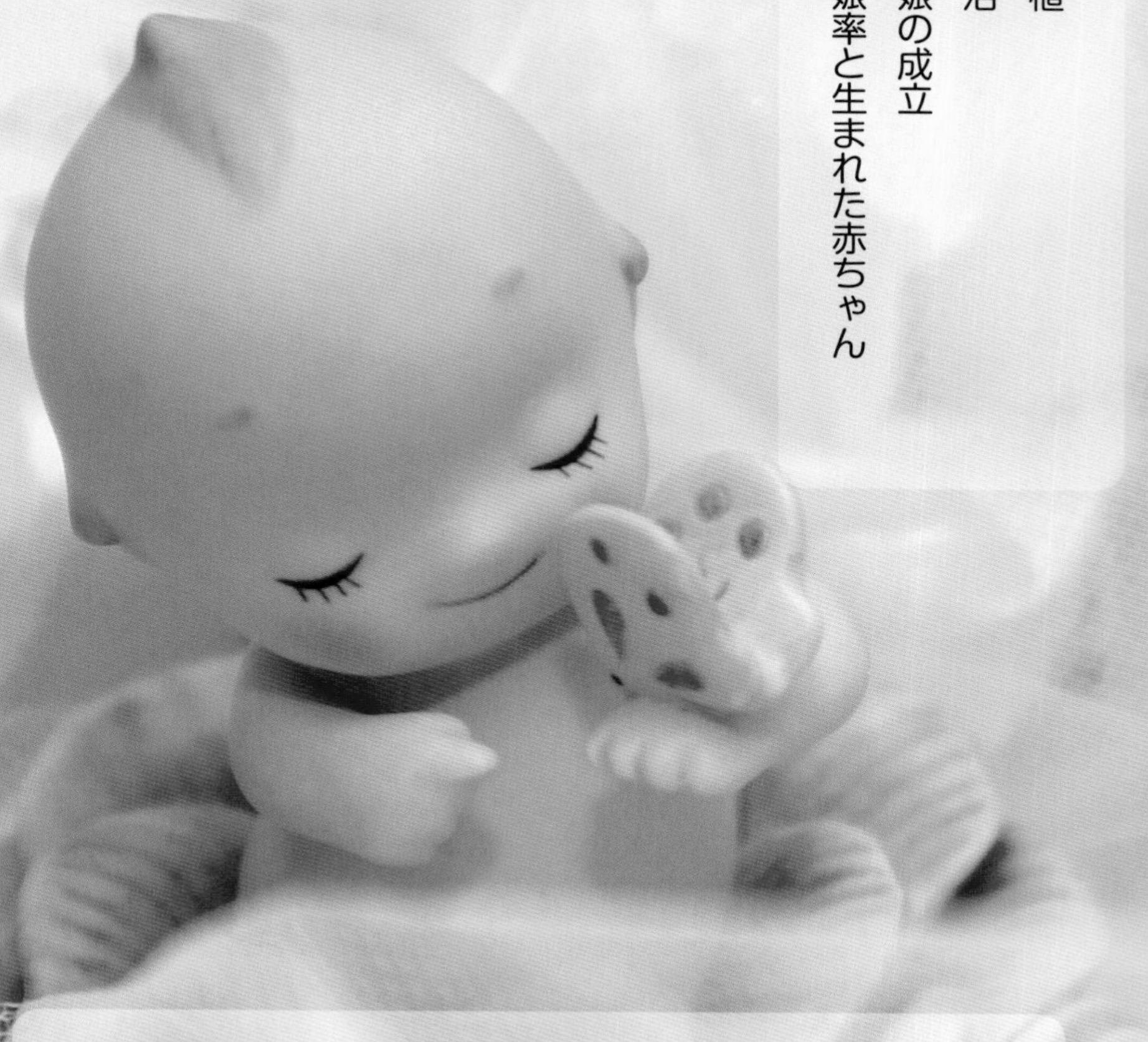

i-wish 相談コーナー

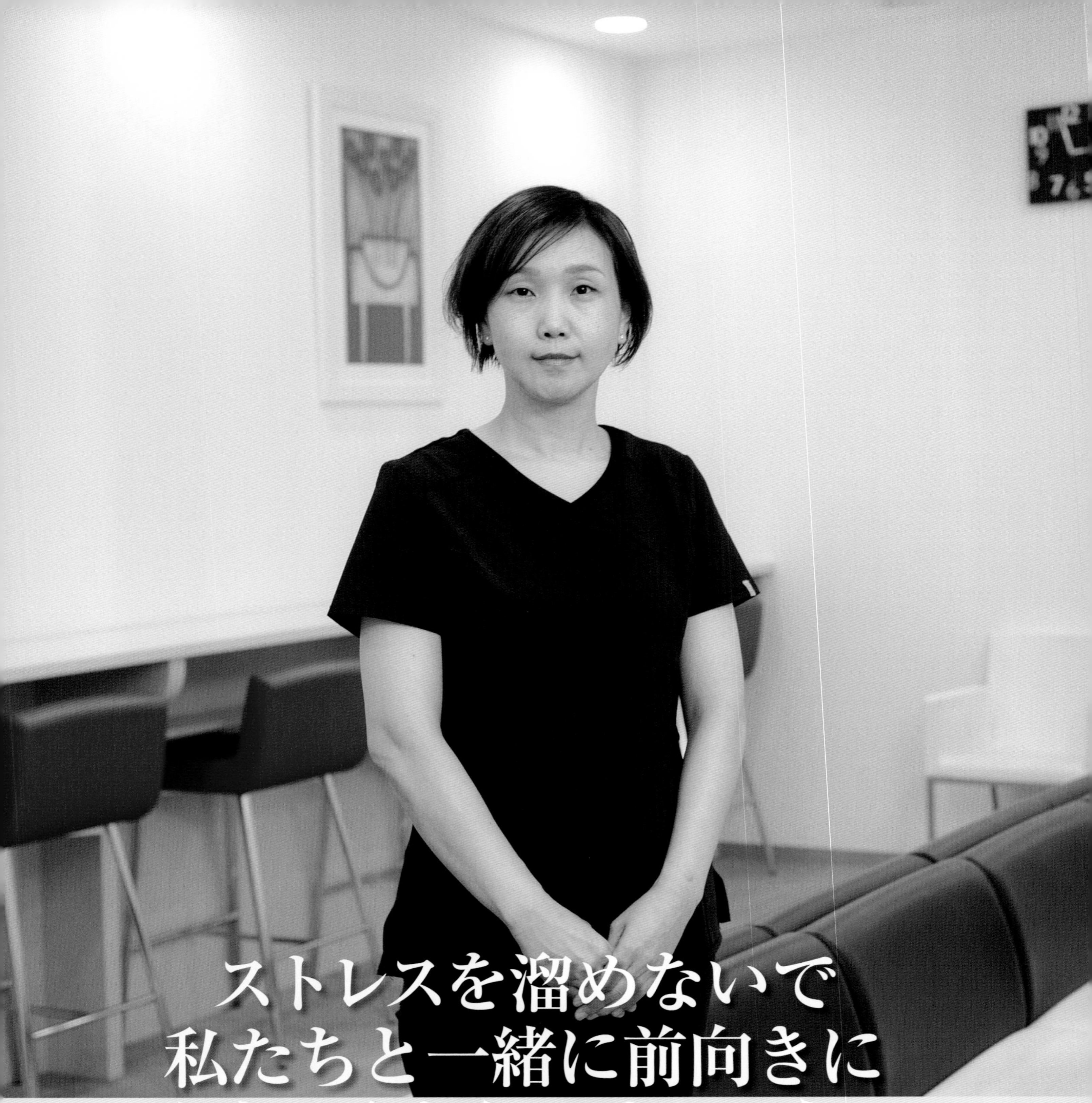

ストレスを溜めないで
私たちと一緒に前向きに
治療に取り組みましょう！

大阪府・豊中市 千里中央

園田桃代 ART クリニック

院長　園田 桃代 医師

私が千里中央に新クリニックを開院してから、もう10年になろうとしています。当初は心配もありましたが、地域に根差す産婦人科・不妊治療施設を目指し、順調に患者さんも増えました。

今後も更なる開発が期待されている千里中央という場所も良かったのでしょう。郊外の住宅地でもあり、お近くからの患者さんを中心に大阪市内や遠くは和歌山から来られる方もいらっしゃいます。

最先端の技術で

私は、最先端の技術を積極的に取り入れて診療を行っています。

また、患者さんの心のケアを大切に、細やかで丁寧な診療を大らかな気持ちで行うことで、できるだけストレスのない不妊治療を受けていただき、早いうちに妊娠して欲しいと思っています。

私の経験と不妊治療のエビデンスから、その方に合った、心身ともに健康的な妊娠に近づける治療を提案しております。

ARTには、それなりの工夫や方針がありますが、その前の基本として、自然に近い形での妊娠ができそうなご夫婦には、一般不妊治療でできるだけ対応し、成績も出ています。しかし、年齢やAMH値、ほかの検査結果から判断し、体外受精が適応と思われる方には、効果的な体外受精を実施し、できるだけ早く妊娠してもらえるよう努力します。

体外受精は一般不妊治療と比べ、妊娠率が高いとはいえ、自己注射や頻回の通院など患者さんの負担も増える治療です。ご夫婦のストレスにも目を向けて相談に乗るなど、心のケアがとても大切です。ご夫婦が治療に前向きでいられることができれば、ストレスも小さく、結果として早く妊娠に結びつくこともできるでしょう。

体外受精の排卵誘発法では、基本は調節卵巣刺激法で複数個の卵を採ることを目指しています。皆さんが頑張って治療してきた努力が無駄にならないよう、移植できる可能性が少しでも大きくなる治療法を選んでいます。

最善の移植法を

また胚移植には、採卵した周期に戻す新鮮胚移植と、凍結して翌周期以降に戻す凍結胚移植があり、移植する際は、分割した初期の胚と着床する直前の胚盤胞での移植があります。

この移植について、私たちのクリニックデータから凍結胚盤胞移植での妊娠率がとてもよい結果がでています。そのため、凍結胚盤胞移植を基本とし、胚の分割状況や子宮内膜、環境などから、患者さんに合わせて新鮮胚移植を選んだり、初期胚移植を選んだりすることもあります。

初期胚移植でも十分な妊娠結果が出ており、その方に合った移植の方法をいかに選択するかが重要だと思っています。

これら治療法の選択には、医師の診断だけでなく、培養室での胚の培養状況が大きく関わってきます。そこは培養スタッフの力と、最近導入したタイムラプス型のインキュベーターも活躍しています。

2人目、3人目のお子さんも誕生

開院しての10年は、本当に早いものです。

患者さんの中には2人目、3人目を望まれ、実際にお子さんをもうけた方もいらっしゃって、ふと時の流れの早さに驚くことがあります。

生殖医療専門医として本当に嬉しいことです。これからも地元をはじめ、お子さまを望まれるご夫婦のお役に立てるよう、不妊治療・生殖医療をさらに極めて行きたいと考えています。

最先端の技術を積極的に取り入れた診療で、心のケアも大切にしています。

Dr.Sonoda Momoyo profile

園田桃代 ARTクリニック
園田桃代　院長プロフィール

● 略歴
佐賀大学医学部卒業
福岡大学医学部産婦人科学教室入局
福岡大学医学部大学院
福岡大学医学部附属病院 不妊内分泌グループ
IVF なんば・大阪クリニック勤務
園田桃代 ART クリニック開設

● 専門
- 医学博士
- 日本産科婦人科学会産婦人科専門医
- 日本生殖医学会生殖医療専門医

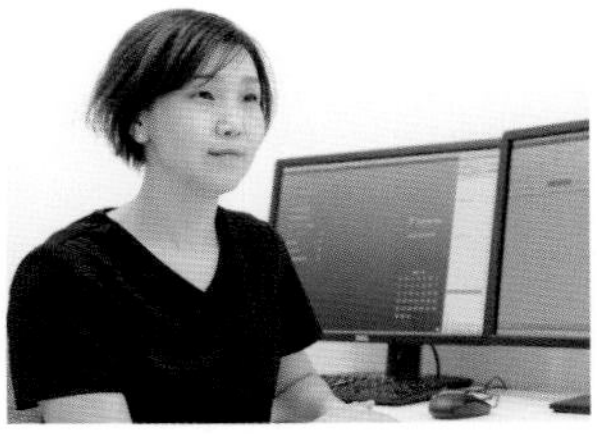

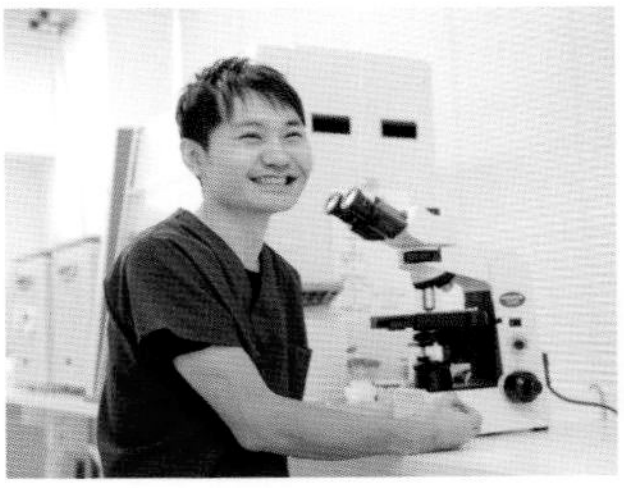

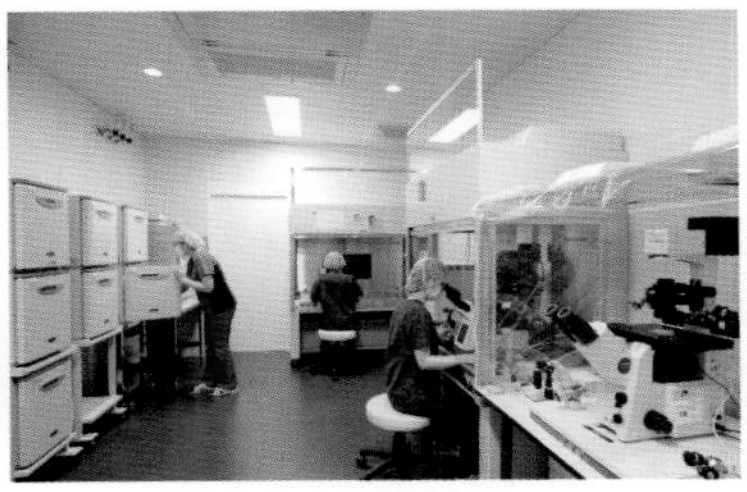

日本卵子学会認定生殖補助医療胚培養士
小林　正知

私たち培養士が大切な卵子、精子について丁寧に説明します。

園田桃代 ART クリニック
電話番号．06-6155-1511
診療科目／『高度生殖医療』『婦人科医療』
診療受付／ 10:00 ～ 13:00　15:00 ～ 18:00
休 診 日／ 日曜祝日、火曜・木曜・土曜の午後
変更情報等、HP での確認をお願いします。
https://www.sonoda-art.com

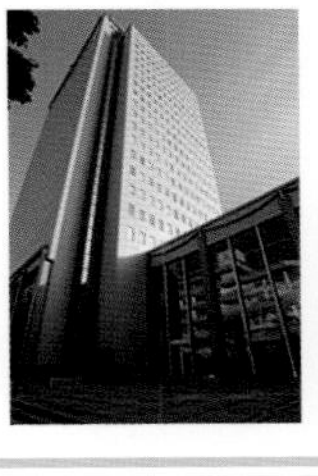

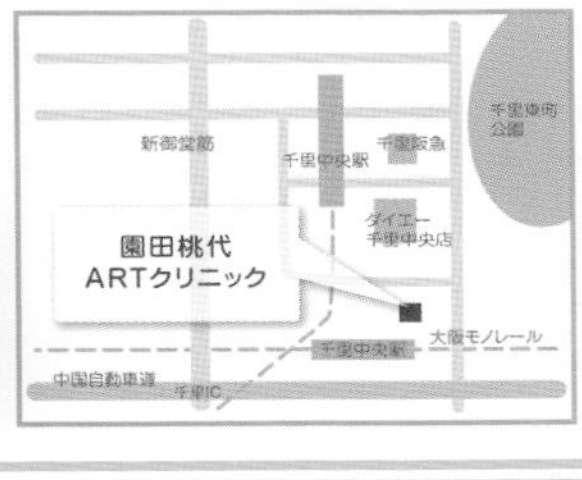

所在地
〒 560-0082 大阪府豊中市新千里東町 1-5-3
千里朝日阪急ビル 3F
アクセス
大阪モノレール千里中央駅よりすぐ
（改札を出て千里朝日阪急ビル２階と直結しています。）
北大阪急行（地下鉄御堂筋線）
千里中央駅南改札口より徒歩３分

体外受精と顕微授精

これまでに日本国内で体外受精によって生まれた赤ちゃんは、59万人を超えています。

２０１７年には、体外受精によって約5万6千人を超える赤ちゃんが産声をあげました。この年の出生数は約94万6千人で、体外受精による出生数の割合は、約16人に1人となりました。小学校1年生になると、クラスに2人くらいは体外受精によって生まれた子どもがいるということになるでしょう。

このように体外受精によって多くの赤ちゃんが生まれ、体外受精児のいる家庭が増えており、以前に比べ、体外受精に対するハードルも低くなってきたように感じます。夫婦が性生活の延長線上で「赤ちゃんを授かる」という基本に変わりはありませんが、その方法のひとつとして、「体外受精」も選択肢の1つであることが浸透してきているといってよいでしょう。

体外受精は、この方法でなければ妊娠が望めない、または妊娠が難しいと考えられる夫婦が、赤ちゃんを授かるために行う治療です。生まれてくる命を守るためにも、自分たち夫婦に本当に体外受精が必要なのかを理解し、納得してからはじめましょう。

今号の特集では、体外受精、そして顕微授精を理解するための情報をまとめました。

MENU

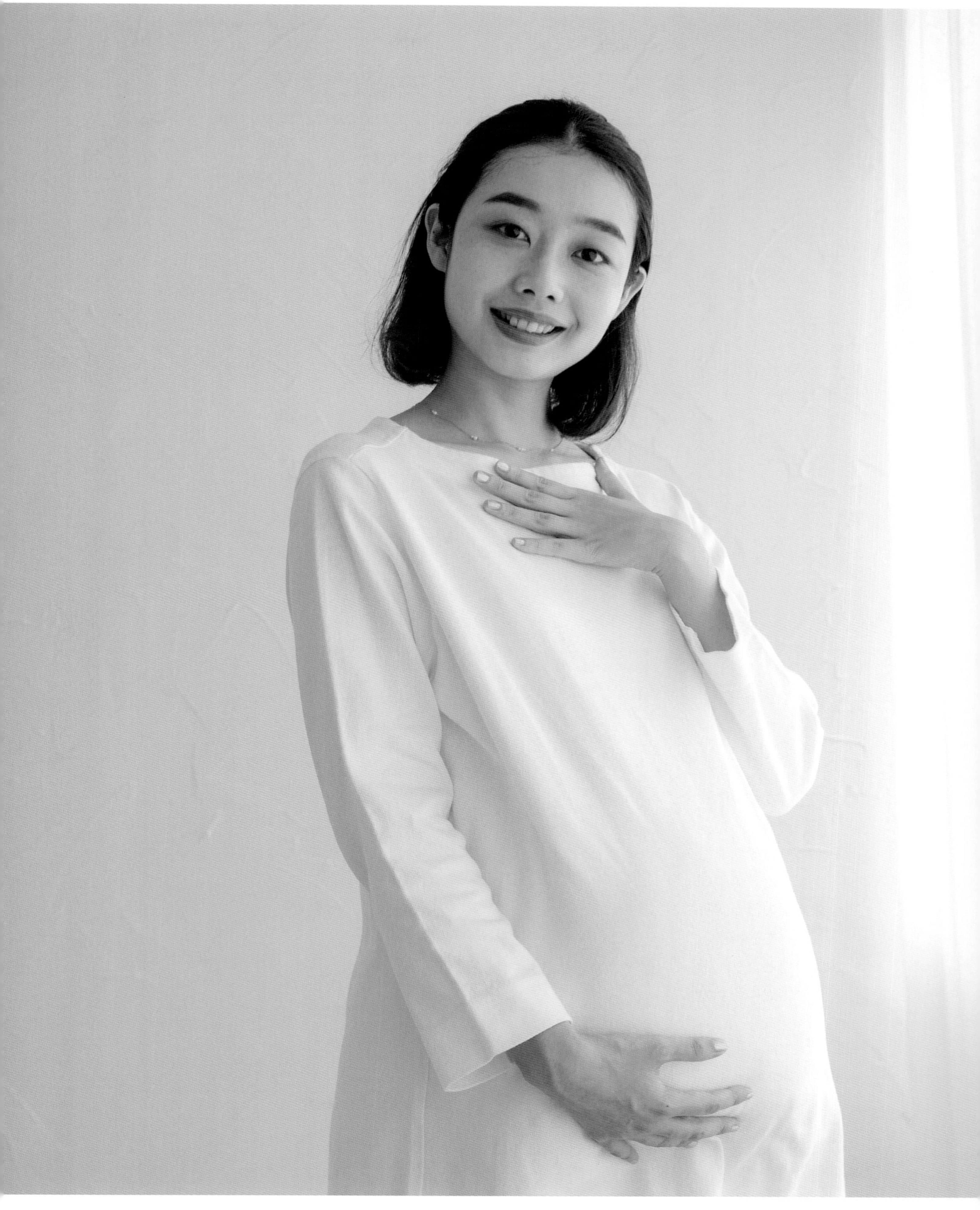

❶ 体外受精が必要な夫婦とは？

**体外受精は、この方法でなければ妊娠が望めない、
または難しいと考えられる夫婦が受ける治療です。**

不妊症とは?

日本産科婦人科学会は、２０１５年に、不妊症の定義を「妊娠を希望して、避妊をしない性生活を1年間続けているのに妊娠しない場合」と改めました。それまでは、その期間を2年としていましたが、1年に短縮したのには理由があります。

それは、結婚年齢が上がってきたことや、妊娠を望む多くの夫婦は1年で約8割、2年で約9割が妊娠している現状から、早めに不妊症と気づいてほしいということが上げられます。そして、世界保健機関(WHO)が、不妊症を「1年間、妊娠しない夫婦」と定めていたことや国際ART監視機関（ICMART）、アメリカ生殖医学会義（ASRM）、ヨーロッパ生殖医学会（ESHRE）なども1年としていたことが大きな理由のようです。諸外国では、もう15年以上も前から「1年というのが一般的」だったのですから、日本は少し対応が遅かったようです。

ただ、この変更により、社会の中でも妊娠や不妊症への意識が高まり、不妊治療や体外受精に対するハードルも低くなり、結婚後、早くから妊娠や不妊治療に取り組む夫婦が増えています。

体外受精を必要とする夫婦とは?

体外受精は、手術によって卵巣から卵子を体外に採り出し、体外で精子と出会わせ、受精卵（胚）を子宮内に移植する治療法です。

体外での受精方法には2通りがあり、卵子に精子を振りかける通常媒精（C-IVF）と、卵子に1個の精子を直接注入する顕微授精（ICSI）があります。

体外受精を必要とする夫婦は、この方法でしか子どもを授かることができない、または難しいとされる人たちです。

40年ほど前に、世界で初めて体外受精で出産に至ったケースの不妊原因は、卵管の疎通性の問題でした。今では、卵管の疎通性だけでなく、男性不妊や女性の年齢要因など、適応の範囲も広がってきています。

体外受精を受ける夫婦の不妊原因で多いのは?

不妊治療情報センター・funin.infoでは、年に1回、大規模な体外受精に関する調査をし「全国体外受精実施施設完全ガイドブック」にまとめ、サイト Quality-ART（www.quality-art.jp）でも紹介しています。

この調査で、体外受精を受ける夫婦の不妊原因としてもっとも多かったのが、「一般不妊治療で結果がでないこと」でした。検査結果で特に不妊原因が見つからなかったことから、タイミング療法や人工授精といった一般不妊治療で妊娠できなかったため、体外受精へステップアップしてきていることが伺えます。

このように、不妊原因が特定できない、いわゆる原因不明不妊である場合、体外受精に臨むことになる夫婦は多いといえるでしょう。

次に多いのが、「女性側の年齢に関して」でした。これは、男女の初婚年齢が上がってきたことで出産年齢も上がってきたことなどが関係していると考えられます。

その次に多いのが「男性の造精機能に関すること」でした。これは、精液検査で精子の数、運動精子の数が少ない、また精子が見つからないなど、精子をつくる機能に問題があるケースです。

妊娠できない原因は、夫婦ごとにさまざまで、また原因は1つではなく、いくつかが複雑に絡み合っていることもあります。

検査の結果は、夫婦のもの

体外受精の適応は、検査とこれまでの妊活の状況、また治療を重ねることでわかります。

検査は、男女それぞれにあり、その結果も男女別にあげられることから、男性、女性のどちらか一方に不妊原因があると考えられがちですが、実際には男性の造精機能の問題と女性の年齢が重なっているなど、男女どちらにも原因がある夫婦も少なくありません。

ですから検査結果は、「夫婦の結果」として考えましょう。

つまり、夫婦の「どちら」に原因があるかではなく、夫婦の「どこ」に原因があるかを考えることが大切です。

赤ちゃんは、夫婦のもとに授かります。妊娠に臨むとき、夫婦の役割も責任も半々です。

赤ちゃんを体に宿し、産むのは女性にしかできませんが、それを支える男性のサポートは重要です。

夫婦が支え合い、協力し合って体外受精に臨みましょう。

体外受精の適応要因で多いもの

体外受精を受ける夫婦の不妊原因には、さまざまな症状があります。一般不妊治療（タイミング療法や人工授精）で結果が出ないことから体外受精を行うことになった夫婦は 40%で、その多くは、検査結果に問題がない、いわゆる原因不明不妊なのではないかと推測されます。逆に不妊原因に応じて体外受精を選択した夫婦が 56%いることがわかります。

男女別に不妊原因を見てみると、女性で最も多いのが年齢によるものです。

妊娠の要は卵子の質にあり、この卵子の質が年齢と深い関係があります。

男性で最も多いのが造精機能障害で精子をつくることに問題のあるケースです。

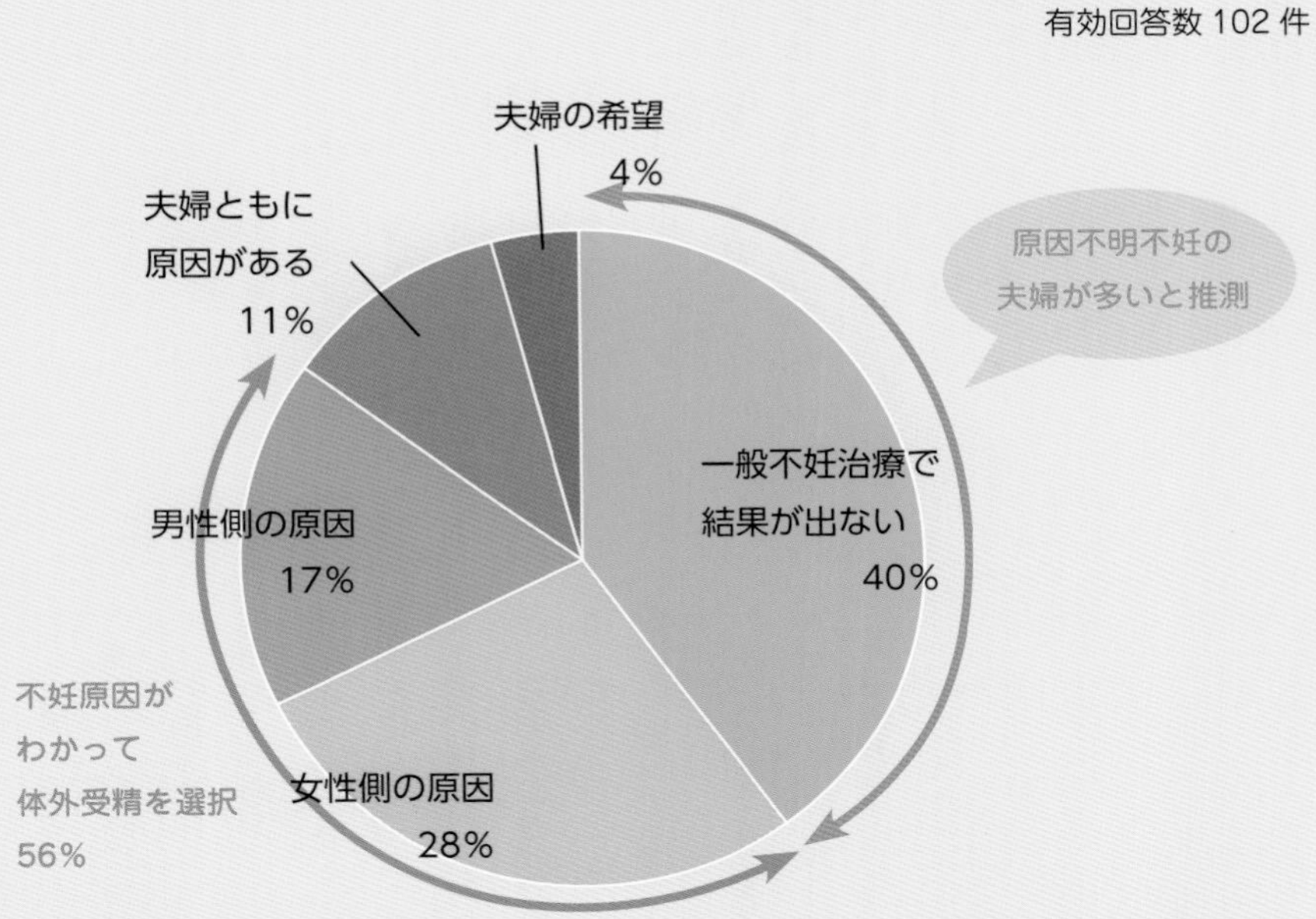

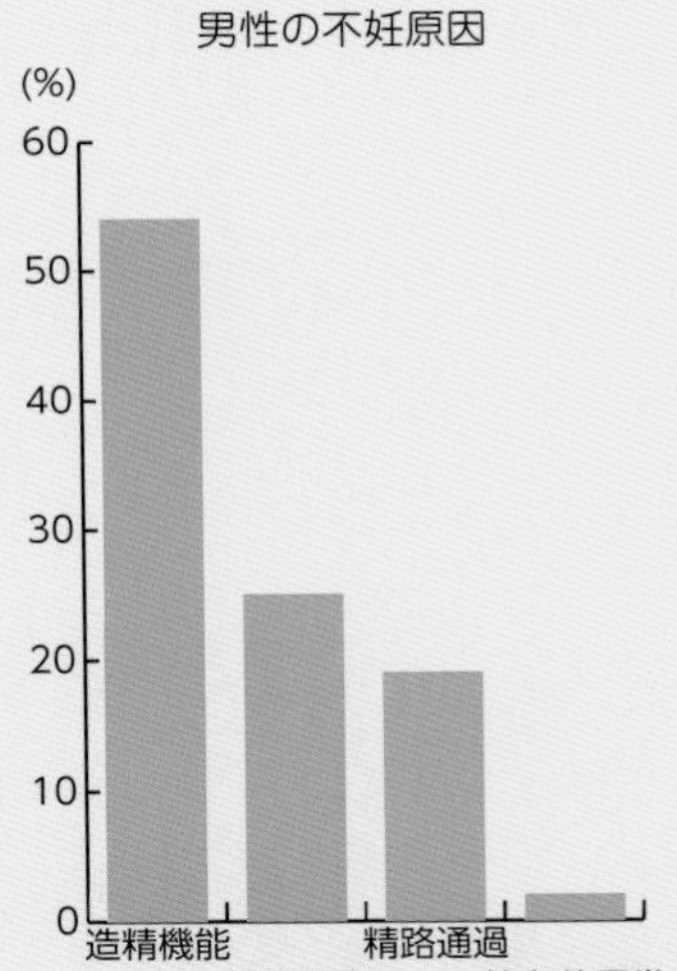

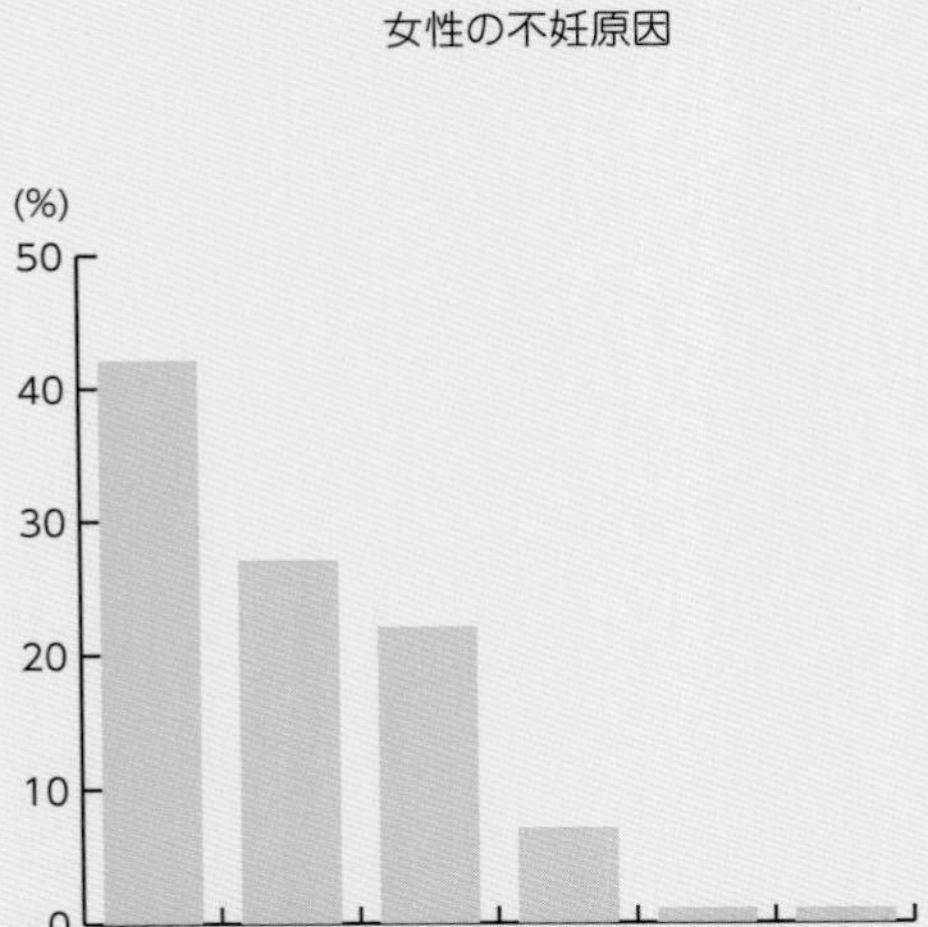

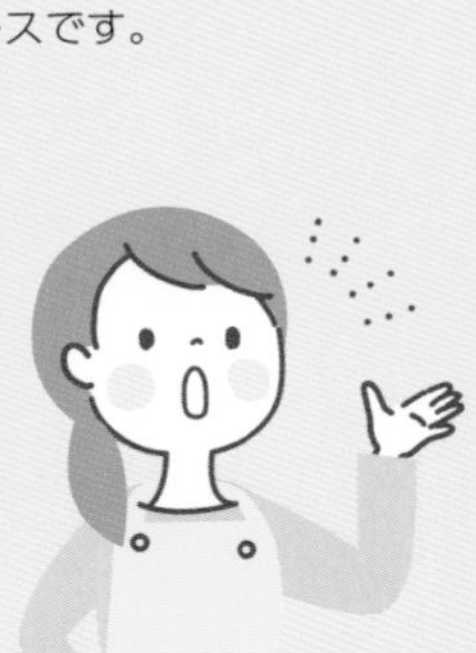

全国体外受精実施施設完全ガイドブック 2019 より　改変

❷ 体外受精が適応になる要因

体外受精が適応になる要因は大きく４つあり、
その多くは一般的な不妊検査では明らかになりません。

体外受精が適応になる要因

体外受精が適応となる要因には、「精子と卵子が出会えない」「受精ができない」「卵子の質に問題がある」「精子の質に問題がある」の大きく4つがあげられ、これらは一般的な不妊検査では明らかになりません。そのため、検査で問題が見当たらなかったこと、これまでの性生活の様子や期間、治療歴から体外受精の適応となるかを判断していきます。

精子と卵子が出会えない状態

排卵された卵子は、卵管の先端にある卵管采により取り込まれますが、この卵管采の形や卵巣との位置関係が悪く、卵管采が卵子を取り込むことができないことをピックアップ障害といいます。ピックアップ障害の場合、精子と卵子が出会うことができず、受精が起こりません。

卵管采の形や位置については、一般的な検査では知ることができず、卵管の疎通性に問題がなく、精液検査にも問題がないなどにも関わらず、避妊しない性生活を持っても妊娠しなかったり、一般不妊治療で妊娠が成立しないことなどからピックアップ障害が疑われます。

また、両卵管の疎通性に問題がある場合も体外受精が適応になりますが、卵管鏡下卵管形成術（ＦＴ）などで開通することができれば性生活や一般不妊治療で妊娠の可能性もあります。

このほかに、女性、または男性に抗精子抗体がある場合にも体外受精が適応になります。

受精ができない

精子と卵子が出会うことから受精ははじまります。

精子は、卵子の周囲に群がり、それぞれ酵素を出しながら、透明帯に守られている卵子へ挑みます。何十個もの精子が挑むことで、卵子の透明帯はだんだんと薄くなり、運良く1個の精子が透明帯に頭を入れると、透明帯の性状が変わり、ほかの精子が入ってこられないようになります。

精子が卵子の細胞質へと進入し、卵子由来の核と精子由来の核が現れると受精の完了です。

この過程のどこかに問題があれば、受精が難しかったり、受精ができません。

例えば、卵子の透明帯が硬い、または卵子の質、精子の質が良くないことが考えられます。

卵子の質に問題がある

卵子の質が悪いと受精が難しく、また受精できても分割を途中で止めてしまったり、着床しても妊娠が継続できず流産することもあります。

質のいい卵子とは、染色体に異常がなく、元気があることですが、質が低下する大きな要因は加齢（老化）です。卵子は、もともと染色体異常が起こりやすく、排卵した卵子の約25％が染色体異常を持っているとされ、この割合が年齢とともに高くなってきます。そのほかに卵巣を手術した経験がある、卵巣周囲に炎症があるなどが原因にあげられます。

精子の質に問題がある

受精やその後の胚の成長には、精子の質も大いに関係してきます。

射精精液から洗浄、濃縮をすることで運動精子を回収することはできますが、中にはＤＮＡに傷のある精子が含まれていることがあります。

精子は、染色体を半分に減らす減数分裂の途中でＤＮＡを修復する酵素が失われるといわれ、このＤＮＡの傷は受精の際に卵子が修復をします。しかし、卵子がこの修復に疲弊すると、胚の成長に影響する要因になります。受精は、初期胚（約8細胞期までの胚）は卵子の持つ力で、その後は胚の力で成長していくとされ、ここに卵子の質も関係してきます。造精機能に問題がある場合、DNA損傷精子が多いといわれていますので、できる治療は受け、元気で質のいい精子を卵子に届けられるようにすることが大切です。

また、最近では男性も35歳を過ぎた頃から精子の質に個人差が起こることがわかってきました。この精子の質の低下（老化）を、その人の見た目や精液検査から知ることは難しく、特別な機能検査が必要となることから、自分は大丈夫と過信せずに、生活スタイルを見直すなどして気を配りましょう。

精子は、何歳になってもつくられますが、いわゆる男性更年期（55～65歳くらい）になるとホルモン分泌の低下からつくられる精子の数が減るのが一般的ですが、これにも個人差があります。

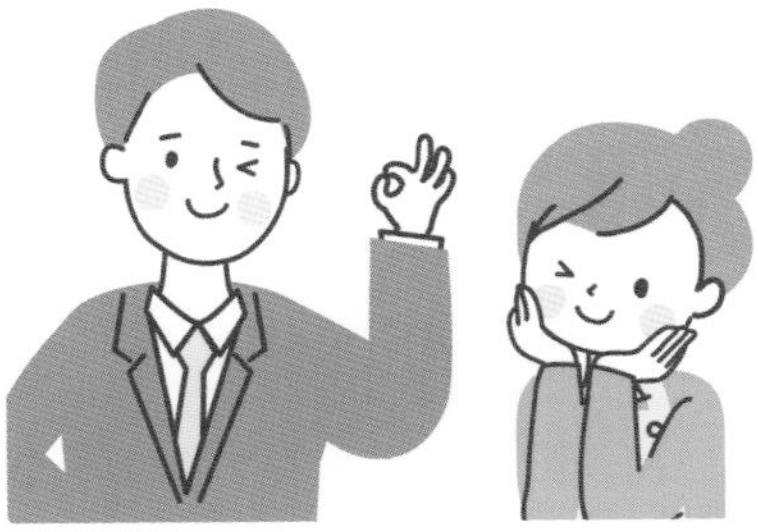

不妊原因には何がある？

不妊原因はさまざまですが、そのすべてが体外受精の適応となるわけではなく、それぞれの状態によって治療の適応が判断されます。また、どちらの原因であっても夫婦ふたりのものと考えましょう。

1 卵管の問題
卵管に閉塞、または狭窄がある

2 排卵の問題
卵胞が順調に育たない。排卵が起こらないなど

3 子宮の問題
子宮の形
子宮の病気など

4 造精機能の問題
精子をつくる機能に問題がある

5 精路の問題
精子の通り道に障害がある

6 副性器の問題
精液中に白血球が多く、運動率が低い

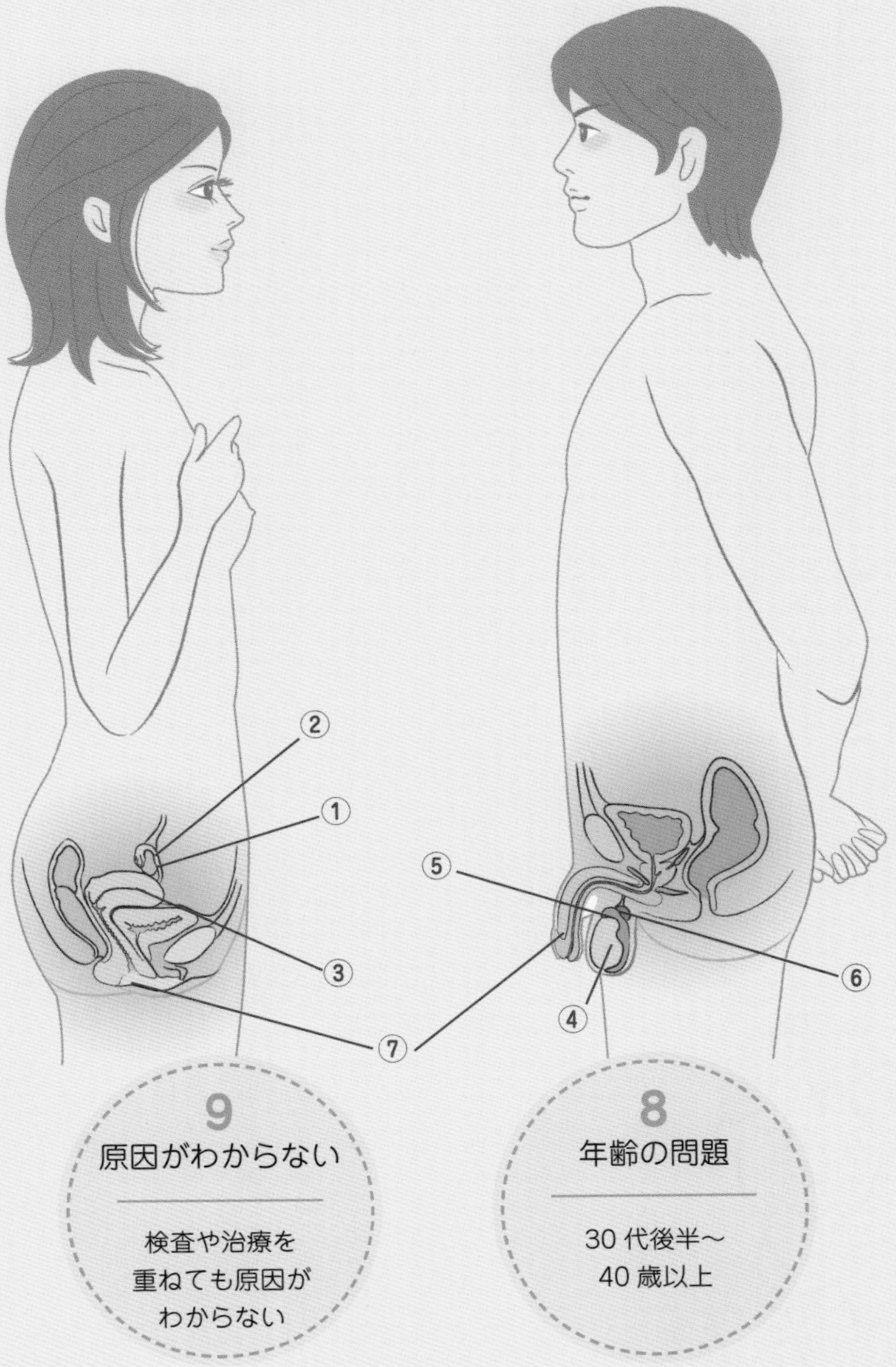

7 性機能の問題
性行為ができない。勃起しない、腟内射精ができない

8 年齢の問題
30代後半～40歳以上

9 原因がわからない
検査や治療を重ねても原因がわからない

※副性器とは、精巣以外の精巣上体、精管、精のう、前立腺のことをいいます。

※性機能、年齢、原因がわからないことは夫婦のどちらにもあります。

③ どこで体外受精を受ける？ 病院選びと医師選び

体外受精をするにあたっての病院選び、医師選びは重要です。病院のスキルや評判もさることながら、医師との相性も大切です。

どのような病院が多いの？

日本産科婦人科学会に登録されている治療施設には、大学病院や総合病院などの大きな病院、不妊治療から出産までを診る産婦人科病院、そして不妊治療だけを行うクリニックがあります。

治療施設それぞれに特徴があり、それが大きく診療に反映されています。大学病院や総合病院、また産科のある産婦人科病院では、不妊治療から出産までトータルに診てもらうことができます。

また、大学病院や総合病院などでは、不妊治療以外の妊婦健診や婦人科の病気などで通院する患者も多くいますが、最近は不妊外来やリプロダクションセンターを設けるところも増えています。一番件数が多いのは、不妊治療のみを行う入院設備のないクリニックで、不妊治療以外の患者さんは基本的にはいません。

クリニックごとに特色があり、医師の治療方針により治療の進め方や方法に違いがあります。

ただ、どこで不妊治療を受けるとしても患者数が多く、診察の特徴として、一人ひとりに相応の時間がかかるため、予約であっても診察の待ち時間は長くなる傾向があります。

どこがいい？ ライフスタイルを考えよう

赤ちゃんが欲しいという願いを持っていても、不妊治療、また体外受精ともなると二の足を踏んでしまう夫婦も多いことでしょう。

体外受精を視野に入れて治療を始める場合や一般婦人科から転院する場合には、病院選びが妊娠への出発点となります。

そこで、思い立ったが吉日と、即実行に移す行動力も大切ですが、まずは、夫婦が何を希望するかが大切になってくるので、その希望を思いつく限りあげてみましょう。

どこの病院に行けばいいのか、どんなお医者さんを選べばいいのか、いったいどんな検査をするのか、いろいろな疑問や不安が頭に浮かんでくることでしょう。

例えば、妊娠から出産までトータルで診てもらいたいという希望があれば、産科のある大学病院や総合病院、産婦人科病院や産科が併設、または連携している施設がいいでしょう。また、仕事との両立がしやすいことを考えた場合、無理なく通えることも大切です。職場や自宅から通院しやすく、遅い時間や土日も診察があるクリニックが候補となるでしょう。

そして、二人目以降を望んでの治療であれば、一緒に通院できるところ、または、一時保育ができるところを探しましょう。

まずは、自分たちのライフスタイルに合わせて希望をあげましょう。

どうしたらいい？ 病院選び、医師選び

病院やクリニックは、基本的には自宅や職場から通いやすいところがいいでしょう。夫婦の希望から病院をピックアップし、最終的には医師との相性や信頼できるかなどで選ぶとよいでしょう。

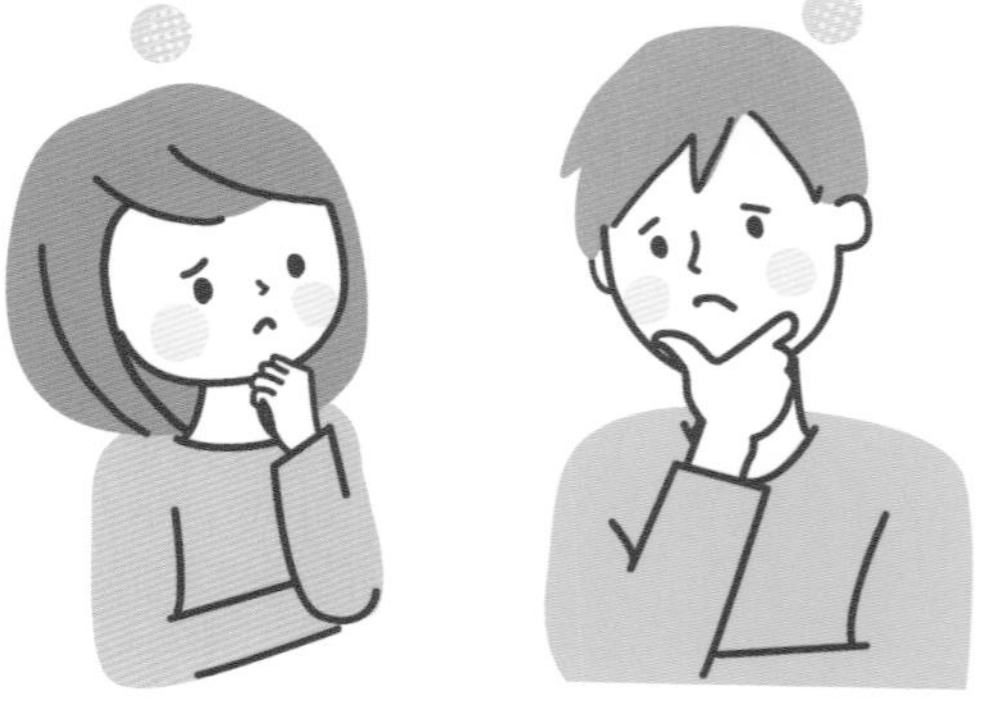

最近では、多くのクリニックで勉強会や説明会を行っています。大学病院や総合病院、産婦人科病院でも行っているところもあるので、夫婦で参加してみましょう。いくつかの病院やクリニックの勉強会や説明会に参加することで、治療方針や医師の考え方に触れてみると、病院選び、医師選びに役立ちます。できれば一件だけでなく、何件か参加してみるとよいでしょう。

病院内で行われているのであれば、通院のシミュレーションができるでしょう。また、実際に診療を行う医師が講師を務めることが多いので、その内容はもちろん、話し方、態度、雰囲気などから、自分との相性も確認できるでしょう。病院選びと同様に医師選びは重要で、いくら腕のいい医師だと評判がよくても、自分との相性が良くなければストレスになります。不妊治療には少なからずストレスがかかりますが、このストレスの元が病院の方針や医師との相性では、本末転倒です。

通院を開始してから医師との相性で悩むことがあるかもしれません。そのため、最初から1件に絞ろうとする必要はありませんし、最初に行った病院で治療を必ず受けなければならないわけでもありません。

なによりも夫婦が納得のいく病院で納得のいく治療を受けることが一番です。

まずは、病院選び、医師選びの足がかりとなる勉強会や説明会に夫婦そろって参加し、ふたりが同じ情報を共有することで、治療に対して理解を補い合い、協力し合うことができるでしょう。

病院選び、医師選びは不妊治療や体外受精の第一歩です。ふたりの間に生まれてくる大切な子どもに出会うための治療ですから、自分たちなりに選びたいものです。

今は、説明会を開催している病院も多いので、参加してから選ぶのもよいでしょう。

男性不妊の詳しい検査や治療が必要な夫婦の病院選び

不妊症の原因の半分は男性にもあります。男性不妊を専門に診るのは泌尿器科です。精液検査に問題があり、さらに詳しい検査や治療が必要な場合、妻が通院する不妊治療施設で対応できなければ、連携する専門施設が紹介されます。この場合、夫婦が別々の病院に行くことになり、治療がスムーズに運ばないこともあるため、最近では男性不妊外来を持つ治療施設も増えてきました。

精液検査の結果によって、男性不妊専門医の必要性や、その後の治療の流れが変ってくることから、男性不妊も考慮するのであれば、男性不妊外来のある病院をチェックしておくとよいでしょう。

不妊治療は夫婦で臨むものですから、男性不妊の受診も視野に入れ、夫婦ともに通いやすい病院選びをするケースも増えています。

病院選び　5つのポイント

1. 大きな病院かクリニックか
2. 通院しやすいか（場所や通院日など）
3. 評判はどうか
4. 医師やスタッフとの相性はいいか
5. 勉強会や説明会に参加してみよう

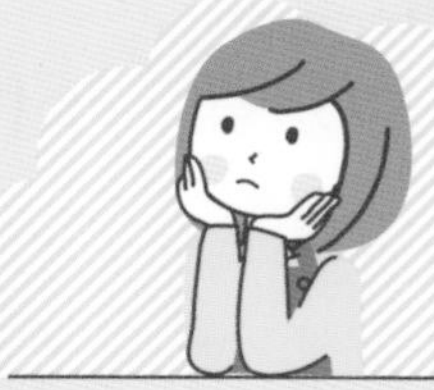

Note

「紹介状なし」で大学病院や総合病院などの大きな病院を受診すると初診や再診で特別の料金（選定療養費）がかかります。

紹介状なしの特別の料金の負担額

● 特定機能病院
（一般病棟 400 床以上）※ 1
初診料 5000 円以上
再診料 2500 円以上

● 病院（一般病棟 200 床以上）
病院により、自由に設定できる

● 診療所（一般病棟 20 床未満）※ 2 特別の料金はかからない

※ 1 大学病院や国立病院機構、複数の診療科がある病院
※ 2 病床がない場合もある

④ 体外受精を行う病院は、どんなところ？
リニューアルした施設から紹介

東京都・千代田区

杉山産婦人科 丸の内

院長 栗林 靖 先生に案内していただきました

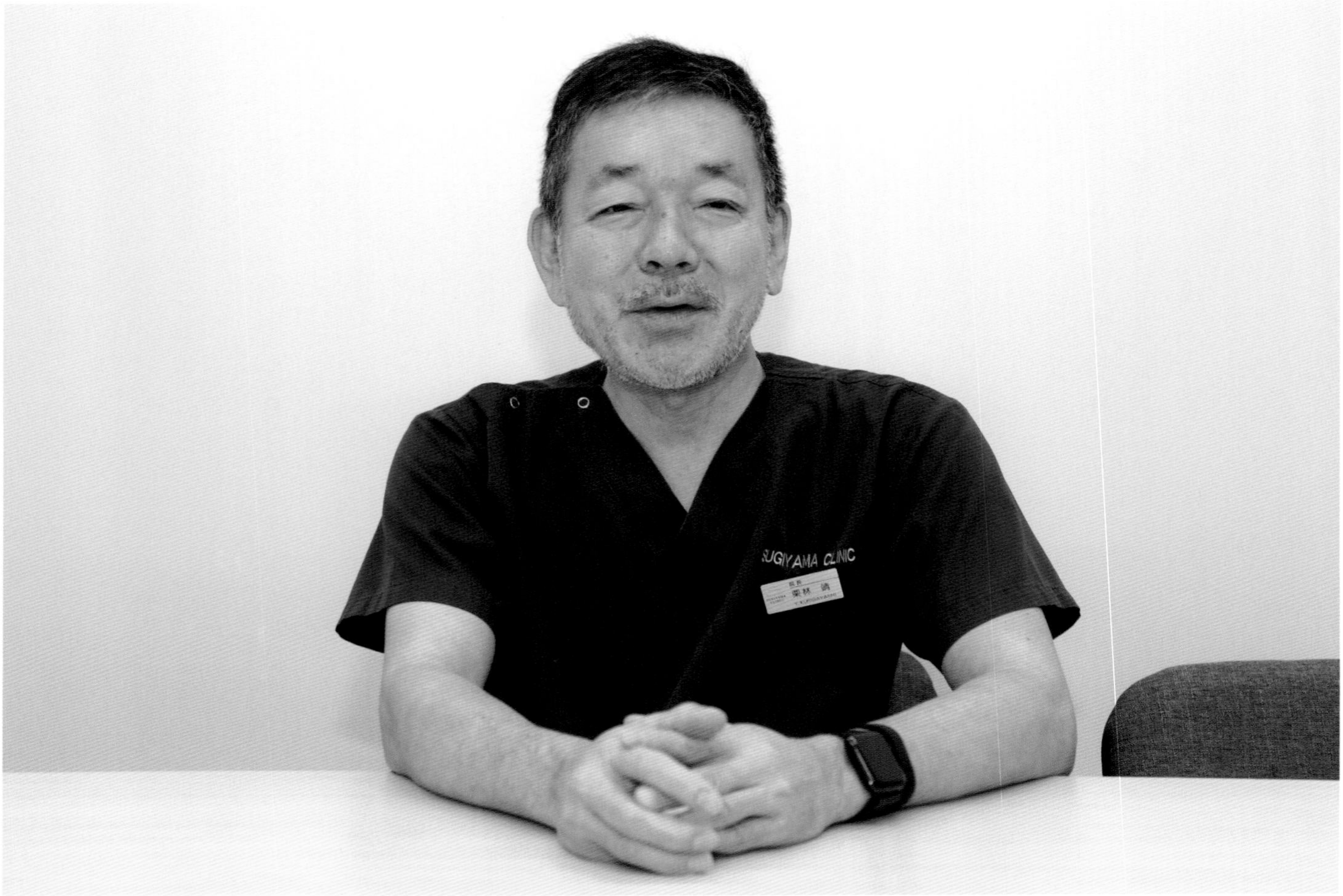

不妊検診センター・内視鏡手術・体外受精に特化した新しい形、そして妊娠後は妊婦健診から出産まで、安心して通える分娩施設がグループにあります。

体外受精を行う治療施設は、どのようなところ？

これから体外受精に挑戦しようと考えているカップルは、どのような治療をするのか、どのような施設、設備で体外受精を受けるのか、大変気になるところでしょう。

そこで、リニューアルしたばかりの杉山産婦人科 丸の内を訪ね、治療の特徴や施設、設備について栗林靖先生にお話を伺ってきました。

杉山産婦人科 丸の内の特徴は？

①さまざまな症状や悩みに対応できる診療態勢

杉山産婦人科 丸の内の特徴の1つは、不妊の検診・検査から内視鏡手術、一般不妊治療から体外受精、そして難治性着床障害と、赤ちゃんが授からないカップルが抱える、さまざまな症状や悩みに対応していることです。

不妊と一言でいっても、人それぞれに年齢も違えば、抱えている症状にも違いがあります。

それぞれのカップルが、1日でも早く赤ちゃんを授かるためには、人工授精や体外受精といった治療ばかりでなく、背景にある一つひとつの障害や症状を克服するための治療も重要になってきます。

たとえば、内視鏡手術（日帰り）が必要な人がいれば、難治性着床障害などの特別な検査や治療が必要な

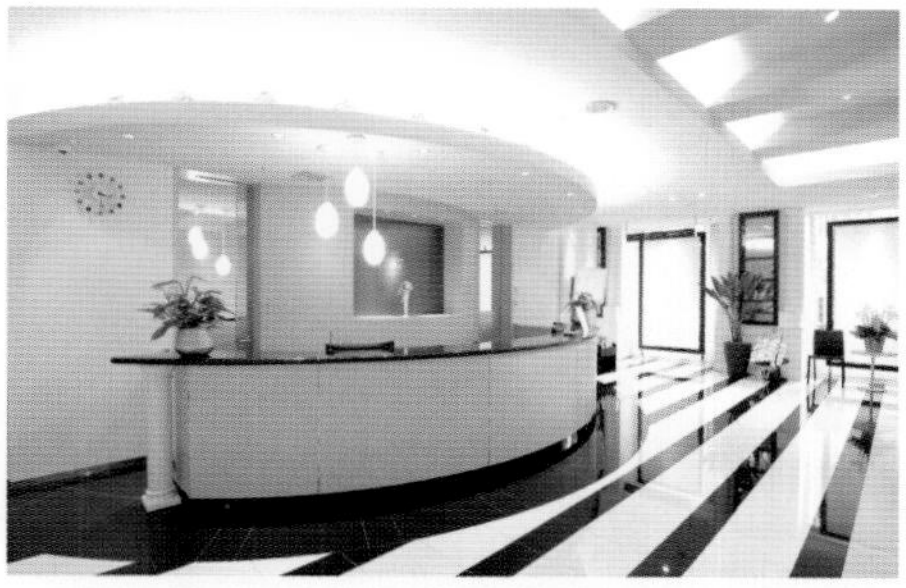

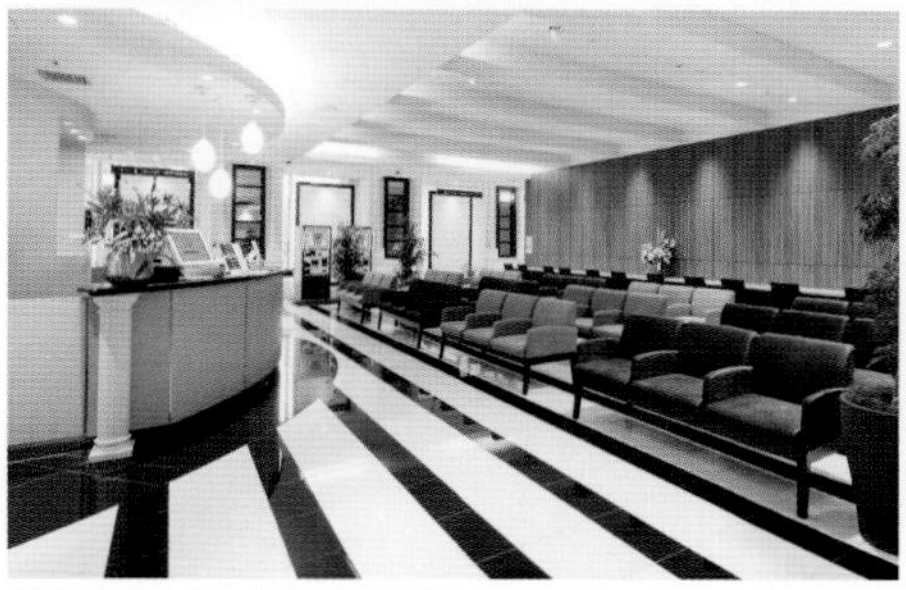

受付＆ロビーも明るくてゆったりしていてまるで高級ホテルのよう。

人もいます。そこで、私たちのクリニックでは、そのどれにも十分に対応できるよう、診療を整えています。

そのために、医師ばかりでなく、培養士や看護師、受付スタッフらが、それぞれの分野で培った知識や技術、経験をいかして、できるだけ早く赤ちゃんが授かるよう日々、努めています。

②東京駅に隣接するビル内にありとても通院しやすい立地

2つめの特徴として、通院しやすい立地です。

東京駅の隣りで、丸の内という日本有数のビジネス街にあり、仕事と両立しながら治療に臨む女性にとって通院にとても便利なところです。

実際にこの近くで働く患者さまが多く、年齢的に管理職になっている女性も少なくありませんが、みなさん、仕事を調整しながら治療ができているようです。

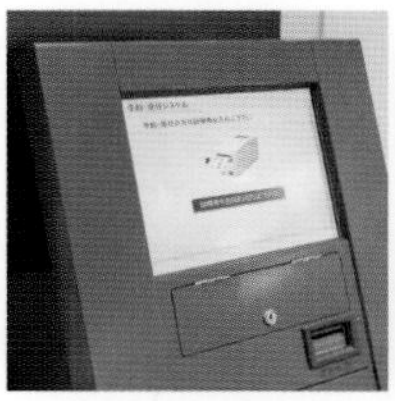

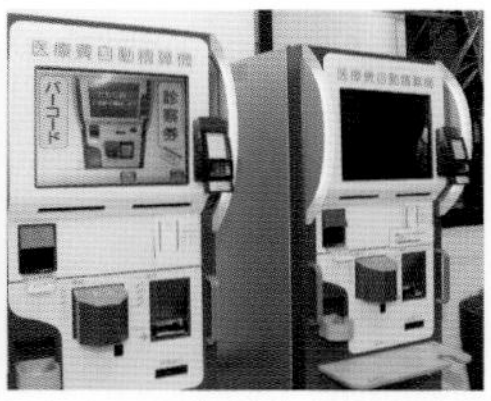

予約システムで受診しやすく、自動会計で医療費の支払いもスムーズです。

また、在来線に乗り換えることなく通院できるので、静岡や名古屋などの遠方から新幹線で通院されるカップルもいます。

内視鏡手術は、遠方からでも院内で十分に休んで、その日のうちに家に帰ることができる日帰り手術が可能です。

③最新の設備と過ごしやすい環境

3つめの特徴は、最新設備と過ごしやすい環境を整えたことです。

体外受精などの生殖補助医療には、特別な機器や設備が必要で、なおかつ最新の設備であることが重要です。このたびのクリニック・リニューアルに伴って、体外受精の心臓部となる培養室を特に充実させました。

最新のタイムラプス型インキュベーターを10台揃え、すべての患者さまの胚をこれで培養しています。

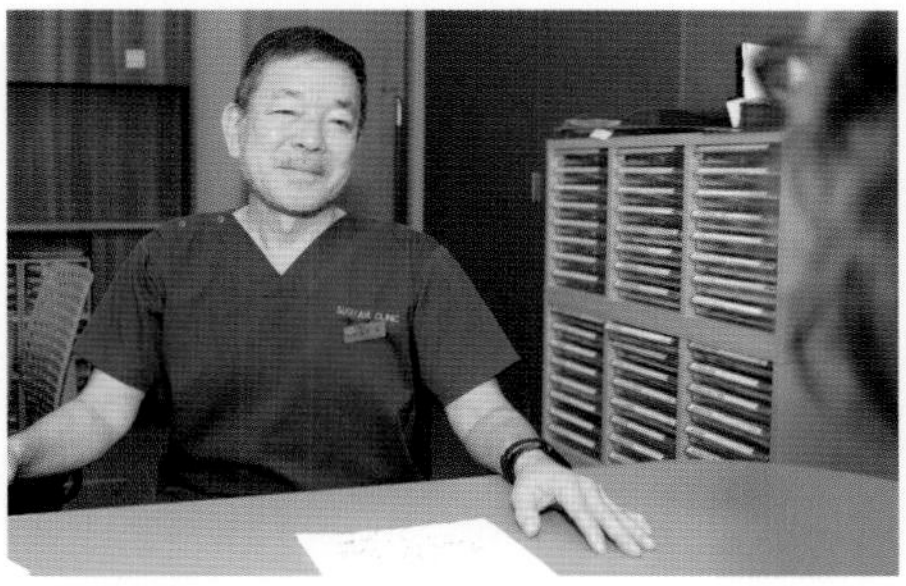

新しくなったクリニックの説明をしてくださる栗林先生。

従来型のインキュベーターと違って、胚をインキュベーターから出すことなく観察、確認できるため、胚へのストレスも少なく、これまで胚盤胞への到達が難しかった場合でも、良好胚に育てることができるようになってきました。

患者さまの平均年齢が上がり、治療が難しくなってくるケースも多くなりますが、よりよい環境で胚培養ができれば、妊娠率にも反映されてくることと思います。

また、電子カルテが導入され、スタッフ間で患者さまの情報を共有しやすくなり、診療もこれまで以上にスムーズになりました。

そして、患者さまが過ごす待合室や診察室内診室なども一新し、ゆったりとした気持ちで診察を受けられるようにしました。また、採卵後に休むリカバリールームや日帰り手術後の安静室も気兼ねなく、安心して心と体を休めるように配慮しました。

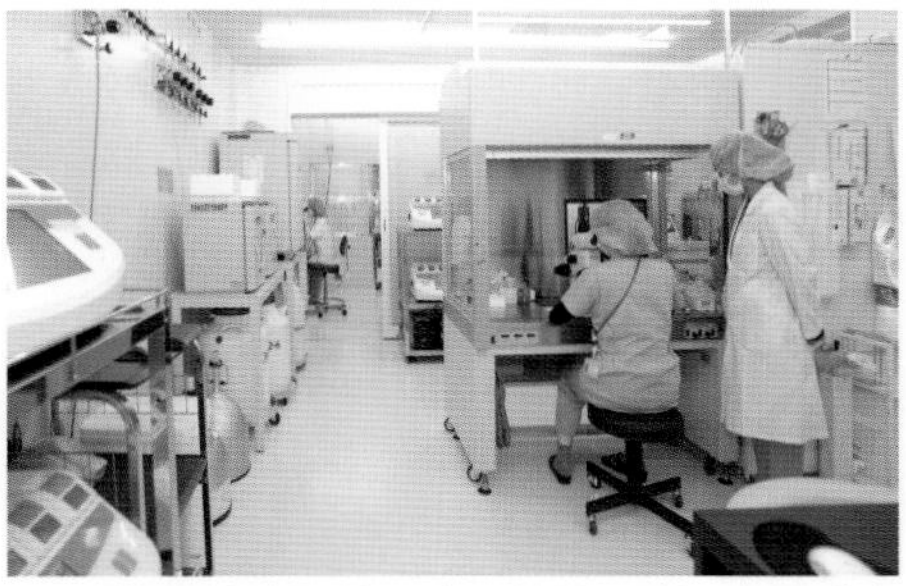

ART（生殖補助医療）を行う施設の要となる培養室も最新の設備でさらなる質と環境の向上を果たしました。

④出産のできるクリニックがあり、安心です

4つめの特徴は、妊娠から出産までの診察と分娩ができる杉山産婦人科世田谷があることです。

以前は、世田谷で体外受精などの不妊治療を行っており、私も不妊治療を担当した患者さまの出産に立ち会ったり、手伝ったりしました。

体外受精で胚移植をし、まさに生まれた赤ちゃんを取り上げることができたその喜びと感動は、他に代え難いものです。

今でも、写真や手紙が送られてくることが喜びで、そうした経験が、赤ちゃんを授かりたいと願うカップルの望みを叶えるための原動力にもなっています。

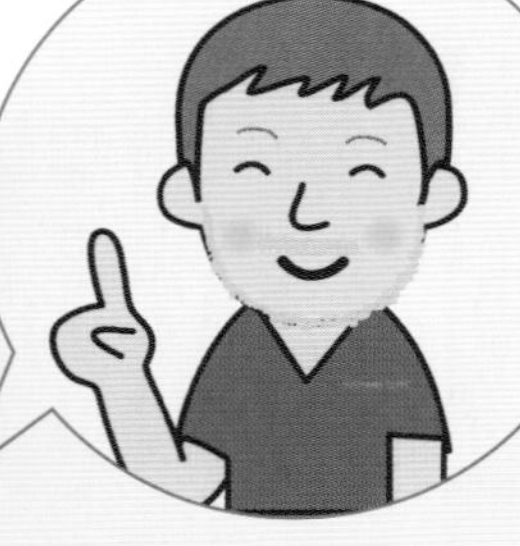
胚は、患者さまから預かっている大切なものです。培養士たちは、心を込めてお世話しています。
また、間違いが起こらないようにダブルチェックを行っています。

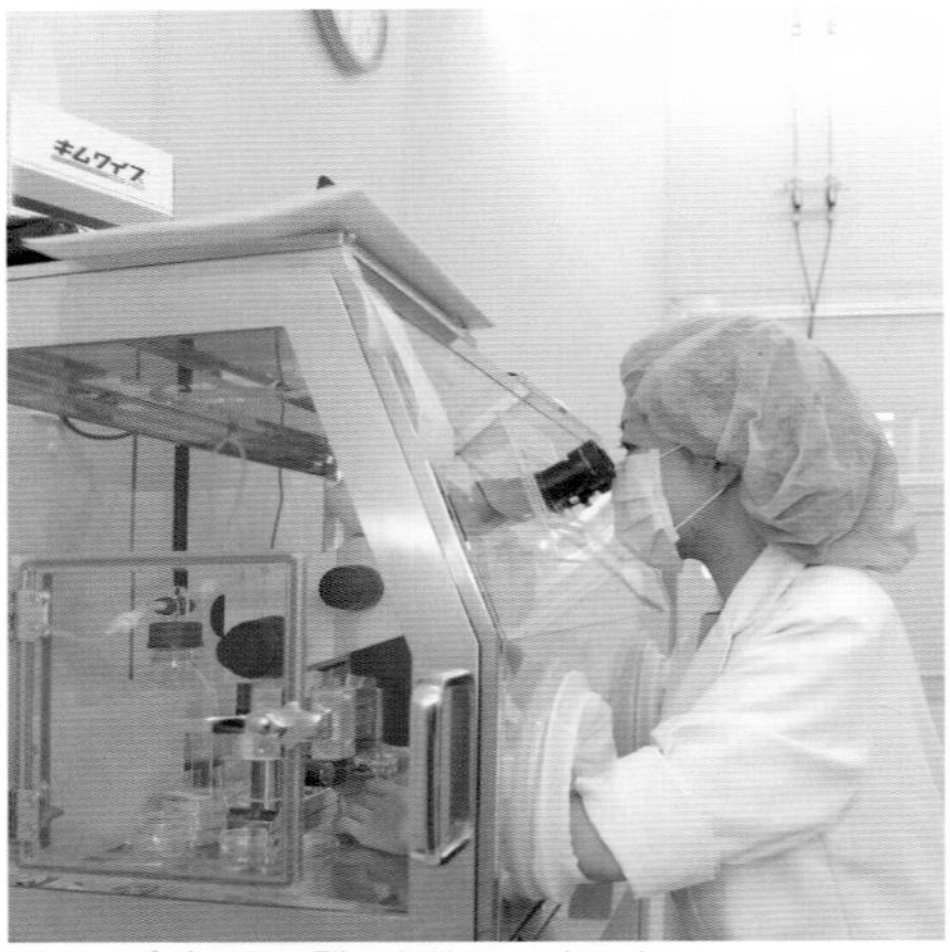
グローブボックス型のクリーンベンチ

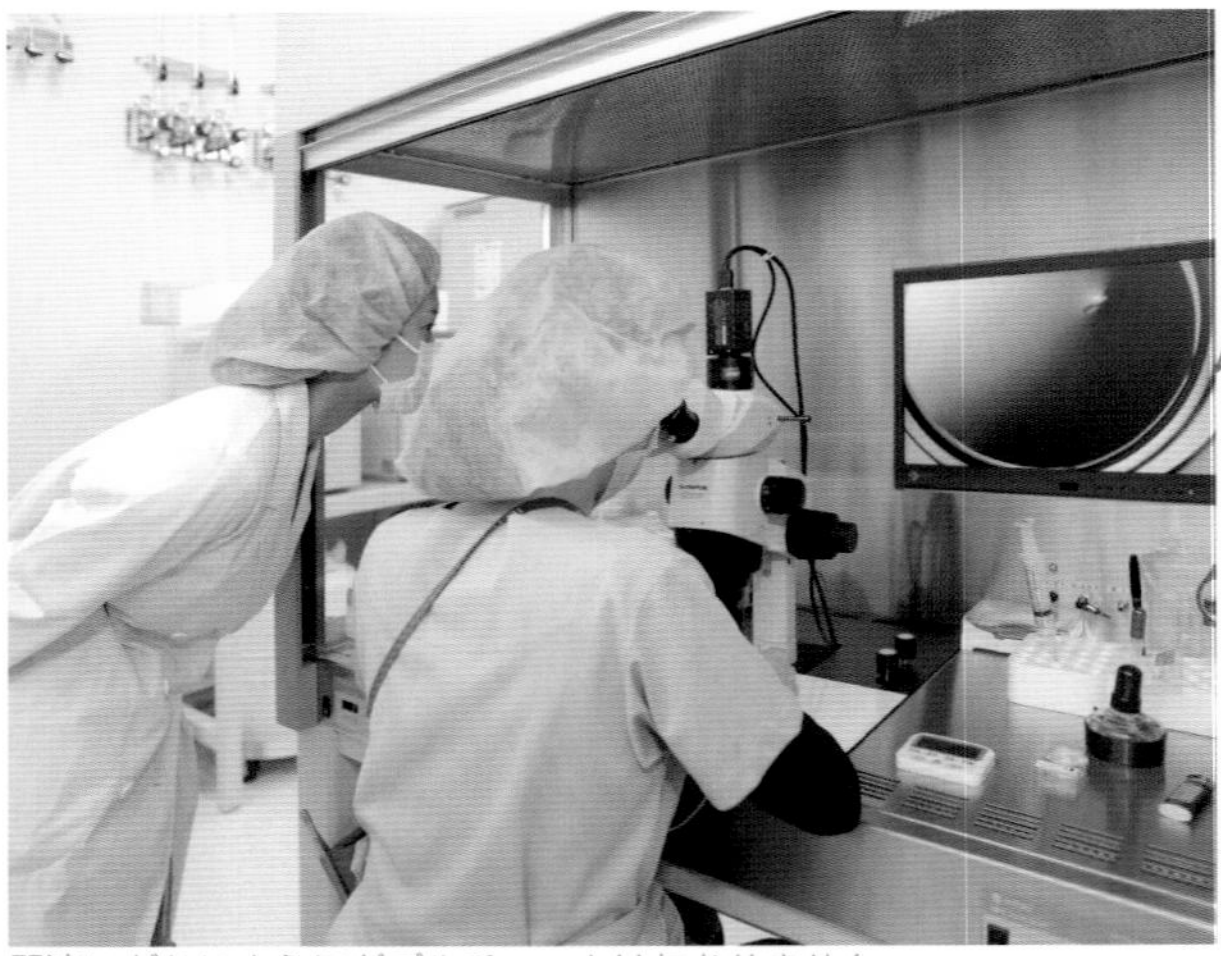
間違いがないようにダブルチェックは欠かせません。

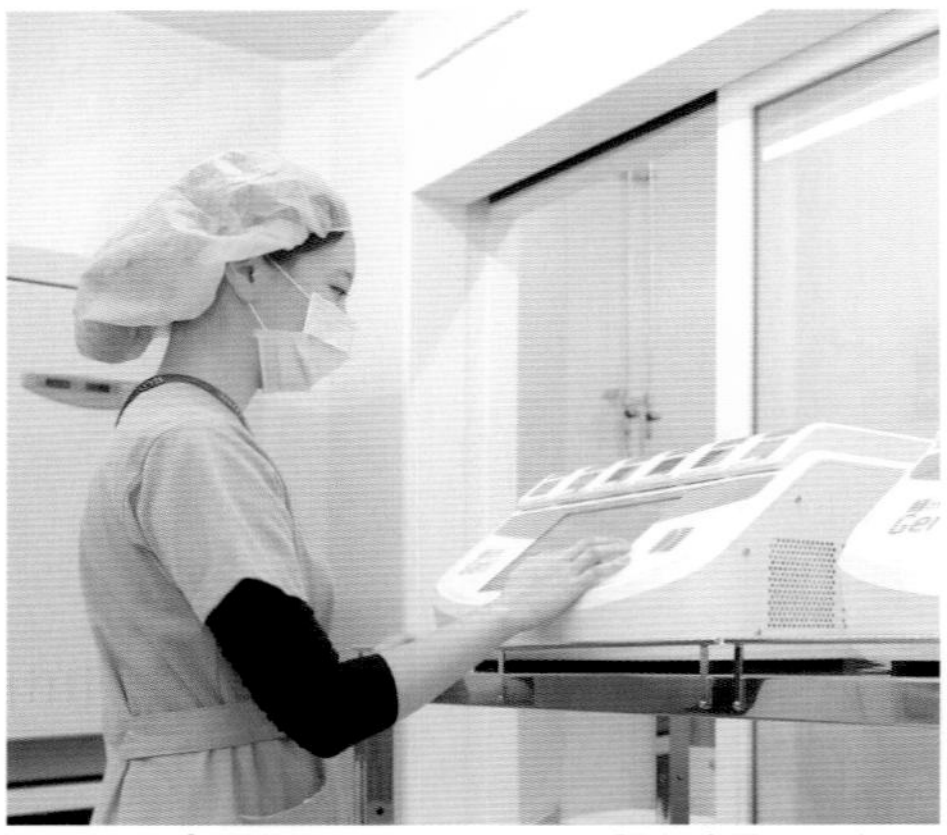
タイムラプス型インキュベーターで胚を確認します。

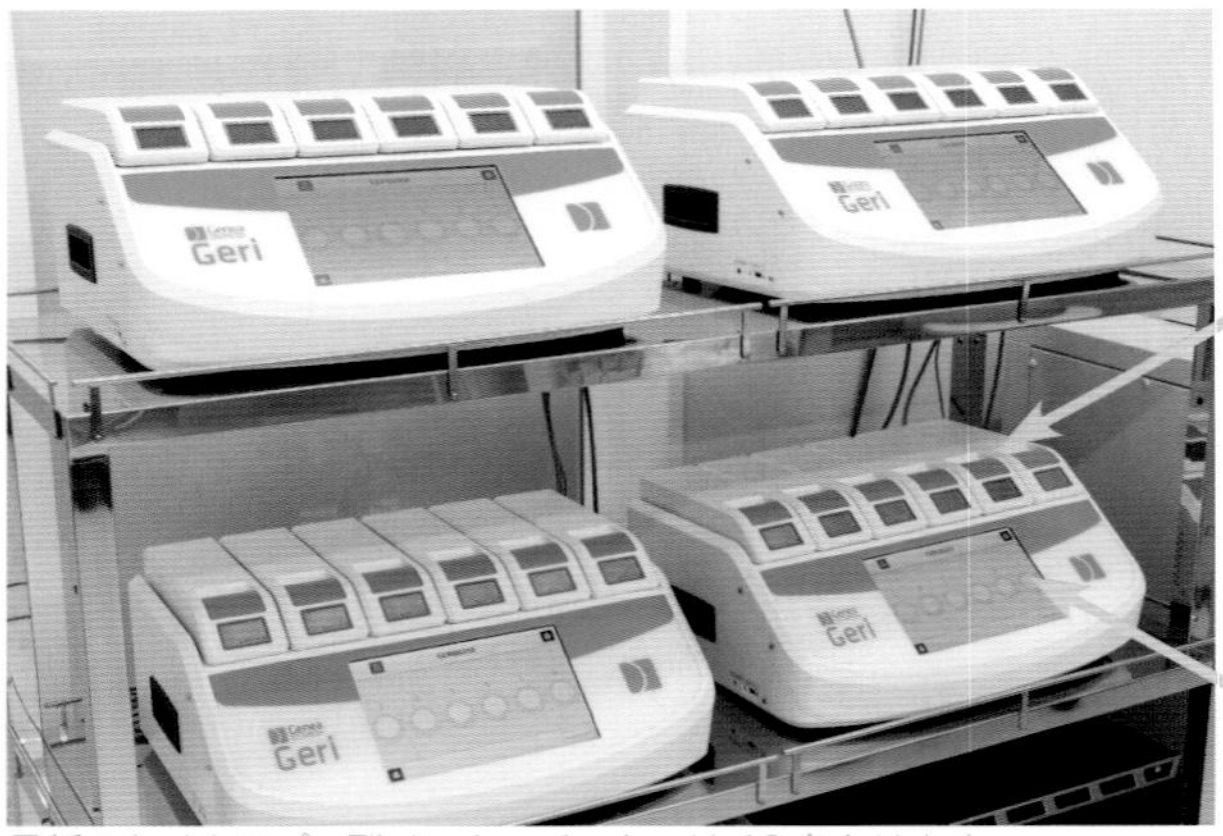
最新のタイムラプス型インキュベーターは 10 台あります。

インキュベーターは個別に胚を育てるタイプです。個別容器それぞれにカメラが搭載されていて、胚の分割成長の様子がわかります。

モニターで胚を観察することができます。個別に胚の情報が確認できるため、培養士の作業と胚へのストレスが軽減されました。

体外受精の心臓部
培養室をご案内しましょう

培養室は清潔度の高いクリーンルームで、日々、培養士が卵子や精子、胚の管理をしています。ここで、卵子と精子が出会い、受精し、胚が成長していきます。

卵子に精子を振りかけるコンベンショナルＩＶＦ（通常媒精）などを行う際には、卵子や精子を外気にさらすことなく、温度、湿度、ガス環境などを最適に保つことができるグローブボックス型のクリーンベンチで行っています。

自然妊娠の場合、胚は卵管内で卵管液から栄養をもらいながら育ちますが、体外受精では、培養液から栄養をもらい、卵管の環境を模したインキュベーターで育てます。

私たち杉山産婦人科 丸の内では、最新のタイムラプス型インキュベーターを10台備え、すべての患者さまの胚を培養しています。

従来型は、胚の観察や評価を行う際にはインキュベーターから取り出して、顕微鏡で行っていましたが、タイムラプス型インキュベーターなら外に出す必要がありません。

それぞれにカメラが搭載され、一定の間隔で胚を撮影し、動画のように見ることで、胚の観察ができます。これによって胚へのストレスは軽減され、胚盤胞到達率も上がってきていることから、妊娠率の向上へもつながっていくと考えています。

患者さまがよく使う部屋も
見てみましょう

患者さまがよく使う部屋は、診室や内診室、処置室などがあります。診察室に入ると、緊張してしまう人もいることでしょう。

杉山産婦人科 丸の内には、多くの医師がおりますが、担当医制になっています。患者さまの中には女性医師がよいと言われる人もいますので、自分の思いや相性から医師を選んでいただくことができます。ぜひ、遠慮せずに申し出て欲しいと思います。

曜日によって、外来担当医が変わることもありますが、毎月、外来担当医をホームページに公表し、患者さまにわかりやすく情報提供していますので、自分と相性のよい医師、また仕事や家庭の都合に合わせて予約を取っていただけます。

不妊治療は、何かとストレスもかかりますが、担当医と信頼関係を結びやすいことも、ストレスの少ない治療につながります。

処置室では、血液検査や注射を看護師が担当しています。何気ない日常の話や困っていることなど、検査や注射を受けながら話してみてください。心が軽くなったり、困っていることの解決のヒントが話しているうちに見つかることもあります。

また、多くの患者さまが仕事を持ちながら治療を受けています。現在は仕事をされていなくても、通院は時間が制約され、何かと大変なことでしょう。

体外受精の治療周期では、排卵誘発剤を毎日注射しなくてはならないこともありますが、今は、ほとんどの患者さまが自己注射を選択しています。

自己注射ができれば、そのために通院することもなく、仕事を続けながら、また通院時間に制約されることなく治療を進めることができます。

自己注射については、看護師が丁寧に指導をしますので、どうぞご安心ください。なかにはアンプルを切って、注射器に詰めて、自分で注射をうつというケースもあります。その場合も、安全に安心して注射ができるように指導しています。自己注射によって、排卵誘発をする期間の通院回数が減れば、日常生活を普段通りに過ごすことにもつながります。

採卵室へ行ってみましょう

卵胞が十分に育ったら、卵子を外に出す処置が必要になります。内診台と同じようなタイプですので、落ち着いてリラックスして処置に臨みましょう。

腟を洗浄した後、腟壁から卵巣、卵胞へと採卵針を進め、卵胞から卵胞液を吸い取ることで卵子を採取します。採取した卵胞液から、すぐ横にあるグローブボックス型のクリーンベンチで胚培養士が顕微鏡を使って卵子を探します。

採卵後は、リカバリールームで休んでいただき、出血や痛みなどの異常はないか確認し、採卵できた卵子やパートナーの精子のことを診察室でお話したら、お帰りいただけます。

いかがでしたでしょう。

体外受精を行う治療施設のこと、わかっていただけたでしょうか。

治療期間をなるべく短く、一人ひとりにあった治療を提供することで、1日でも早く赤ちゃんを授かって欲しいと思います。

あまり気負わず、安心してお越しください。

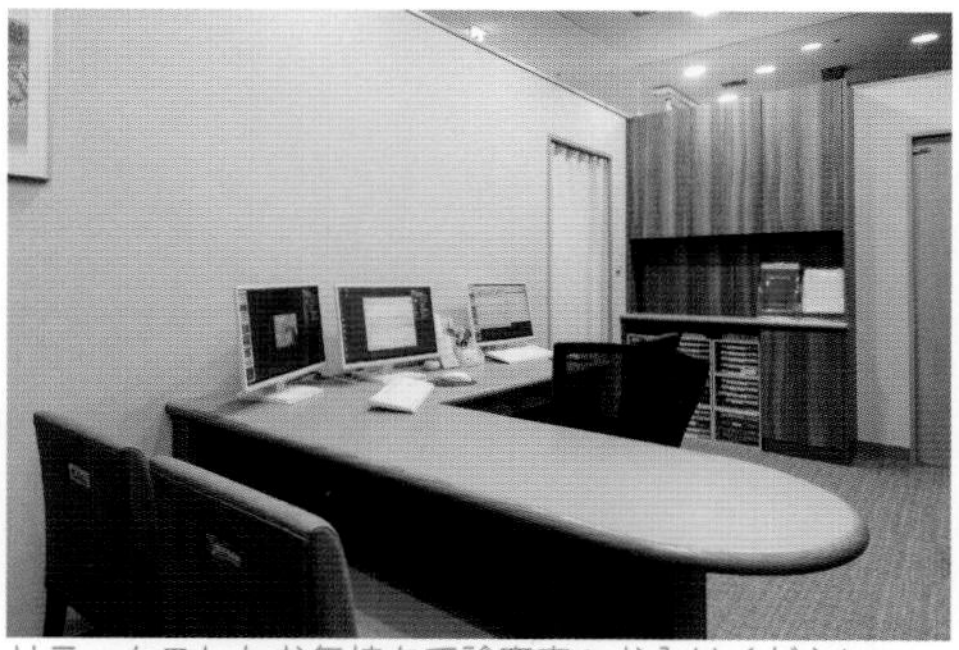
リラックスしたお気持ちで診察室へお入りください。

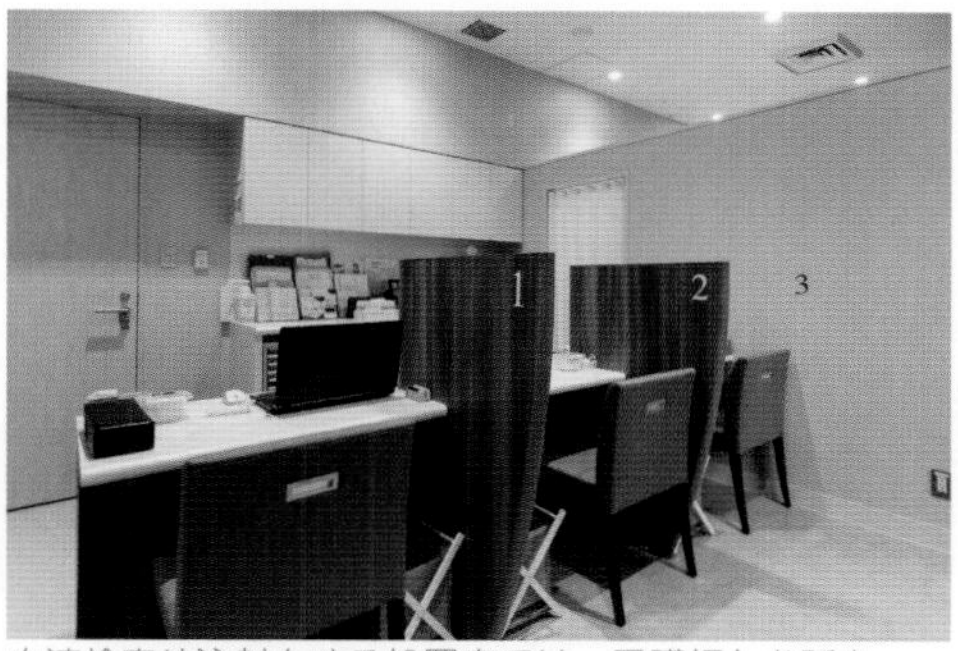
血液検査や注射をする処置室では、看護師とお話を。

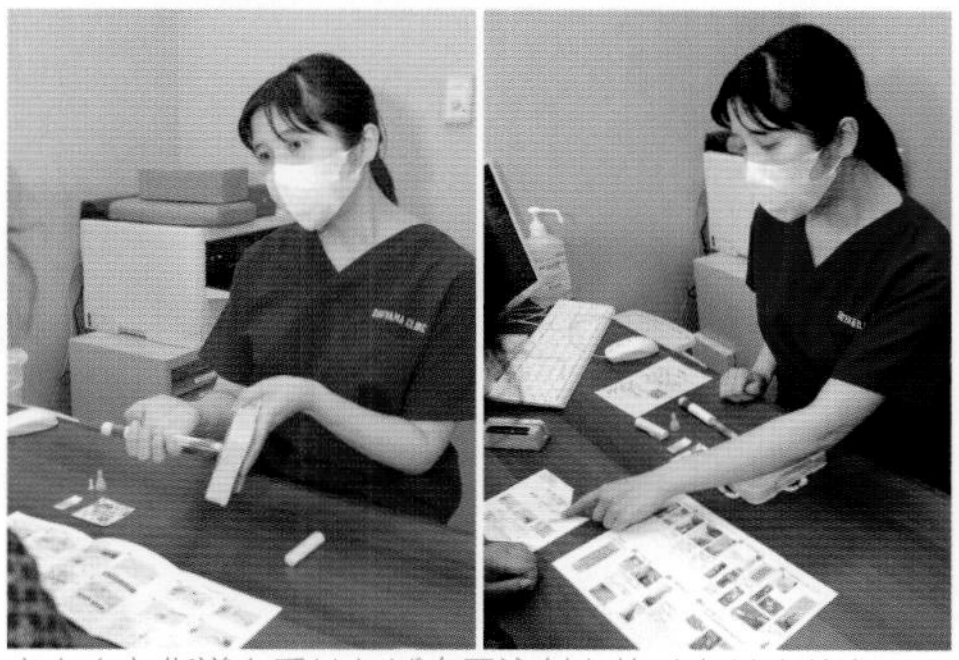
きちんと指導を受ければ自己注射も怖くありません。

杉山産婦人科 丸の内
栗林 靖 院長

Dr.Kuribayashi Yasushi Profile

聖マリアンナ医科大学卒業
［所属学会］
日本産科婦人科学会
日本産科婦人科内視鏡学会
［専門医］
日本産科婦人科学会専門医
日本産科婦人科内視鏡学会　技術認定医

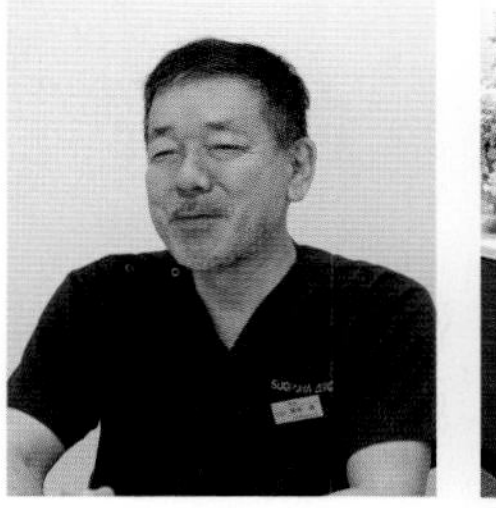

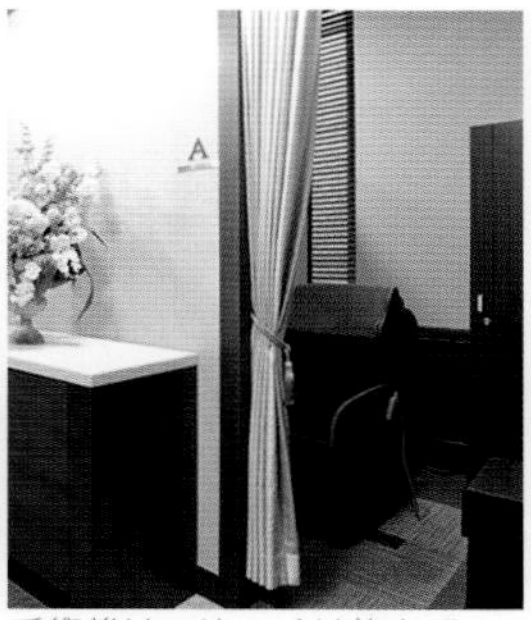
手術後は、ゆっくり休んで。

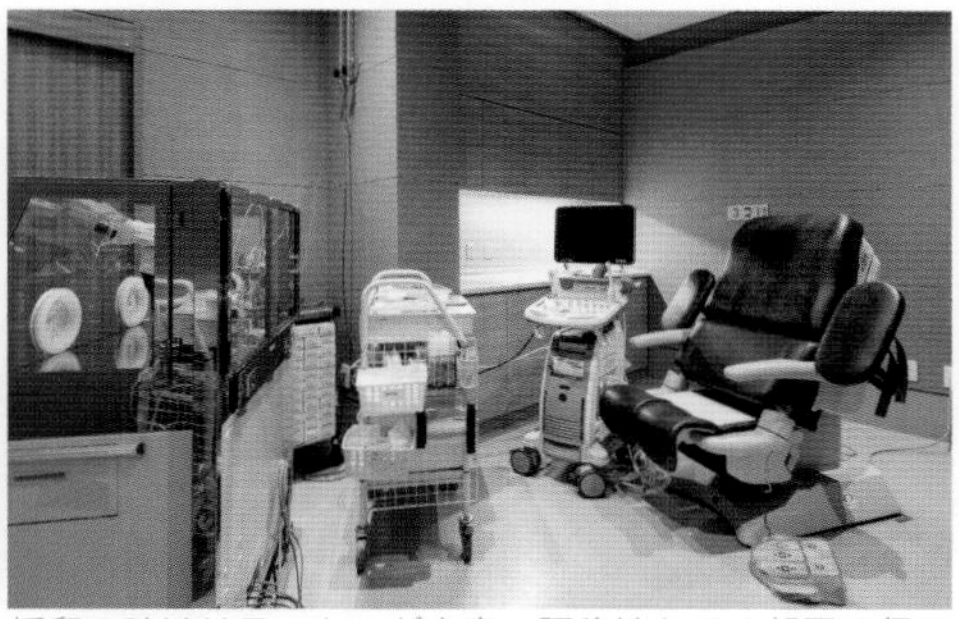
採卵の時はリラックスが大事。胚移植もこの部屋で行います。

SUGIYAMA CLINIC

杉山産婦人科　丸の内

電話番号．**03-5222-1500**

診療科目／『生殖医療科』『日帰り専門内視鏡手術』『難治性着床不全』

診療受付／

		月	火	水	木	金	土	日
午前	8:30～13:00	●	●	●	●	●	●	◉
午後❶	14:00～16:30	●	－	●	－	●	●	－
午後❷	14:00～18:30	－	●	－	●	－	－	－

完全予約制です。ご来院の前にご予約ください。◉：体外受精のみ

https://www.sugiyama.or.jp/

● 働く女性や遠方からも通院しやすい立地で、高度な生殖医療を受けやすい環境を整えています。また、日帰り不妊内視鏡手術を行い、術後早期に社会復帰ができるよう体に優しい手術を提供しております。

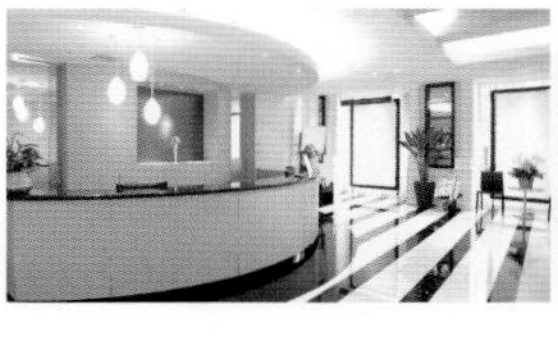

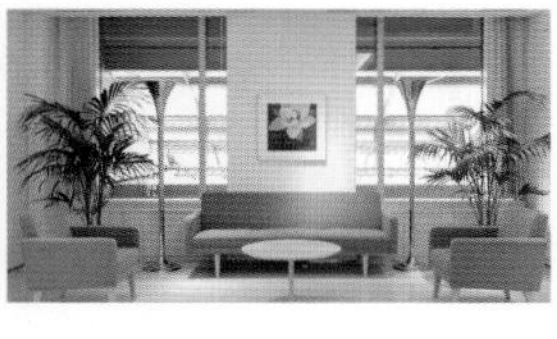

●〒 100-0005 東京都千代田区丸の内 1-6-2
新丸の内センタービル 5F
JR 東京駅・東京メトロ丸の内線 東京駅・東西線 大手町駅
地下通路から直結（丸の内オアゾ内）

⑤ 体外受精を受ける前に

体外受精をする前に、確認しておきたいこと、確認すべきことがあります。
それは、夫婦にとっても、治療をする病院にとっても大切なことです。

体外受精を受ける前に

体外受精を受ける際には、同意書が必要になります。

内容や項目に若干の違いはありますが、どこの治療施設で体外受精を受ける際にも必要となります。

ここでは関連することや、受ける前に知っておきたいことを紹介しましょう。

①夫婦の婚姻関係

日本産科婦人科学会の会告では、法律婚だけでなく、事実婚であっても、事実婚カップルに由来する生殖細胞を用いる治療に限定して、体外受精を受けることができます。

法律上の夫婦の場合は、戸籍謄本の提出、事実婚である場合は、それぞれの戸籍謄本や住民票の提出が求められ、これに加えて誓約書が必要な治療施設もあります。

体外受精の同意書は、治療周期ごとに必要となります。同意書を提出後、離婚や事実婚の解消、事実婚から法律婚へ、また夫婦のどちらかが死亡したなど、夫婦関係に変更があったときは、速やかに連絡しなければなりません。

②体外受精治療への理解

医師やスタッフから、体外受精に関する十分な説明を受け、十分理解し、納得したうえで治療周期を開始することが必要です。

この説明については、体外受精の方法やスケジュールなどの具体的なことから、リスクや安全性、また成功率や妊娠、多胎妊娠、流産に関することが含まれます。

この説明の内容を理解するためには、あらかじめある程度の知識を持つことが重要です。例えば、月経や排卵に関すること、妊娠が成立するまでのことなどの基本は熟知しておきましょう。

③支援事業の活用

自治体が行う特定治療支援事業を活用することで、体外受精にかかった費用の一部を取り戻すことができます。

対象は、法律婚をしていて、治療期間の初日に妻の年齢が43歳未満である夫婦で、夫婦合算の所得ベースが７３０万円未満であることが条件です（所得制限が引き上げられたり、撤廃されている自治体もあります）。

この特定治療支援事業については、多くの自治体で事実婚の夫婦を対象としていません。あくまでも治療開始時に婚姻している夫婦が対象となり、厚生労働省は、事実婚のカップルについては、父親が確定できない恐れがあるなどの理由から、生まれてくる子どもの法的な地位が不安定になるなど福祉の観点を考慮し、対象とすることを見送っています（２０１８年1月の発表）。

ただ、なかには東京都（八王子市の区域を除く）のように事実婚カップルも助成対象としている自治体もあります。

このほか、各自治体が独自で行う不妊治療助成事業については自治体

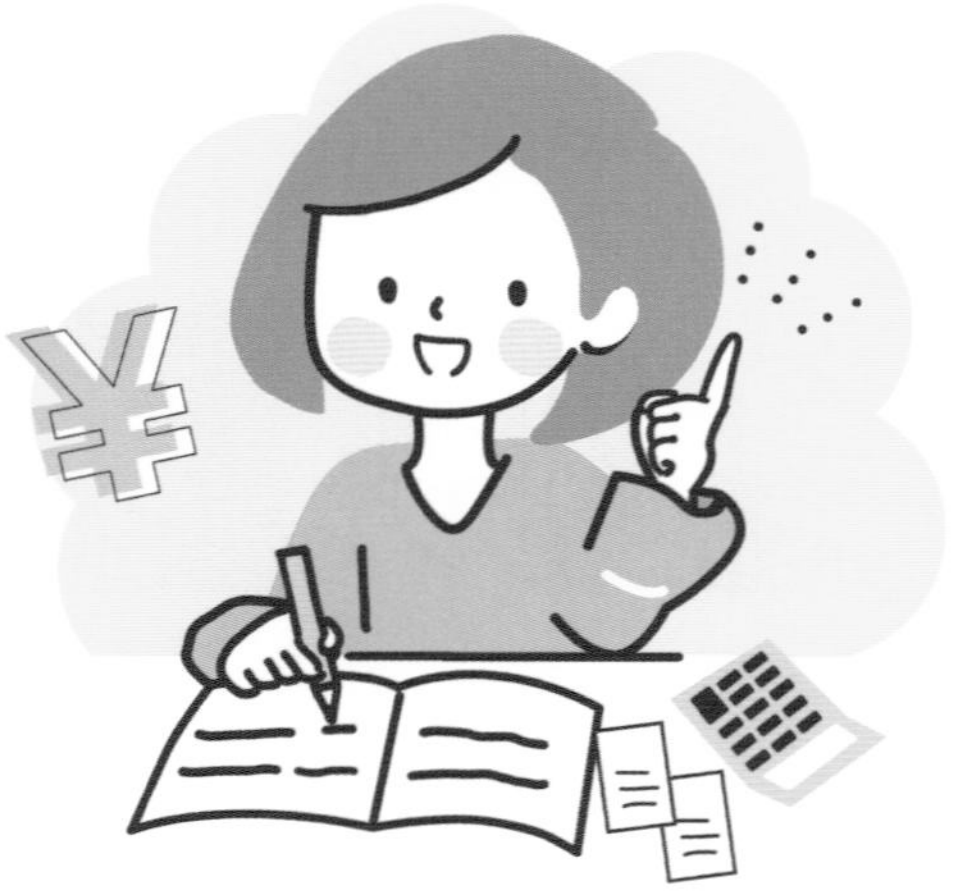

特定治療支援事業

対象

1. 体外受精及び顕微授精以外の治療法によっては妊娠の見込みがないか、又は極めて少ないと医師に診断された法律上の婚姻をしている夫婦
2. 治療期間の初日における妻の年齢が 43 歳未満である夫婦
3. 夫婦の合算の所得ベースが 730 万円以内

助成の内容

40 歳未満 …………………… 通算６回　年間助成限度回数なし

40 歳以上 43 歳未満 …… 通算３回　通算助成期間なし

＊１回につき 15 万円まで

＊初回のみ 30 万円まで
（凍結胚移植（採卵を伴わないもの）等は除く）

＊採卵を伴わない凍結胚移植は７万５千円まで

＊男性不妊 15 万円まで
（精巣内精子回収法手術（TESE）などでを行った場合）

※体外受精・顕微授精の治療ステージと助成対象範囲が細かく決められており、その内容によって助成上限額に違いがあります。

※平成 25 年度以前から特定不妊治療の助成を受けている夫婦で、平成 27 年度までに通算５年間助成を受けている場合には助成の対象ではありません。

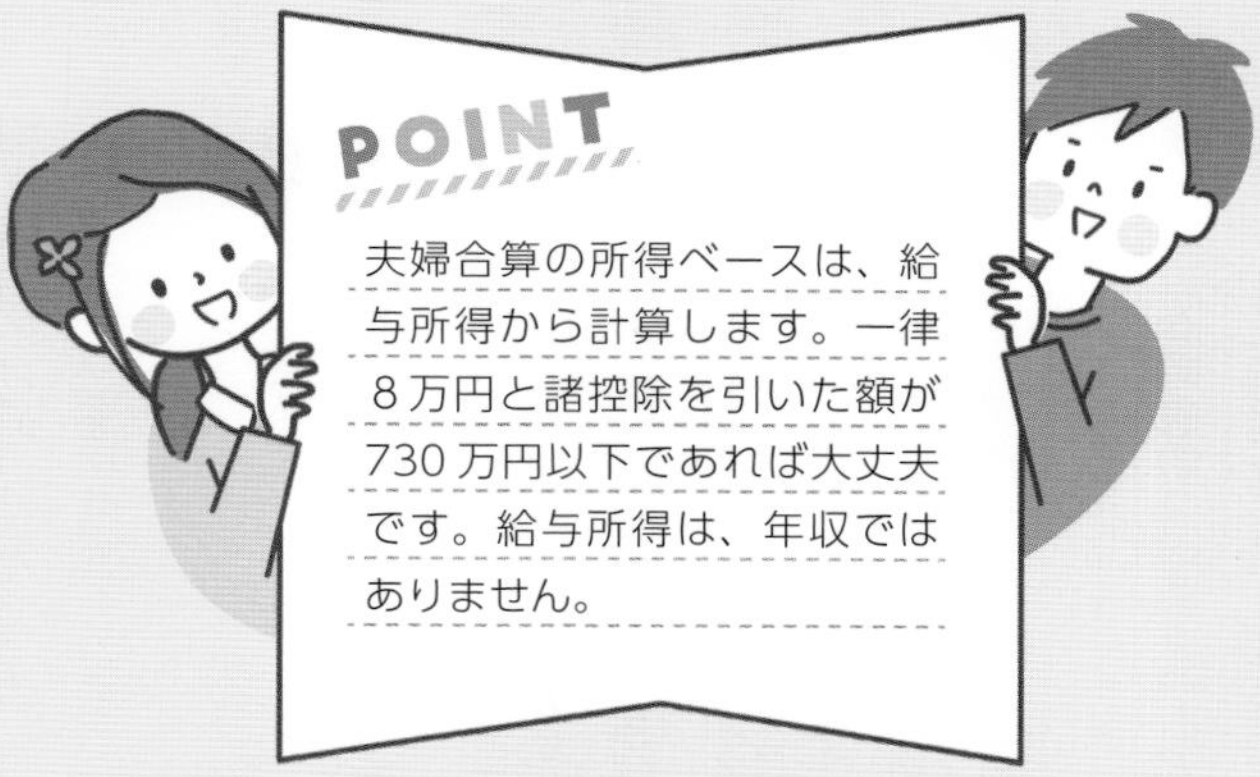
POINT
夫婦合算の所得ベースは、給与所得から計算します。一律８万円と諸控除を引いた額が730 万円以下であれば大丈夫です。給与所得は、年収ではありません。

ごとに対象や助成額に違いがありますので、それぞれ確認してください。

夫婦が協力し合うこと

夫婦は1つ。どちらも欠かすことのできない存在ですからセットで考えましょう。

不妊治療を受ける際にも、原因追求をするあまり、「夫の精子が少ないせいで不妊治療をしているのに」という怒りになったり、「わたしの年齢のせいで妊娠しないんだ」という悲観になったり、「僕の精子が少ないせいで…」と申し訳なく考えるご主人もいるでしょう。そこからわだかまりや溝ができてしまうこともあり、時に不妊治療が離婚原因になってしまうこともあります。

まずは、体外受精で赤ちゃんを授かろうと挑戦することに胸を張りましょう。性生活からの妊娠であっても、人工授精や体外受精であっても、赤ちゃんを授かることには変わりがありません。大切なのは、赤ちゃんを授かることであって、原因や方法にこだわることはありません。

不妊原因を探るのは、治療をするうえで適切な方法を選択するためには重要なことですが、それがわかれば、あとはふたりで臨み、歩むものです。子どもを授かるという目標に向かって、「協力し合う」ことが重要です。

不妊治療により妊娠が成立した夫婦への調査で、夫が協力的であったとした妻ほど、妊娠までの期間が短かったという報告もあります。これは、夫の存在が妻の心の安定につながる裏付けにもなると考えられています。

また、治療の結果、妊娠できなかった時には、ふたりで辛さや心の痛みを支え合うことで、次の治療周期への切り替えが早いうちにできるかもしれません。

そして、治療を諦めざるを得ないことになっても、不妊治療をふたりで乗り越えてきたという大きな経験が、その後の夫婦ふたりの生活へと活かされていくでしょう。

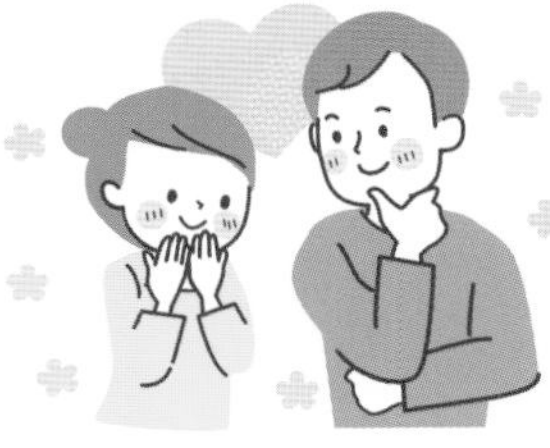

⑥ 体外受精とは？ 顕微授精とは？

体外受精の方法には、卵子に精子を振りかけるコンベンショナルIVFと卵子の細胞質内に1個の精子を注入する顕微授精（ICSI）があります。

体外受精とは？

自然妊娠では、卵子と精子が女性の体内で出会い受精し、胚が順調に成長することで妊娠が成立します。

しかし、体内での受精が難しいと考えられる場合、手術によって卵子を体外に出し、体外で精子と出会わせ、培養した胚を子宮に戻し妊娠を目指します。これを体外受精といいます。受精の方法の1つに、卵子に精子を振りかけることで受精を待つ通常媒精：コンベンショナルＩＶＦ（conventional-IVF／C-IVF）があります。媒精後、受精した胚（受精卵）は培養液から栄養をもらい、インキュベーターの中で育ち、子宮内に移植されます。

体外受精後の胚と移植法

移植にはいくつかの方法があり、受精から2日目の4細胞期、3日目の8細胞期程度で子宮に戻す初期胚移植、さらに分割を進めた胚盤胞という状態で子宮に戻す胚盤胞移植があり、また、卵巣から卵子を採取した周期に子宮に戻す新鮮胚移植と採卵周期以降の適切な周期まで胚を凍結保存して融解後に戻す凍結融解胚移植があります。

いずれの方法も、正式には体外受精−胚移植という治療法で、これをＩＶＦ-ＥＴ（In vitro fertilization-Embryo Transfer の略）と表記することもあります。vitroにガラスという意味があることから試験管ベビーなどといわれましたが、実際には生体内での現象をin vivoといい、これに対するin vitroは体外を意味します。

顕微授精とは？

顕微授精は、受精方法の1つで、極細のガラス管に精子を1個だけ吸引し、卵子の細胞質内に直接注入して受精を促す方法です。通常媒精では卵子と精子の力で受精しますが、顕微授精では胚培養士が受精させる精子を選択し、顕微鏡下で、卵子と精子を受精させます。

顕微授精が始まった頃には、いくつかの方法があり、それらをMicro-Insemination と呼んでいました。

顕微授精の字で「受」ではなく「授」を使うのは、卵子と精子が出会い、発生を始める受精（fertilization）ではなく、受精が起きるように精子を注入する行為（insemination）になるからです。

現在の顕微授精はＩＣＳＩ（Intracytoplasmic sperm injection／細胞質内精子注入の略）と表記します。

顕微授精は、Ｃ-ＩＶＦでは受精が難しいと考えられるケース、例えば数回の精液検査の結果、精液所見の基準値を著しく下回り、精子数や運動精子数がとても少ない場合、もしくは精巣内から回収した精子を使う場合、また前回Ｃ-ＩＶＦで受精しなかったなどのケースに適応されます。

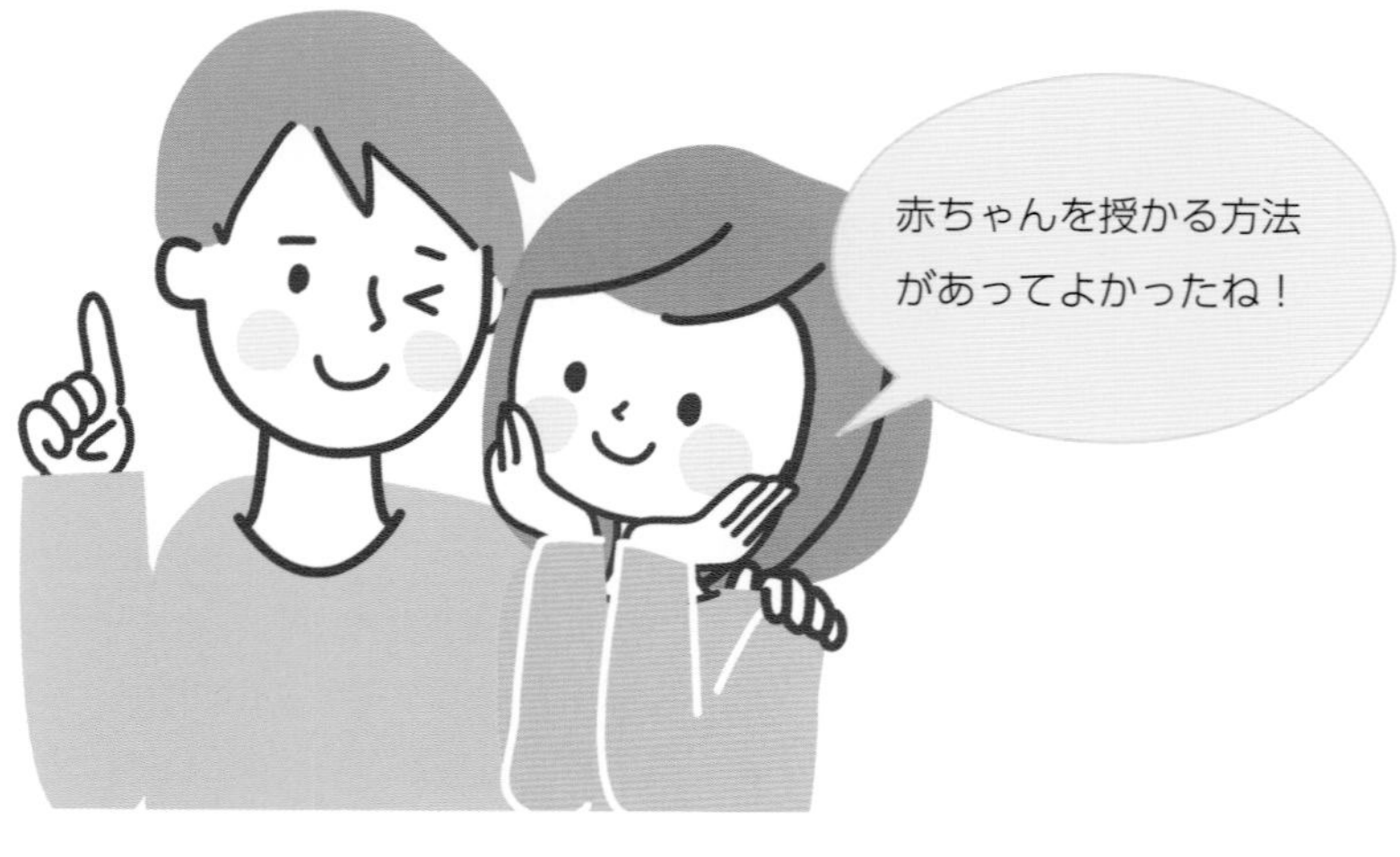

体外での受精方法

採卵手術

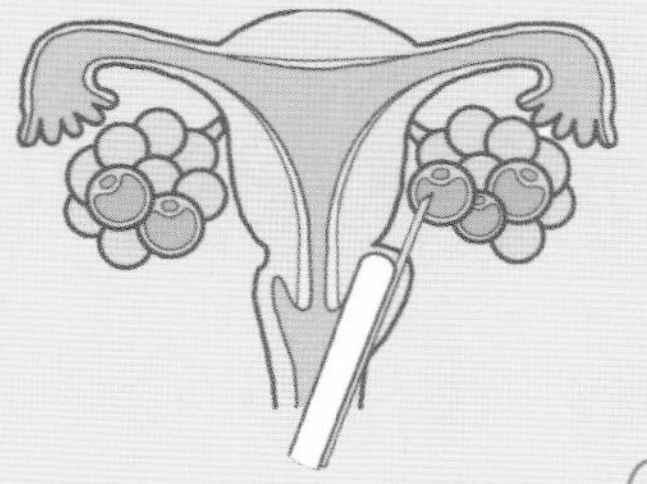

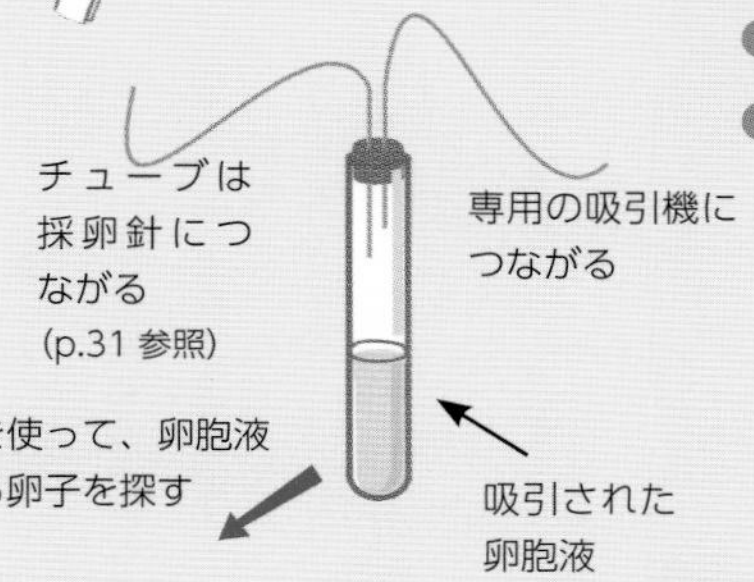

検卵　顕微鏡を使って、卵胞液の中から卵子を探す

ICSI

- 乏精子症、精子無力症、精子奇形症などで通常媒精（C-IVF）が難しい
- 精液中に精子がない無精子症で精巣から直接精子を採取する手術が必要
- 前回 C-IVF で受精しなかった
- 女性の抗精子抗体が強い陽性
- 男性の抗精子抗体が陽性

C-IVF

- 卵管閉塞など卵管に問題がある
- 精子の数が少ない、運動精子が少ないなど精液検査に問題がある
- 女性の抗精子抗体が陽性
- 重度の子宮内膜症
- 不妊原因がよくわからない

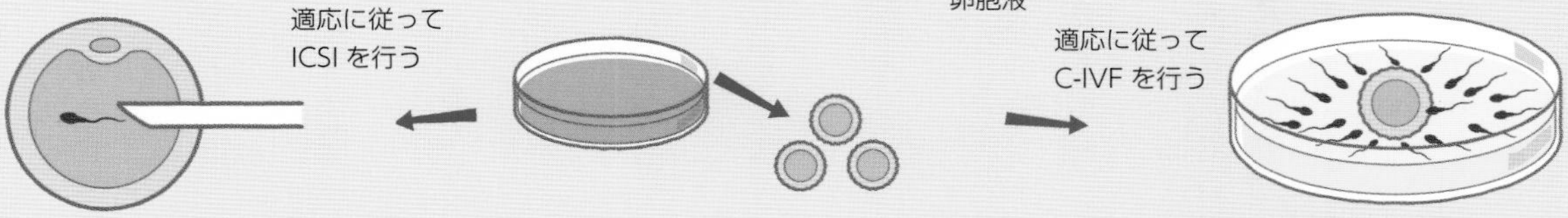

Note

体外受精による初の出産は 1978 年、英国でのことです。以来、世界各地で体外受精の技術研究が行われ、実施が重ねられてきました、日本では 1983 年、東北大学医学部付属病院で国内初となる体外受精による赤ちゃんが誕生しました。すでに 30 年以上も前の話です。

さらに、1992 年にはベルギーで初めて顕微授精による妊娠・出産に成功。日本でも 1992 年に顕微授精による赤ちゃんが誕生しています。その頃生まれた子どもたちも生殖年齢を迎えています。

このように体外受精、顕微授精の技術は急速に進歩してきました。これまで新しい医療技術、歴史の浅い医療と言われることもありましたが、30 年以上前に開発され、進歩を続けた実績のある医療技術です。

体外受精で生まれる子どもの数も年々増えており、今では不妊治療に欠かせない方法となりました。もちろん、現在も研究は続けられており、より確実で安全な方法が模索されていますから、今後の体外受精、顕微授精の動向を注意深く見守るとともに、生まれてきた子どもたち、生まれてくる子どもたちの成長調査もしっかり行っていくことが大切です。

WHO 精液所見（下限基準値）2010

精液量	1.5ml 以上
総精子数	3,900 万個以上
pH	7.2 以上
精子濃度	1ml 中に 1,500 万個以上
精子運動率	運動精子が 40％以上、 前進運動精子が 32％以上
正常形態精子	4％以上
生存率	58％以上
白血球	1ml 中に 100 万個未満

正常精液	表 1 の基準を満たすもの
乏精子症	総精子数が 3,900 万個未満
精子無力症	精子運動率が 32％未満
正常形態精子	4％以上
奇形精子症	形態正常精子が 4％未満
無精子症	射精液中に精子が無い

WHO の精液所見は、妊娠したカップルの精液所見の結果から 5 パーセンタイル（下から数えて 5 番目のデータ）を基準値にしています。精液検査の結果、この基準値を下回っていても妊娠できるケースもあれば、上回っていても妊娠ができないケースもあります。

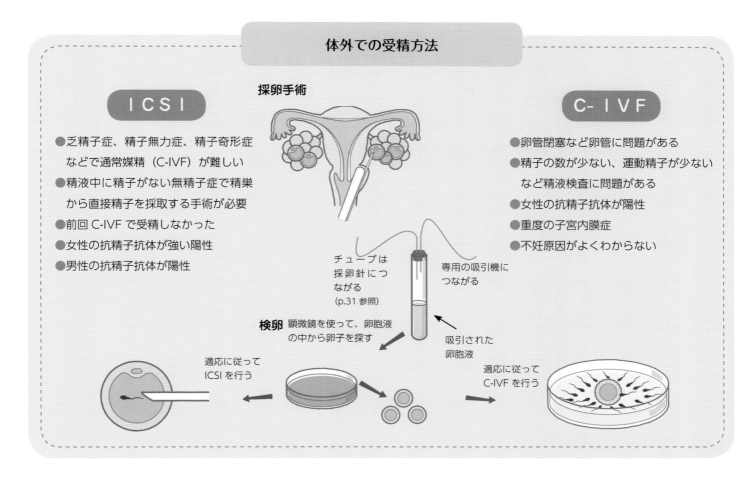

7 体外受精治療周期のはじまり

治療周期を始めるにあたって、検査が必要になります。何を知るために行う検査なのか、何を確かめるための検査なのかを知っておきましょう。

治療周期の始まりは検査から

初診からはじまる検査には、基本検査や追加検査があり、「なぜ、妊娠できないでいるのか」また「どの方法であれば妊娠する可能性が高いのか」を知るために行います。

この検査結果とこれまでの妊活歴や治療歴から判断し、治療方法を選択していきます。

そして、適応すると考えられる方法で治療をはじめる際には「どうしたら妊娠できるか」「どのように治療を進めたらいいか」などを知るための検査が必要で、主に女性のホルモン環境を知ることからはじまります。

ホルモン環境を知ることで、どのような方法で卵胞を育てるかを検討し、それに合わせて排卵誘発剤の選択、量などを決めていきます。

治療の具体的な方法を決めるための検査

治療周期のスタートは、月経周期3日目あたりになります。

卵巣にある胞状卵胞が何個あるか、前周期の卵胞が黄体化も閉鎖もせずに残っていないかなどを超音波検査で確認していきます。また、最終的にどの方法で排卵誘発を行うかを決めるために、血液検査でＦＳＨ（卵胞刺激ホルモン）やＡＭＨ（アンチミューラリアンホルモン）などの値を調べます。

これらの検査から、排卵誘発方法を選択して、治療周期がスタートします。

治療には検査の役割もある

体外受精をすでにはじめられているご夫婦で、これまで妊娠反応が出なかったり、妊娠反応は出たけれど妊娠が成立しなかったという場合、それまでの治療方法が検査の役割も果たします。

どの時点までは、問題がなかったと考えられるか、何が問題となって妊娠が成立しなかったかを治療周期から検討します。

このように治療周期をよく検討することが、「どうしたら妊娠できるか」を導きだすことにつながります。

治療の結果、妊娠できなかった場合には、次の周期をはじめる際に、前治療周期を十分に検討して、次にどのようにするべきかを医師の考えをよく聞き、夫婦の考えや希望も合わせて、治療方法を選択しましょう。

これまでの体外受精で妊娠しなかったのは、なぜ？

年齢を重ねれば体外受精であっても妊娠率は低下し、体外受精を行っても、妊娠に至らないケースもあります。しかし、現状で最適な治療を進め、よりよい状態を見極めるためには、これまでの治療周期を丁寧に検討することが必要です。

一般不妊治療では受精が確認できなくても、卵子を体外へ採り出して行う体外受精の治療の過程が、これまでの治療の検証になることもあります。

また、どこに問題があるのかを検討することで、治療の具体的な方法を細かくチェックし、次の治療計画に反映させていきます。

また、卵子の質や精子の質については、胚の成長を観察、評価することから判断していきます。

次周期には、よりよい状態で卵子や精子を確保することが大きな課題になってくるため、治療周期のはじめに行う血液検査でＦＳＨ（卵胞刺激ホルモン）やＡＭＨ（アンチミューラリアンホルモン）などから排卵誘発方法を検討することが、重要なポイントになってきます。

そのほか、前周期の受精方法、培

養方法などを丁寧にチェックし検討することや、子宮の環境も再チェックしていきます。また、子宮筋腫やポリープがあることが着床を妨げている要因になっていることもありますので、この確認も重要です。

治療方法の最終決定は夫婦で

治療方法や、具体的な治療内容は、検査結果に基づいて提示されます。ですが、その提示された方法に従わなければならないのではありません。

治療の最終決定権は夫婦にありますので、意に沿わない方法で、納得しないまま治療をはじめるのではなく、「どこが意に沿わないか」「何が気にかかっているのか」を医師に話し、相談しましょう。

しかし、希望する方法が妊娠できる方法とは限りません。医学的な根拠の元に示される治療方法ですから、それもよく考えて、夫婦で選択していきましょう。

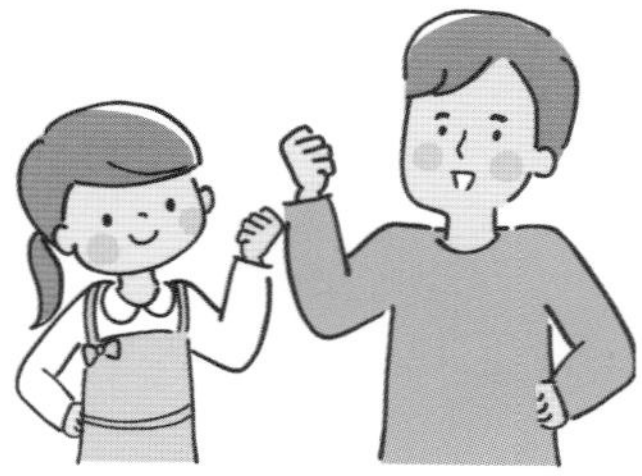

ホルモン変化と卵胞成長

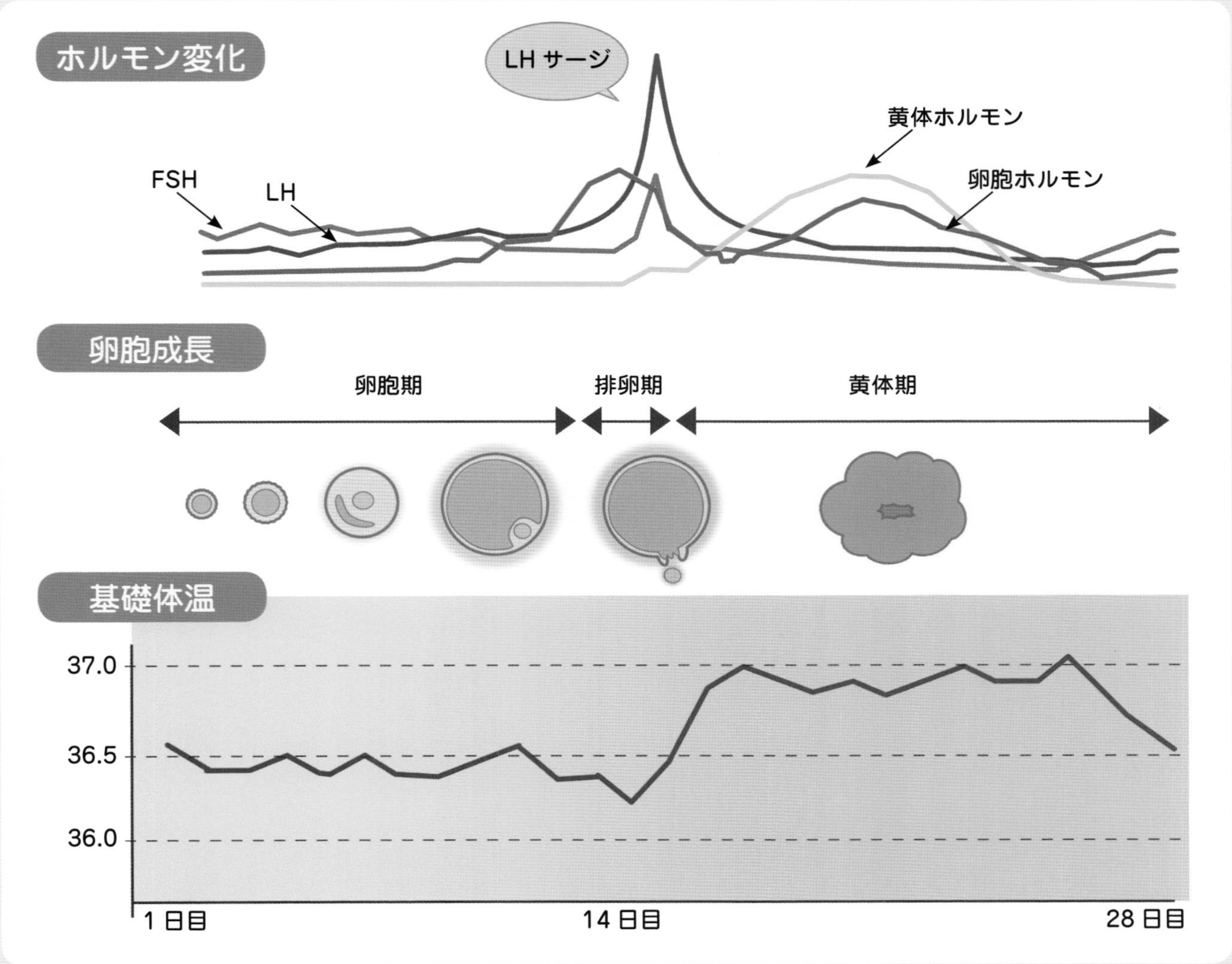

体外受精では、排卵誘発をして卵胞の成長を助けます。順調に卵胞が成長し、成熟しないと成熟卵子は得られず、採卵をしても受精は難しくなります。また、移植する胚を確保するためには、複数の卵胞を育て、複数の成熟卵子を得ることも大切です。そのため排卵誘発剤を用いて、複数卵胞を育てる方法が多く用いられます。誘発方法はいろいろあり、一人ひとりの卵巣機能、ホルモン値、排卵誘発をはじめる周期初期の胞状卵胞の数、年齢、治療歴などから考慮し選択します。

8 卵胞を育てる

体外受精において、どのような方法で卵胞を育てるかは大切なことです。なぜなら、成熟卵胞を育てて質の良い卵子を得ることが、妊娠に大きく関係してくるからです。

自分にあった方法で 赤ちゃんになる 卵子を育てよう!

妊娠の要は、卵子の質にあるといわれています。そのため体外受精の治療周期の中でも、排卵誘発方法の選択や薬剤の使用方法は重要なポイントになってきます。

卵子は、卵巣の中にある卵胞という球状の細胞の中で育ちます。卵巣機能に問題がない場合は発育を見守り、成熟したら採卵しますが、卵胞が順調に育たない場合や無排卵の場合は排卵誘発をして卵胞を育てる必要があります。また、卵子がなければ体外受精の治療を始めることができないため、多くのケースで卵子を確保するために排卵誘発をします。

その方法は、個々の卵巣機能、ホルモン値、排卵誘発をはじめる月経周期初期の胞状卵胞の数、年齢、治療歴などを考慮し選択します。

以前は卵巣を強く刺激し多くの卵胞を育て、卵子を確保する方法が主流でしたが、最近は、高年齢の女性が増えてきたことなどから、低刺激法の選択が増えてきているようです。

卵胞はなるべく多く育てて、1つでも多くの卵子を確保する方が妊娠には有利だといわれていますが、卵胞がたくさん育ったからといって妊娠に結びつくわけではありません。

大切なのは、成熟した卵胞を育て、質のよい卵子を得ることです。まずは自分の卵巣機能などを知り、自分に合った方法が選択できるようにしましょう。

排卵誘発方法は 大きく2つある

排卵誘発方法には、調節卵巣刺激法と低刺激法の大きく2つがあります。

調節卵巣刺激法

調節卵巣刺激法には、アンタゴニスト法、ショート法、ロング法などがあり、早期排卵を抑制する薬を使用します。排卵誘発剤（注射）によって両方の卵巣が刺激されるため、比較的多くの卵胞が育ち、多くの卵子を得ることが期待できます。卵子の数が多くなることで、1回の採卵手術で複数回の胚移植が可能になるケースもあります。移植胚数は、日本産科婦人科学会や日本生殖医学会の会告から原則1個とされているため、未移植胚については凍結保存をします。これにより1回の採卵手術で、第一子だけでなく、第二子を期待できるケースもあります。

ただ、卵巣への負担が大きくなるため、治療を続ける場合は、卵巣を何周期か休ませることが必要です。

また多量の排卵誘発剤を使用するために卵巣が腫れ、卵巣過剰刺激症候群（ＯＨＳＳ）を発症することがあり注意が必要です。

低刺激法

低刺激法は、自然周期法と低刺激周期法があり、早期排卵を抑制せず、主に飲み薬で卵巣を刺激します。調節卵巣刺激法よりも採卵数は少なくなりますが、複数の卵胞が育ち、複数の卵子を確保できるケースもあります。

卵巣への負担は、調節卵巣刺激法に比べ軽く、排卵誘発後の卵巣機能、卵巣の状態によっては翌周期の排卵誘発も可能です。

排卵誘発方法の選択の指標 となるＡＭＨ値

排卵誘発方法を選択する1つの指標としてＡＭＨ値があります。ＡＭＨは、成長途中にある卵胞から分泌されるホルモンで、排卵誘発を行う周期のＡＭＨ値は、採卵で得られる卵子の数に関係しているとされています。また、２０１１年に発表された卵巣反応不良の指標となる「ボローニャ定義（Hum Reprod 2011; 26: 1616）」では、以下3項目のうち2項目を満たす場合、卵巣反応が不良であると定義しています。

①40歳以上、あるいはターナー症候群、遺伝子変異、卵巣手術既往、抗がん剤治療後などの低卵巣反応のリスクを有しているもの

②刺激周期にて採卵数が3個以下だったもの

③AMH値が0.5〜1.1ng／ml未満のものあるいは、胞状卵胞数が5〜7個未満のもの

　卵巣反応が不良の場合、調節卵巣刺激法を行っても多くの卵胞を育てることは難しく、おのずと低刺激周期法や自然周期法などが選択されることが多くなってくるでしょう。

自分にあった方法とは？

　卵巣機能がよく、胞状卵胞数も多く、またAMH値が高い場合には、調節卵巣刺激法であるアンタゴニスト法、ショート法、ロング法、そして低刺激周期法、自然周期法など、どの方法でも排卵誘発ができるでしょう。

　卵巣機能が少し低下している場合でも、月経周期初期のFSH値やAMH値などによっては調節卵巣刺激法であるアンタゴニスト法、ショート法、または低刺激周期法、自然周期法などが選択できるでしょう。

　さらに卵巣機能が低下し、月経周期初期のFSH値が高く、AMH値が低い場合には、低刺激周期法や自然周期法が選択されますが、場合によっては排卵誘発剤を使用しない完全自然周期法が選択されることもあります。

　また、多嚢胞性卵巣症候群（PCOS）の方の場合は、AMH値が高い傾向にありますが、調節卵巣刺激法を選択すると、卵巣が腫れてしまうことがあります。卵巣が腫れた状態で卵胞成熟のためのHCG注射をすると卵巣過剰刺激症候群（OHSS）を引き起こし、腹水や胸水が溜まったり血液が濃くなって血栓症を起こしやすくなったりします。重篤になると入院の必要や命の危険もあるため、排卵誘発方法の選択には注意が必要です。そのため低刺激周期法または、アンタゴニスト法が選択されるケースが多いようです。アンタゴニスト法では、卵胞の成熟を促す薬をHCG注射ではなく、アゴニスト点鼻スプレーを使うことができ、これによりOHSSをほぼ回避することができます。

排卵誘発方法

調節卵巣刺激法

アンタゴニスト法、ショート法、ロング法

両卵巣が強く刺激されるため比較的多くの卵胞が育ち、多くの卵子を得ることが期待できる。また、採卵数が多くなることで、１回の採卵手術で複数回の胚移植が可能になるケースもある。

メリット <期待できること>

- 複数の卵子を採卵できる
- 複数の胚が得られる
- 複数の凍結胚を得られる
- 複数回の胚移植ができる
- 複数回の妊娠と出産ができる

デメリット

- 連日の注射が必要
- 卵巣が大きく腫れる卵巣過剰刺激症候群（OHSS）になることもある
- 卵巣機能低下のある人には向かない方法もある

低刺激法

自然周期法、低刺激周期法

調節卵巣刺激法よりも採卵数は少なくなるが、複数卵胞が育ち、複数卵子の確保が期待できるケースもある。卵巣への負担が少なく、ほとんどの人に適応する。

メリット <期待できること>

- 多くの人に適応する
- 投薬量が少ない
- 翌周期も排卵誘発できる方法もある
- 卵巣や体への負担が少ない
- 多くの人で複数卵子を得られる

デメリット

- 早期排卵を抑制しないため、採卵手術時に排卵済みで採卵できないことがある
- 採卵回数が増えることがある
- 採卵する卵子の数は調節卵巣刺激法よりも少ない

ポイント！

育つ卵胞の数、得られる卵子の数で排卵誘発方法を選びたくなりますが、大切なのは質の良い卵子を得ることです。自分にあった方法を選択しましょう。

低刺激法

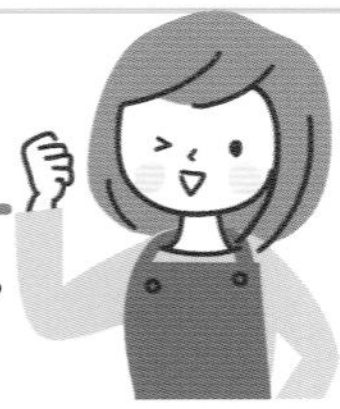

主に飲み薬で卵巣を刺激し、早期排卵を抑制しない方法で、育つ卵胞数は1個以上。

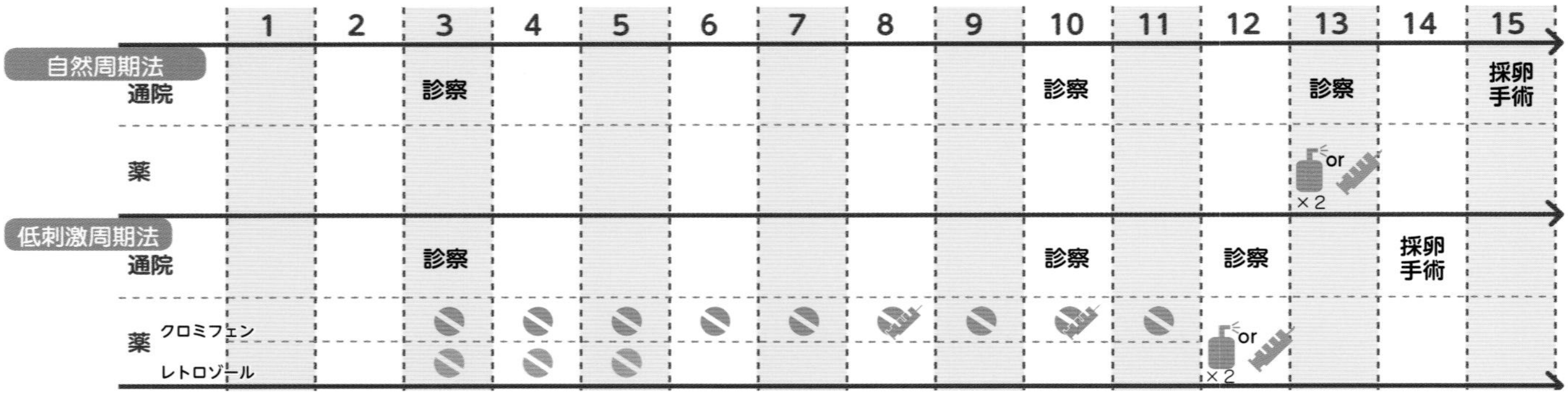

自然周期法 卵胞を育てる薬を使わず、卵胞の成熟と排卵をコントロールする薬のみを使う方法。 育つ卵胞数は基本的に1個。	① 卵巣機能が良好な人 ② ＦＳＨ値が高い人 ③ AMH値が低い人 ④ 月経3日目頃の卵胞が1～3個程度と少ない人	卵胞の大きさが 14 ～ 16 ミリで、E2 値が 200 ～ 300pg/ml になった日に採卵手術日を決定し、卵胞の成熟と排卵をコントロールするアゴニスト点鼻スプレー、または HCG 注射をし、その約 36 時間以内に採卵をする。
低刺激周期法 早期排卵を抑制せず、主に飲み薬によって卵胞の成長を助ける方法。 卵胞の成長によって注射薬を足すこともある。 多くのケースで複数卵胞が育つ。	① 卵巣機能が良好な人 ② 月経周期が正常範囲よりも少し長い人 ③ ＦＳＨ値が若干高い人 ④ AMH値が低い人 ⑤ 多嚢胞性卵巣症候群（ＰＣＯＳ：ＬＨが高くＦＳＨが低いなどの症状がある）の人	月経開始 3 ～ 5 日から排卵誘発剤の服用を開始。卵胞が 16 ミリ以上、E2 値が卵胞 1 個当たり 200 ～ 300pg/ml 以上などを指標として、GnRH アゴニスト点鼻、または hCG 注射をし、その約 36 時間以内に採卵をする。

排卵誘発に使う薬の一例

レトロゾール

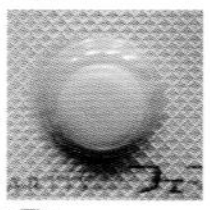

クロミフェン

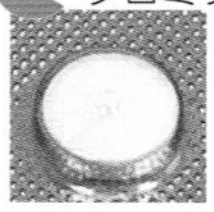

アゴニスト点鼻

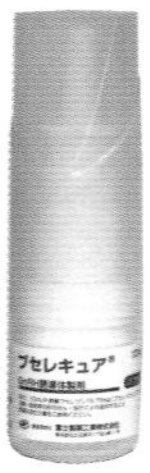

HMG ／ FSH

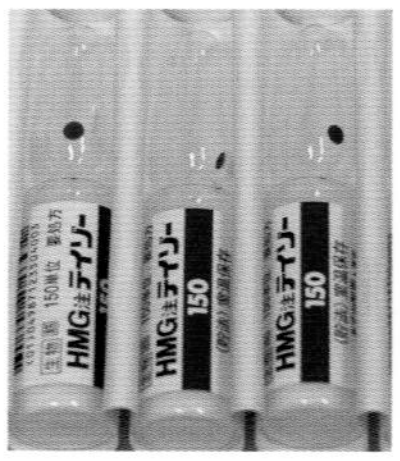

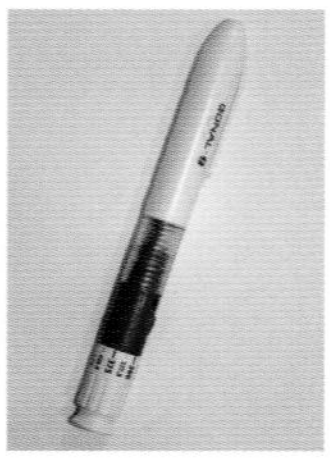

アンタゴニスト

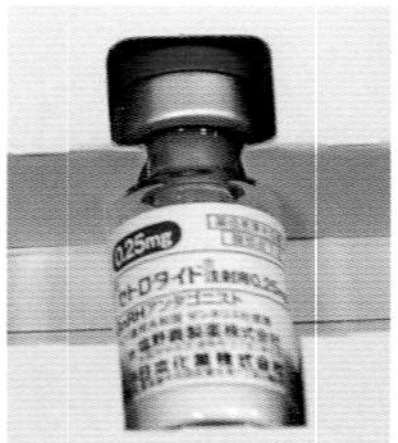

HCG

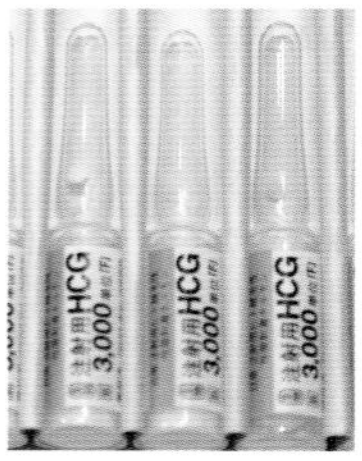

調節卵巣刺激法

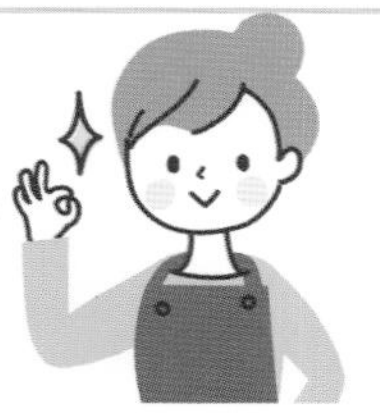

早期排卵を抑制して複数個の卵胞を育てる方法。薬と使い方によって方法の違いがある。

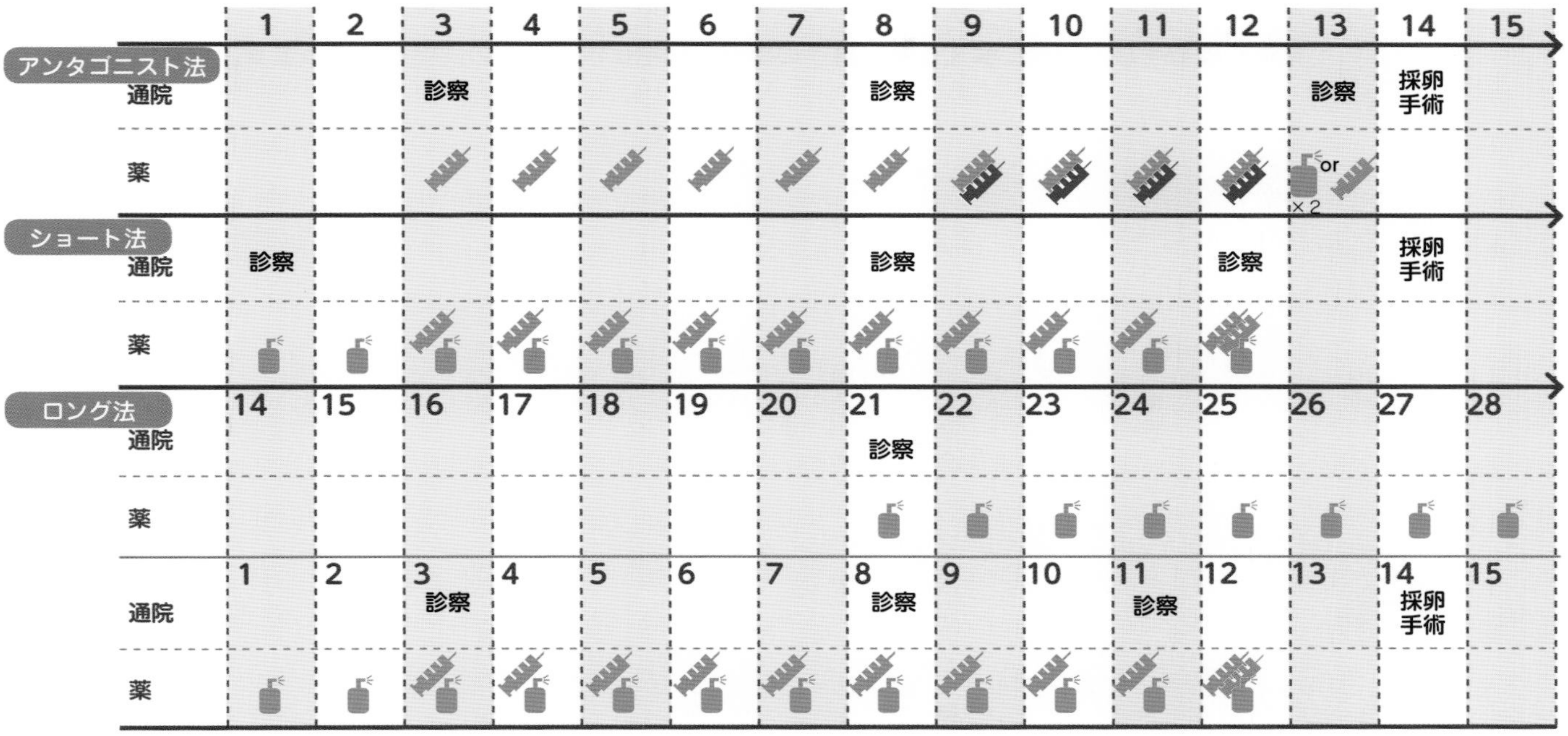

アンタゴニスト法 薬で育てた卵胞が、早期に排卵しないよう発育の途中で抑制する方法。 複数卵胞が育ち、尚且つ OHSS を回避することができる。	① 卵巣機能が良好な人 ② ＦＳＨ値が高め（卵巣機能低下が若干ある）の人 ③ 多嚢胞性卵巣症候群（ＰＣＯＳ：ＬＨが高くＦＳＨが低いなどの症状がある）の人 ④ＡＭＨ値が低い人	月経 3 日目から排卵誘発剤を連日投与し、卵胞の大きさが 13 ～ 14 ミリになった時点から連日、または隔日で GnRH アンタゴニストを hMG と併用投与する。 卵胞が 16 ミリ程度、E2 値が卵胞 1 個当たり 200 ～ 300Pg/ml 以上になったら採卵日を決め、GnRH アゴニスト点鼻、または hCG 注射から約 36 時間以内に採卵をする。
ショート法 アゴニスト点鼻スプレーを採卵周期の初日、または 3 日目頃から採卵手術の 2 日前まで連日使い早期排卵を抑制する方法。	① 卵巣機能が良好な人 ② ＦＳＨ値が若干高い（卵巣機能低下が若干みられる）人 ③ 月経周期初期の胞状卵胞数が少ない人 ④ 年齢の高い人	月経 1 日目から GnRH アゴニスト（点鼻薬）を使用を開始。3 日目から hMG を連日投与し、卵胞を育てる。卵胞が 16 ミリ程度、E2 値が卵胞 1 個当たり 200 ～ 250Pg/ml 以上になったら採卵日を決め、hCG 投与から約 36 時間以内に採卵をする。 GnRH アゴニスト（点鼻薬）は採卵直前まで使用する。
ロング法 早期排卵の抑制のために採卵周期の前周期にあたる黄体中期が治療周期スタートする方法。	① 卵巣機能が良好な人 ② 年齢が若い人 ③ ＡＭＨ値が高い人	採卵周期前の月経周期の 21 目くらいからＧ nRH アゴニスト（点鼻薬）を開始する。月経周期 3 日目から hMG を投与し卵胞を育てる。卵胞が 16 ミリ程度、E2 値が卵胞 1 個当たり 200 ～ 300Pg/ml 以上になったら採卵日を決め、hCG 投与から約 36 時間以内に採卵をする。GnRH アゴニスト（点鼻薬）は採卵直前まで使用する。

9 卵子を体外へ・採卵手術と採精

卵巣にある卵胞から卵子を採卵針で卵胞液ごと吸い取ります。培養士は、そこから素早く検卵をして受精に備えます。精子の準備は自宅採精か病院の採精室で行います。

採卵のタイミングと採卵手術

採卵のタイミングは、ホルモン検査と超音波検査による卵胞の大きさなどから判断します。

一番大きく育った卵胞の大きさが16ミリ以上であること、また成熟卵胞１個あたりのＥ2値が２００〜３００pg／mlくらいを目安にして、卵胞数とＥ2値を比較します。採卵できそうな卵胞が4個であれば、Ｅ2値は８００pg／ml以上あれば採卵時期になっています。このタイミングで、ＬＨの代わりに卵胞を成熟させ、排卵をコントロールする薬を投与します。

調節卵巣刺激法の中でも、ロング法とショート法の場合は、早期排卵を抑制するためのアゴニスト点鼻薬によってＬＨをコントロールしているため、ＬＨの代わりとなるＨＣＧ注射が必要です。アンタゴニスト法の場合には、アンタゴニスト注射によって早期排卵を抑制し、ＬＨをコントロールしているためＨＣＧ注射、もしくはアゴニスト点鼻薬がＬＨの代わりとして働きます。

低刺激周期法、自然周期法の場合には、ＨＣＧ注射、アゴニスト点鼻薬のどちらも使うことができます。

これらの薬を投与後から約36時間で排卵を迎えますので、これより前に採卵手術で成熟卵胞から卵子を確保します。

採卵手術には、多くの治療施設で麻酔が使われています。麻酔の種類には、静脈麻酔（全身麻酔）、局所麻酔、鎮痛剤などがあり、治療施設によって、また採卵数によって麻酔の方法は違い、採卵数が少ない場合には無麻酔で採卵手術を行うこともあります。

採卵手術は、膣から経膣超音波を入れ、卵巣の位置、血管の位置などを確認し、膣壁から卵巣へ向かって針を刺し、卵巣にある卵胞を超音波で確認して、卵胞液ごと吸引して卵子を採取します。

採取した卵胞液は、すぐに胚培養士が受け取り、採取した卵胞液の中から顕微鏡を使って卵子を探しま

採卵手術では 麻酔をする？しない？

静脈麻酔

採卵予定の卵胞がたくさんある場合

静脈麻酔を行う

メリット

- ▶ 寝ている間に手術が終わる
- ▶ 手術中の痛みがない

デメリット

- ▶ 手術後の安静が長い
- ▶ 手術日は、帰宅後も安静が必要
- ▶ 車の運転は控えるなど日常生活にも注意が必要
- ▶ 手術日はお迎えがあれば安心
- ▶ 手術当日は、仕事ができない

無麻酔

採卵予定の卵胞が５〜６個程度の場合

無麻酔、または鎮痛剤

メリット

- ▶ 手術後の回復が早い
- ▶ 手術日当日も仕事ができる

デメリット

- ▶ 手術時に痛みや恐怖心を伴う
- ▶ 手術後も痛みが残る

す。これを検卵といいます。

調節卵巣刺激法を選択した場合、左右両方の卵巣で多くの卵胞が育つため、採卵手術の時間も長くなる傾向があります。

低刺激周期法、自然周期法の場合には、左右どちらか片方の卵巣から採卵することがほとんどで、手術時間も短時間で終わるでしょう。

採卵手術の前後に、感染症を予防するために抗生物質を処方されることがあります。

採卵手術後は、麻酔をした場合には、きちんと麻酔から覚めて、起き上がれるようになるまで安静にし、止血が確認できたら起き上がることができます。その後、医師から採卵した卵子の数、状態などの説明があります。

採精と精液調整の方法

採精は、マスターベーションにより精液を採取するのが基本です。

ほとんどの治療施設で院内の採精室（メンズルームなど）での採精か、自宅採精をして持参するかを選択することができます。

精液は、採卵手術の当日、治療施設から渡される専用容器へ直接全量を射出します。マスターベーションを行う前に手指をよく洗い、清潔にしてから行いましょう。

自宅採精の場合は、指定された時間内に持参しましょう。人肌程度が適温とされていますが、気温の低い季節は冷えすぎないように注意する必要がありますが、持参する方法については治療施設からの説明に従ってください。また、なかには検査目的での自宅採精は可能でも、体外受精の治療周期では、院内採精を基本とする施設もあります。

その際は、採卵手術日当日に、ご主人も一緒に通院をすることになります。

採取した精子は、洗浄濃縮して運動性の良いものを抽出するため精液調整をします。この方法にはスイムアップ法、密度勾配遠心法などがあり、どの方法を採用しているかは治療施設によって違いがありますが、いずれの方法でも運動性のある精子を抽出することができます。

射精精液中に精子がいない無精子症の場合、精巣や精巣上体から直接精子を回収する手術を行います。精巣から精子を採取するシンプルＴＥＳＥ（精巣内精子採取術）、またはマイクロＴＥＳＥ（顕微鏡下精巣内精子採取術）、精巣上体から精子を採取するＭＥＳＡ（精巣上体精子採取術）などがあります。新鮮な状態の精子と卵子を顕微授精するために、多くのケースで採卵手術と同日に精子を回収する手術も行います。

また、多くの精子が採取できた場合は、凍結保存をして、必要なときに融解し、採卵手術を行い顕微授精を行います。

採卵手術の方法

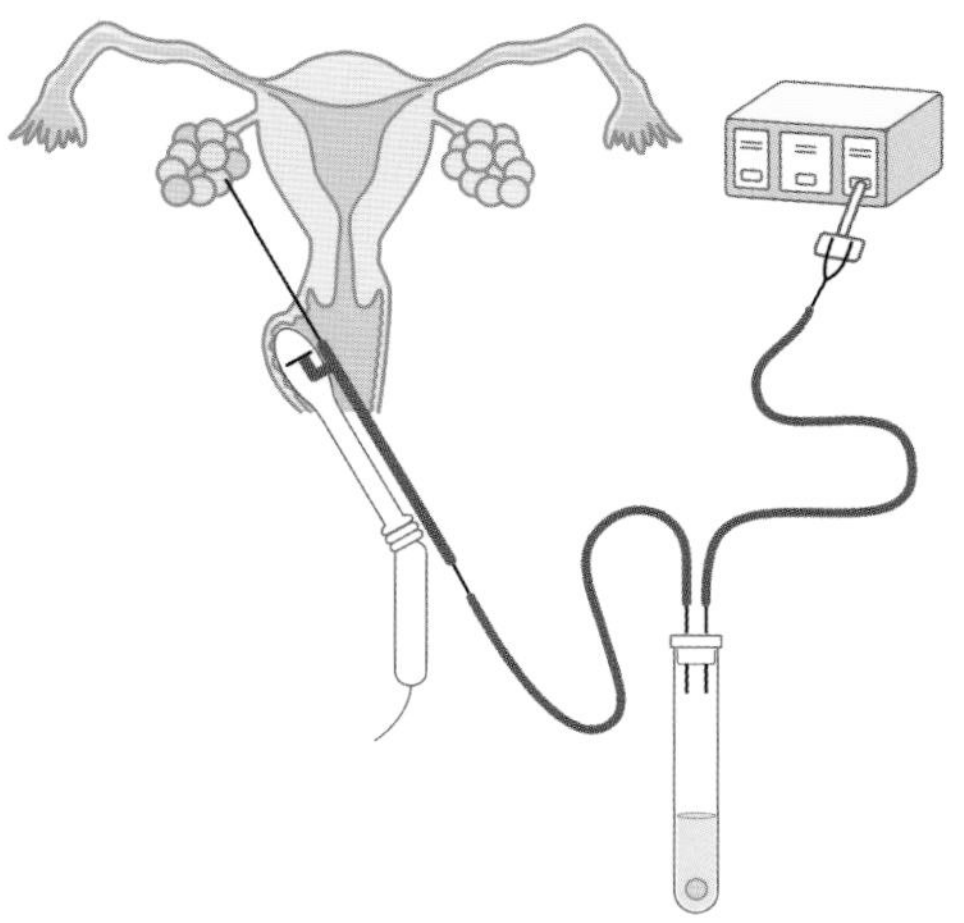

膣からプローブを入れ、超音波で血管などを確認しながら膣壁から卵巣、卵胞へと針を刺して、吸引します。両卵巣にある大きく育った卵胞を１個１個刺して吸引していきます。吸引した卵胞液はシリンジに入り、これを胚培養士に渡し、胚培養士は顕微鏡で卵胞液の中から卵子を探します。

精液調整の方法

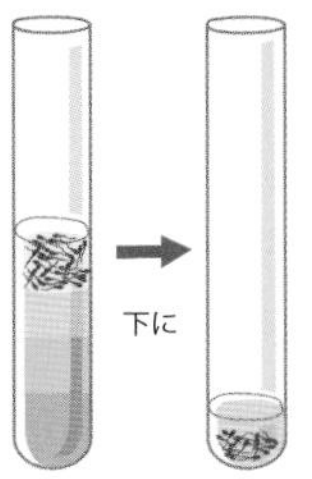

密度勾配遠心法
（アイソレート液など）

密度の違う精子分離剤を重層し、遠心分離器にかけ元気な精子とそうでないものとに分離する。形がよく元気な精子は細胞密度が高く、容器の下に沈みやすいため、上澄み液を除くことで元気な精子を抽出する。

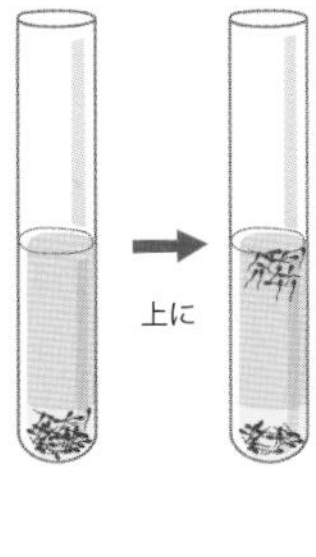

スイムアップ法

濃縮した精液の上に、さらに培養液を乗せて、時間の経過とともに遊泳してくる運動良好な精子を抽出する。

⑩ 卵子と精子が出会う・受精

採卵した卵子と精子が体外で受精します。
受精の方法には、通常媒精（C-IVF）と顕微授精（ICSI）があります。

受精方法は、通常媒精と顕微授精の2種類

採取した卵子に精子を受精させる方法には通常媒精（コンベンショナル－ＩＶＦ：Ｃ－ＩＶＦ）と顕微授精（ＩＣＳＩ）の2種類があります。

通常媒精はディッシュにある卵子に精子を振りかけて受精を待つ方法で、卵子と精子は体外で出会いますが、最終的な受精についてはそれぞれの力に任せている受精方法といえます。

これに対し顕微授精は、顕微鏡で動きの良い、形の良い精子を選び、極細の針で直接、卵子の細胞質へ1個の精子を注入する方法で、通常媒精のように自然に受精するのを待つのではなく、人為的な操作が加わります。

最近では、ＩＭＳＩという倍率の高い顕微鏡で、精子の頭部に空胞などがないかを確認して顕微授精する方法もあります。

ただ、精子の頭部にある空胞については、精子の質に関係があり受精率にも影響すると考えられてきましたが、最近では空胞のあるなしはあまり関係がないとの見解もあります。また、従来から行われている顕微授精は、卵子に極細の針を押し付けて透明帯に穴を開けるため、そのときの衝撃が卵子にとってダメージとなり、変性する要因になるのではないかとの見方から、細かい振動によって卵子の透明帯に穴を開けるピエゾ－ＩＣＳＩという方法も行われています。

このピエゾ法は、卵子へのストレスが軽減されるといわれ、また、従来法と比べて胚培養士の技術差や個人差が出にくいとされています。

そのほか、紡錘体の確認をして顕微授精を行う治療施設もあります。

成熟した卵子には、1つの極体（核の断片）と1つの核があります。紡錘体は、染色体の分配装置で、染色体を正しく分ける役割を持っていて、多くの場合、極体の近くにあります。

顕微授精を行った際に紡錘体を傷

受精の方法のいろいろ

通常媒精（C-IVF）
採卵した卵子を媒精用のディッシュに移し、洗浄濃縮し抽出した運動精子を振りかけ受精するのを待つ。受精は卵子と精子に委ねられ、振りかける運動精子は卵子1個あたり約10万個が必要。運動精子が十分にあればC-IVFが選択されるのが基本。

顕微授精（ICSI）
顕微鏡で運動性のある形の良い精子をピックアップし、しっぽを傷つけ不動化させてから精子1個を極細の針に吸い上げ、直接、卵子の細胞質内に注入する。運動精子が極端に少ない場合、また前回の体外受精で受精障害が疑われる場合に選択される。射精精液中に精子がみつからない無精子症の場合で、精巣や精巣上体から直接精子を回収する手術を受けた場合などでもICSIが選択される。

レスキューICSI
C-IVFで受精しなかった卵子にICSIする。媒精後4～6時間で受精の兆候が見られなかった場合に行う施設もあれば、媒精の翌日受精確認時に受精が完了していない卵子にICSIを行う施設もある。

スプリットICSI
1回の採卵で複数個の卵子が確保できた場合、卵子をC-IVFとICSIの2グループに分け受精を行う。

つけてしまうと異常受精の原因にもなるため、極体を確認し、これを12時、または6時の方向に避けて精子を注入します。しかし、なかには極体と紡錘体の位置がズレている卵子もあり、人によっては異常受精が多く見られる人もいます。そこで、顕微鏡に紡錘体可視化システムを設置し、紡錘体の位置を確認して顕微授精することで異常受精を減らすことができます。

受精の確認は？

通常媒精と顕微授精、どちらの方法を選択するかは、主に精子の状態で判断されます。

また、前回の体外受精で通常媒精で受精が起こらなかったことから、受精障害が疑われ、顕微授精が選択されることもあります。

そのほかに、通常媒精で受精の兆候が見られない場合や通常媒精の翌日に受精が確認できない場合に顕微授精を行うレスキューICSIがあります。また、複数個の卵子を通常媒精と顕微授精の2グループに分けて媒精を行うスプリットICSIという方法もあります。

レスキューICSIやスプリットICSIは、どこの治療施設でも行っているわけではなく、医師によってさまざまな考え方もあるので詳しいことは通院する治療施設に確認をしましょう。

さて、体外での卵子と精子が受精しているかの確認は、通常媒精も顕微授精も違いはありません。

受精から約16～18時間経つと、胚（受精卵）に第2極体が放出され、細胞質の中には卵子由来と精子由来の核が1つずつ現れます。これを前核といい、前核が確認できれば受精の完了です。つまり、受精が完了した胚には、極体が2つ、前核が2つあります。

その後、前核は融合して1つの細胞になり、やがて2つに分割します。こうして倍、倍に細胞数を増やしながら胚は成長していきます。

検卵、受精から受精確認まで

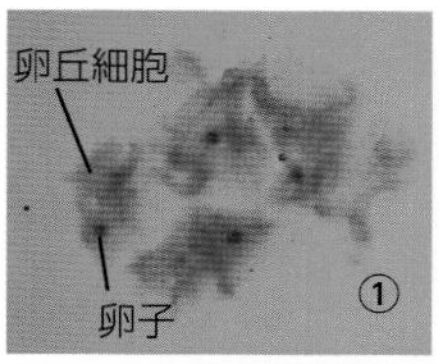

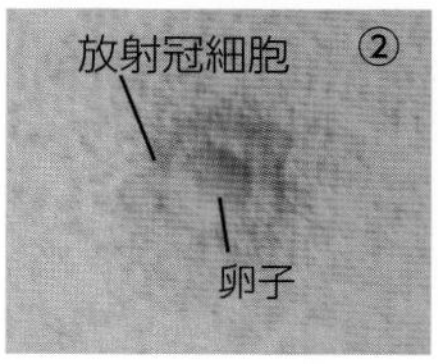

検 卵

採卵手術によって卵胞液ごと卵子が回収されます。
卵胞液から探し出された卵子は、別なディッシュへ移されます。
①黒く見えるのが卵子。その周りには卵丘細胞があります。
②さらに拡大して卵子を見ると、卵子の周りの放射冠細胞を見ることもできます。

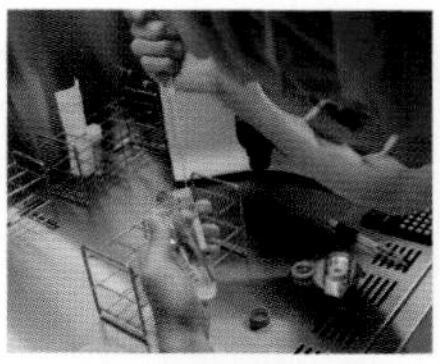

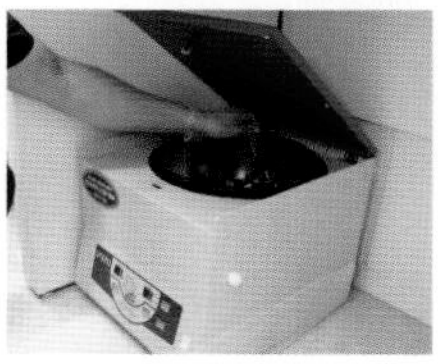

精液調整

採精したばかりの精液は粘液性が高いため、室温でサラサラになるまで待ちます。精液量、精子数、運動精子数などを確認し、比重の違う培養液に入れ、遠心分離機にかけるなどして受精できる運動性のある精子を回収するために調整します。

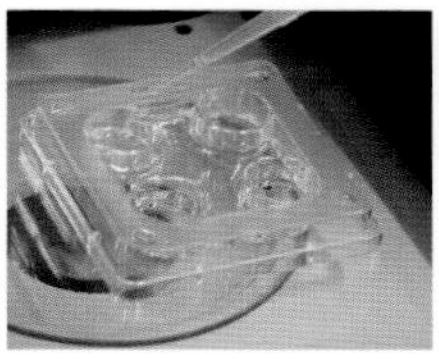

通常媒精（C-IVF）

C-IVF では、卵子 1 個あたりに振りかける精子の数は約 10 万個です。受精は、精子が先体から酵素を出し、卵子の透明帯を溶かしながら進み、 1 個の精子が卵子の細胞質内に入るという自然な受精と同じです。

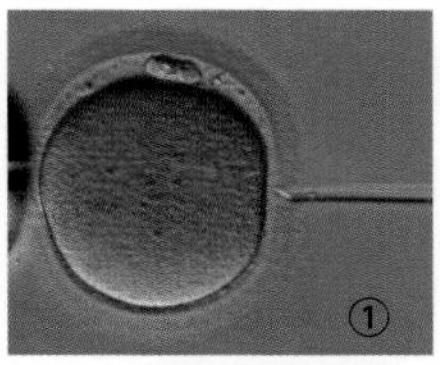

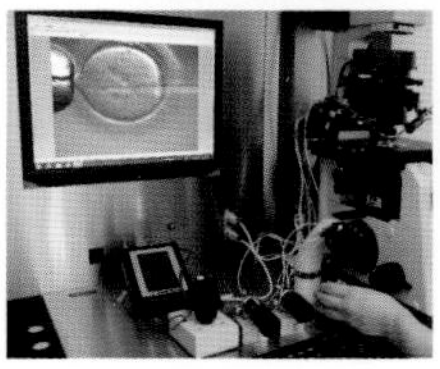

顕微授精（ICSI）

ICSI は、早く直進運動する精子を捕まえ不動化し、極細の針に吸い上げます。卵子の極体の位置、紡錘体の位置などを確認して、 1 個の精子を卵子の細胞質内に注入し受精させます。
①は従来型の ICSI

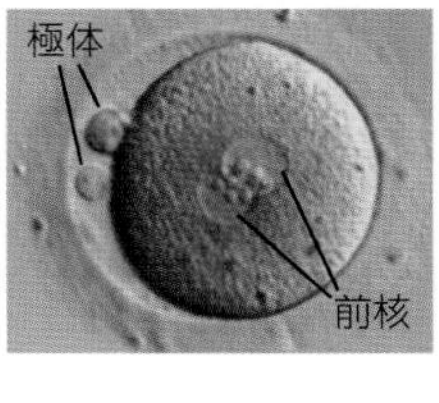

受精確認

採卵手術の翌日、受精を行ってから約 16 ～ 18 時間後に受精確認します。細胞質の外に 2 個の極体と細胞質内に 2 個の前核が確認できれば受精したと判断できます。その後、前核は 1 つになり、細胞分裂が始まります。

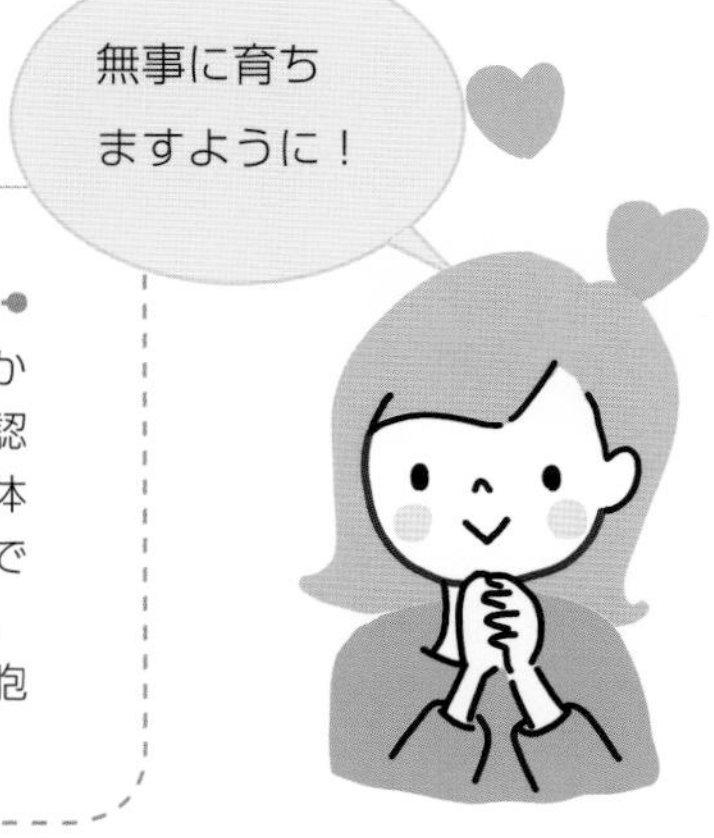

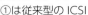

⑪ 胚を育てる・胚培養

卵子と精子が受精した受精卵を胚といいます。胚は、分割を繰り返し成長します。胚は、培養士が管理して成長のお世話をします。

胚を育てる

受精後、胚は、培養液から栄養をもらい、卵管内の環境を模したインキュベーターの中で育ちます。分割の速度は胚により差もありますが、採卵から2日目には4個、3日目には8個の細胞が見えるようになります。8細胞期までの胚は初期胚と呼ばれ、その後、順調に成長すると5日目には将来、赤ちゃんになる細胞と胎盤になる細胞に分かれた胚盤胞になります。

ただし、すべての胚が順調に成長するわけではありません。残念ながら途中で成長が止まってしまうものもあります。この胚の成長には、卵子の質が大きく関わっているといわれています。

胚の成長を助ける培養液とインキュベーター

胚を育てる培養液には、いくつか種類があります。胚の成長にはさまざまな栄養素が必要で、初期胚（8細胞期程度まで）までに必要な栄養素と、そこからさらに胚盤胞に成長するために必要な栄養素には若干の違いがあります。そのため胚の成長に合わせて培養液の種類を使い分けるのが、これまでの主流でした。

しかし最近では、初期胚から胚盤胞まで1種類の培養液（ワンステップメディウム）で育てることが可能になってきています。

これまで、胚は培養液中にある栄養を与えられて成長していると考えられてきましたが、最近は胚が必要な栄養を吸収して成長していると考えられ、はっきりわかっていません。実際に、1種類の培養液でも問題なく成長することがわかっています。

また、胚は成長する過程で必要な栄養を培養液から吸収し、老廃物を出しています。そのため受精から3日目くらいに一度培養液を交換し、この際に胚をインキュベーターから出し、その状態を顕微鏡で確認し、評価してきました。

しかし、インキュベーターから出すことは、小さな胚にとっては大変なストレスになることもあります。

そのため最近では、培養液を交換せず、またインキュベーターから出すことなく胚を観察できる、タイムラプス型インキュベーターを使用する治療施設も増えてきました。タイムラプス型インキュベーターは、24時間一定間隔で写真を撮影し続け、それを連続することで動画のよ

胚培養に

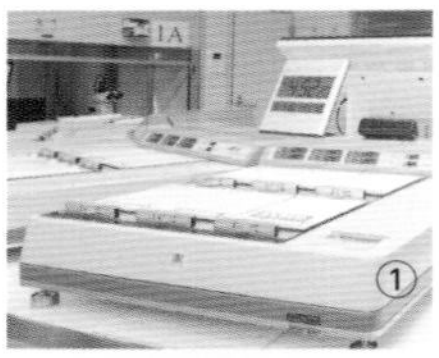

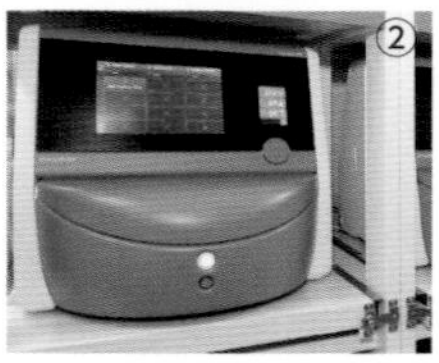

インキュベーター

胚が順調に発育、成長するため温度や湿度、phなどを一定に保つことができる機器で、最近では1組の夫婦ごとに分けて培養できる個別型（①）が主流です。また、インキュベーターから出さずに胚の成長を観察、確認できるタイムラプス型（②）もあります。

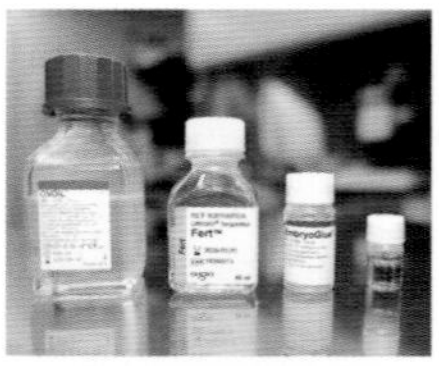

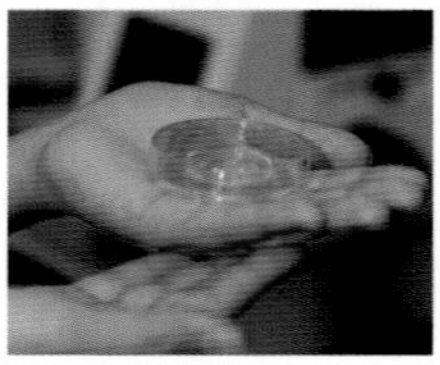

培養液

胚は、8細胞期あたりから必要となる栄養素が変わるため、成長に合わせて数種類の培養液を使い分けるステップタイプと、受精から胚盤胞まで1種類の培養液で行うワンステップタイプがあります。最近では、ワンステップメディウムを使う治療施設が増えてきています。

うに胚の成長を確認することができます。培養液の改良に伴い、胚盤胞まで一度も培養液を替えずインキュベーターから出すこともなく、小さな胚にストレスをかけずに培養することが可能になっています。

胚の評価と質

胚の成長に伴い、その評価を行います。

初期胚は、形がよく、きれいな胚ほどグレードが高くなります。ポイントは、1個1個の細胞の大きさ、そしてフラグメント（細胞が分割する際にできる断片）の量などをチェックし、1から5までのグレードで分類することです。数字が小さい方がグレードが良く妊娠も期待できます。

胚盤胞の評価は、成長に伴って広がる胚盤胞腔の大きさを1～6で表し、数字が大きいほど評価は良く、また、内部細胞塊（胎児になる部分）と栄養外胚葉（胎盤になる部分）の状態を見てA～Cの3段階に分類し、Aが最も優良となります。

初期胚でも、胚盤胞でもグレードの良い胚ほど妊娠率が高いことがわかっていますが、グレードだけではわからないこともあります。例えば、胚に染色体異常があっても、順調に、形良く成長し、グレード評価が高い胚になることもあるからです。

移植時に着床するかどうかは、胚の質の評価、見た目だけではわからないこともあり、これには子宮内膜の状態や環境、またホルモン環境などの要素も関係してきます。

一般的に、複数の移植可能な胚がある場合は、グレードの高い胚から移植されます。

胚のグレード

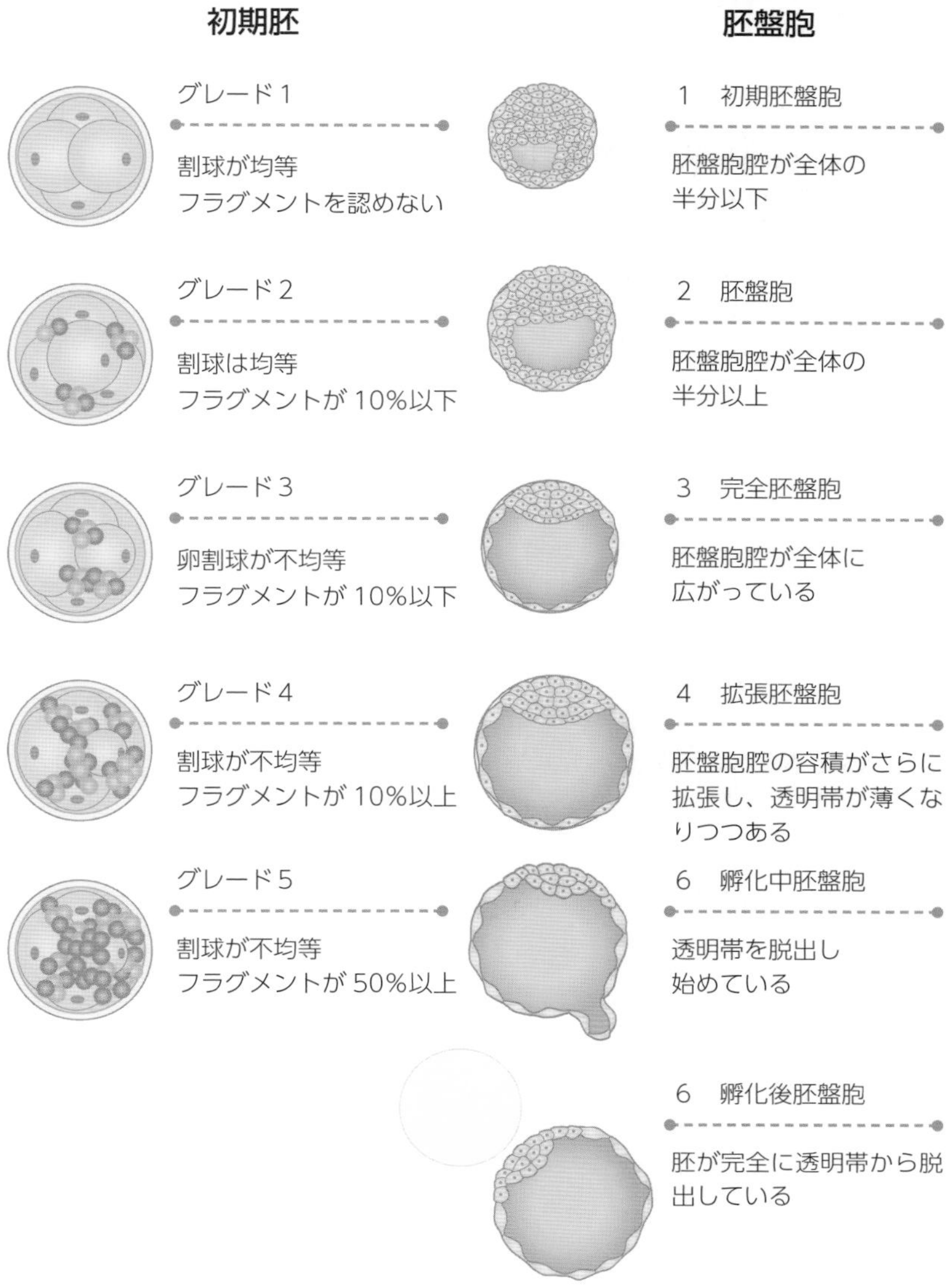

初期胚のグレードは、割球が均等で、フラグメント（細胞の断片）が少ないほど高くなります 。フラグメントとは細胞が分割する過程で生じる細胞質の断片です。グレード１が最も良好で、多くの治療施設ではグレード３までが胚移植の対象となります。

胚盤胞のグレードは、胚盤胞の成長に伴ってグレードの数字が高くなります。また、内部細胞塊（胎児になる部分）と栄養外胚葉（胎盤になる部分）の状態を見てＡ～Ｃの３段階に分類し、Ａが最も優良となります。

初期胚・４細胞期のグレードの実際

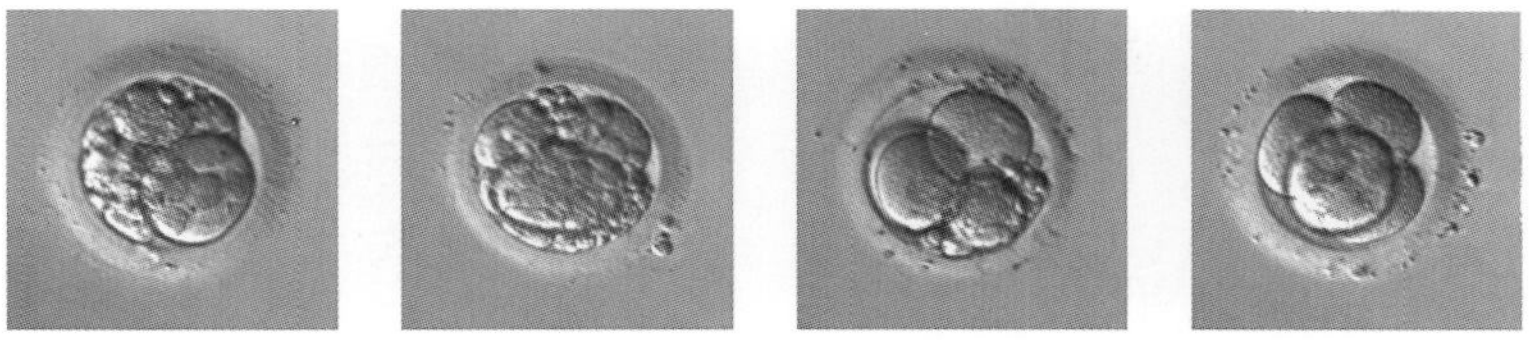

グレード４　グレード３　グレード２　グレード１

上記、胚のグレードイラストの左側の画像例です。

⑫ 移植胚と胚の凍結

移植しない胚は凍結することで長期保存ができ、後の移植スケジュールに合わせて融解胚移植することができます。

移植胚数と多胎妊娠

現在、移植胚数は日本産科婦人科学会や生殖医学会でも示されているように原則1個です。これは、多胎妊娠を回避して母子ともに健康な妊娠経過と安全に出産することを考えてのことです。

以前は、妊娠率をあげるために複数胚を移植した結果、双子や三つ子が生まれるケースも多くあり、母子ともに大変な思いをした家族もいました。しかし、現在は1個の胚で、複数胚と同様の妊娠率が得られるよう医療技術が進歩しています。複数胚を移植しても、妊娠率が格段に上がるわけではなく、逆に多胎になるリスクが高くなります。多胎妊娠は、母子ともにリスクが高く、母体は妊娠高血圧症候群や妊娠糖尿病などの合併症が増えます。また胎児には体重差や発育に問題が出ることや、早産のリスクも高くなることもあり、早期新生児死亡率や死産率も1人を妊娠して出産するのに比べ、それぞれ6.7倍、4.0倍に上がるという報告もあります（日産婦誌61巻９号）。

体外受精に挑戦する夫婦のなかに「双子を希望しているので、胚を2個移植したい」「年齢も高いので一度に2人産みたい」という夫婦がいますが、それはいい選択とはいえません。母体の健康は、胎児の健康につながります。多胎妊娠を回避して、安全で安心できる出産を目指す不妊治療、体外受精を選択しましょう。

胚を凍結する

複数の移植可能な胚がある場合、未移植胚は破棄することなく凍結保存をして翌周期以降に移植することができます。

また、採卵周期に卵巣が腫れ、卵巣過剰刺激症候群（ＯＨＳＳ）の重症化が心配されるケースや採卵周期に子宮環境やホルモン環境が着床に適していないと判断されるケースなどでは、すべての胚を凍結することがあります。

凍結方法は、ガラス化法（高濃度の凍結保護剤で処理しながらマイナス１９６度の液体窒素で急速に凍結する）で行われています。

ガラス化法が登場する以前は、緩慢凍結法が行われていました。シンプルな作業で急速に胚凍結できるガラス化法に比べ、緩慢凍結法はプログラムフリーザー（コンピュータ制御により時間と温度を設定する）を使用してゆっくりと胚を凍結する方法で、融解後の胚の生存率も、ガラス化法ほど高くないといわれています。

また、ガラス化法の技術も上がり、融解後の胚の生存率もさらに上がりました。これによって、着床に適した子宮環境、ホルモン環境に整え、いいタイミング（胚と子宮内膜の同調性の高い時）で移植することが可能になり、凍結融解胚移植での妊娠率が高くなっています。そのため、採卵周期では胚移植せず、積極的に凍結融解胚移植をする治療施設も増えています。

精子を凍結する

精子もガラス化法で凍結することがあります。

不妊治療では、人工授精当日、または体外受精の採卵手術当日に、ご主人の新鮮な精子が得られない場合に、事前に採精して精子を凍結するケースや、精巣内精子回収術によって精子が回収できた場合、受精に使わなかった精子を凍結するケースがあります。また、白血病やガン治療のために無精子症になる可能性がある場合に凍結しておくこともあります。また、非配偶者間人工授精（ＡＩＤ）で使用するドナー精子については、精子提供者からのＨＩＶ感染を予防するため、凍結融解精子を使用することが決められています。提供精子は6カ月間凍結し、使用する際には再度、精子提供者のＨＩＶの抗体検査を実施し、陰性であった場合に限り、凍結した精子をＡＩＤに用いることになっています。

ただ、精子は、人の細胞のなかでも一番小さい細胞で、凍結によるストレスやダメージに弱く、融解後の回復はあまり高くないため、新鮮な精子と比べると受精率が下がるといわれています。

凍結した胚、卵子、精子はどれくらい保存が可能か

胚や精子は、シートやストローを使って凍結され、それぞれケーンという入れ物に入って、凍結保存タンクに納められています。

胚、精子、卵子、それぞれタンクは分けられ、ケーンは個人ごとになっています。

凍結保存タンクには、液体窒素が充満し、定期的に液体窒素を補充することで、半永久的に保存することが可能です。

ただし、夫婦のどちらかが死亡した場合や離婚した場合、胚は、破棄されることになっています。特に、凍結精子による死後生殖についてはニュースにも取り上げられ、倫理的にも大きな問題になりました。

凍結した胚、精子、卵子の管理

凍結した胚、卵子、精子については、保存している治療施設で管理しますが、保存契約については治療施設ごとに違いがあります。

保存の更新については、手紙、電話などで連絡があり、更新か破棄かの書類提出と保管料を納める必要があります。

いずれも自分たち夫婦のもので、赤ちゃんにつながるとても大切な命の元と心得ておきましょう。

精巣内精子回収術（シンプル TESE）

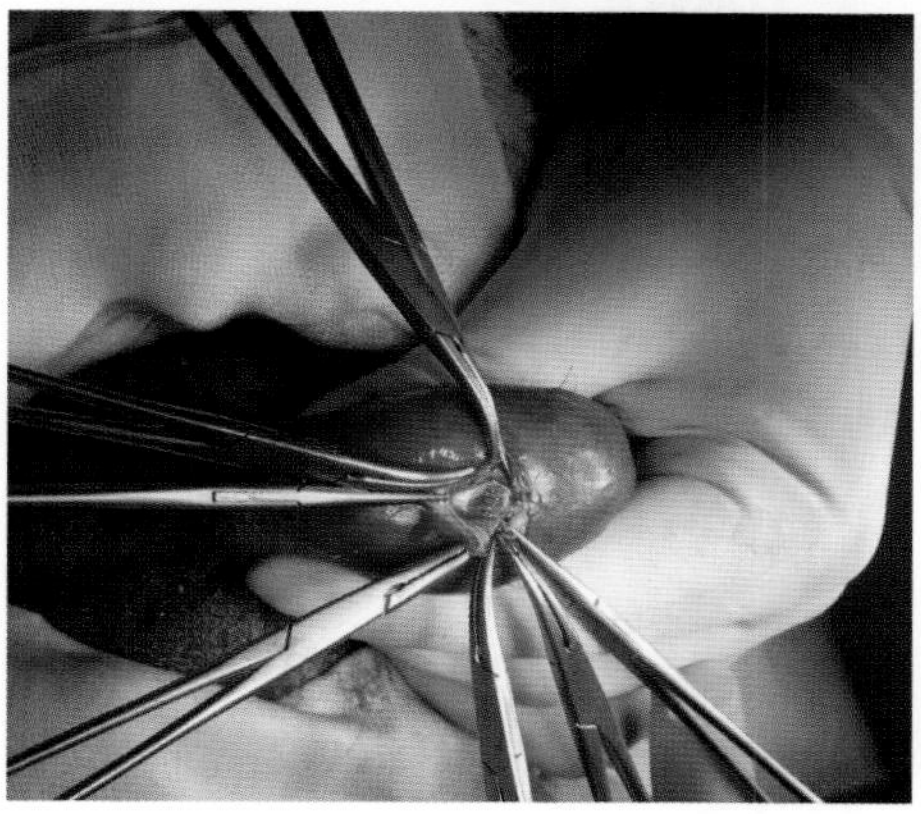

精巣内精子回収術には、シンプルＴＥＳＥと顕微鏡を使うMD - ＴＥＳＥの２つがあります。
この手術は、陰嚢を５ミリ～１センチほど切開し、精巣内の精細管という細い組織を採取します。写真は、シンプルＴＥＳＥです。顕微鏡下に精巣内を観察して行う方法をMD - ＴＥＳＥといいます。精子は白くて太い精細管にいるため、それを探して採取し、そこから顕微鏡で精子を探します。
閉塞性無精子症の場合には、多くのケースで精子が見つかります。非閉塞性無精子症の場合では、40 ～ 50％で見つかるといわれ、１回目の手術で見つからないケースでは２回目以降も見つからないことが多くなります。
全身麻酔で行い、日帰りで手術を行う治療施設と入院で手術を行う治療施設があります。

胚凍結

ケーン

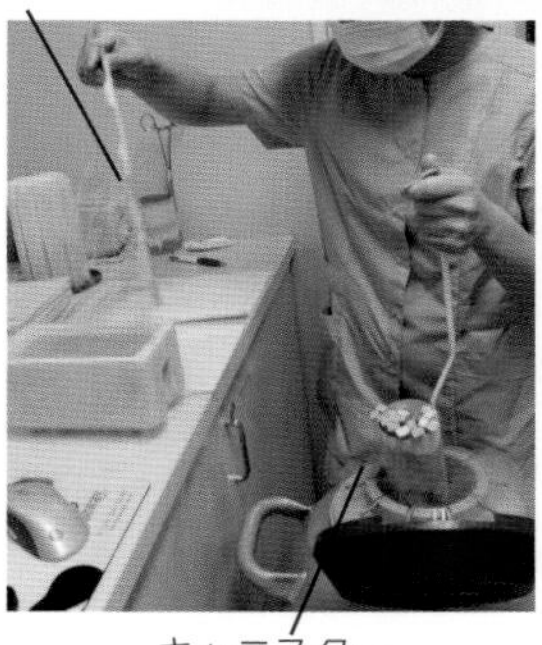

キャニスター

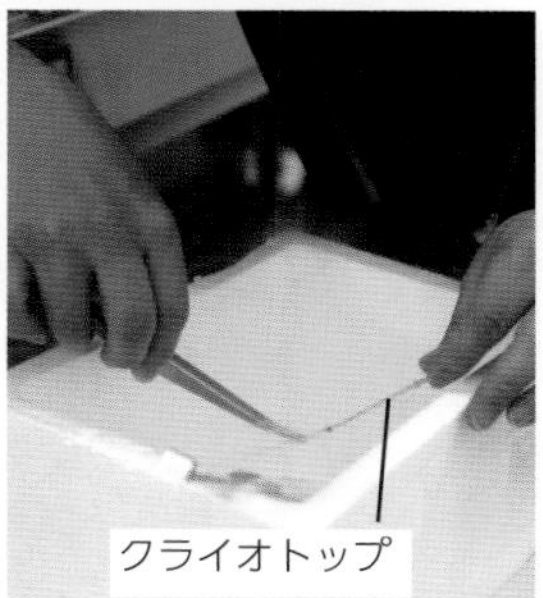

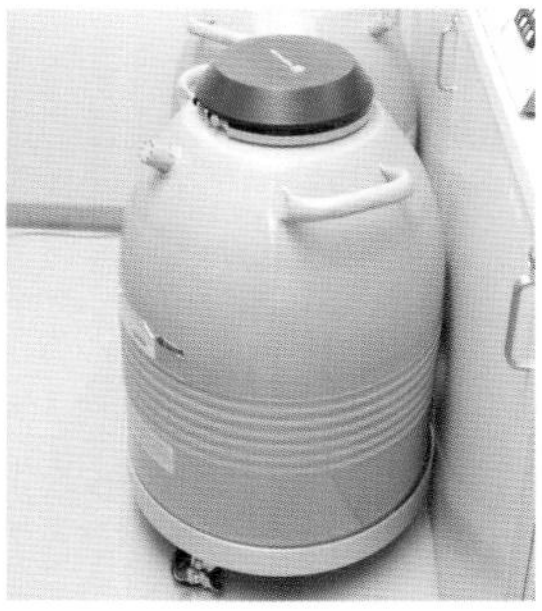

凍結保存タンク

胚の水分は約 60％で、そのまま凍結すると細胞内の水分が結晶化することで壊れてしまいます。そこで、胚をクライオトップという専用のシートに乗せ、高濃度の凍結保護剤に浸透させて、細胞内を脱水・濃縮させた後、液体窒素の中（－ 196℃）に入れて急速に凍結することで細胞内の水分が結晶化することなく凍結をすることができます。これをケーンという金属の器具に入れて固定し、ケーンごとキャニスターに入れて凍結保存タンクで保存します。

⑬ 胚を子宮へ・胚移植

分割の進んだ胚を子宮へ戻すことを胚移植といいます。
胚の移植方法と胚移植の際の工夫などを知っておきましょう。

初期胚と胚盤胞、どちらがいい？

胚は、初期胚、胚盤胞、どの段階でも移植することができます。移植法には、採卵手術を行った周期に移植する新鮮胚移植と凍結融解胚移植があります。

自然妊娠であれば、初期胚は卵管内で発育成長し、胚盤胞は子宮に到達する頃の胚です。

胚盤胞まで成長した胚は、生命力のある胚と考えられ、初期胚よりも妊娠率は高い傾向にあるので、胚盤胞を移植した方がいいのではと考えられますが、人、または胚によっては体外培養がストレスとなることもあり、初期胚移植をした方がいいと考えられるケースもあります。例えば、これまで胚盤胞を何度か移植したけれど着床しなかった場合などです。着床寸前まで育った胚盤胞を移植しても着床しない理由として、長期培養が胚のストレスになっていると考えられるからです。

また、8細胞期以前に、全能性を持っていた細胞のひとつひとつが、それ以降の胚では赤ちゃんになる細胞、胎盤になる細胞に分かれ、その中でも赤ちゃんになる細胞の中には脳になる細胞、心臓になる細胞とそれぞれ分化をしていきます。その大切な時期は体内環境の方がよいという考えや、年齢が高くなると体外環境でのストレスに弱くなると考えられるケースでは初期胚移植を選択することもあります。

ただし、卵管に問題がある場合は子宮外妊娠を避けるためなどの理由から胚盤胞移植が勧められます。

移植胚は原則1個ですが、これも年齢や治療歴から2個の胚を移植することもあります。

胚移植の方法

胚移植は、超音波で子宮の形、内膜の厚さ（7ミリ以上）などを確認して、子宮底から1センチ～1.5センチほどの場所へ静かに置いてくるように行います。子宮内膜に植え付けるわけではなく、子宮の一番奥の子宮底の手前に、そっと置くようにします。

細いカテーテルに胚を吸い上げ、エコーで子宮内を確認しながら、少量の培養液とともに移植します。

カテーテルを抜いたら、胚培養士がカテーテル内に胚が残っていないかを顕微鏡で確認し、問題がなければ胚移植は終了です。麻酔の必要はなく、痛みを伴わず、短時間で終わります。

胚移植の第一ポイントは、子宮頸部を洗浄して頸管粘液をできるだけ取り除くことです。頸管粘液は粘稠性が高いので、移植カテーテルに絡

胚移植

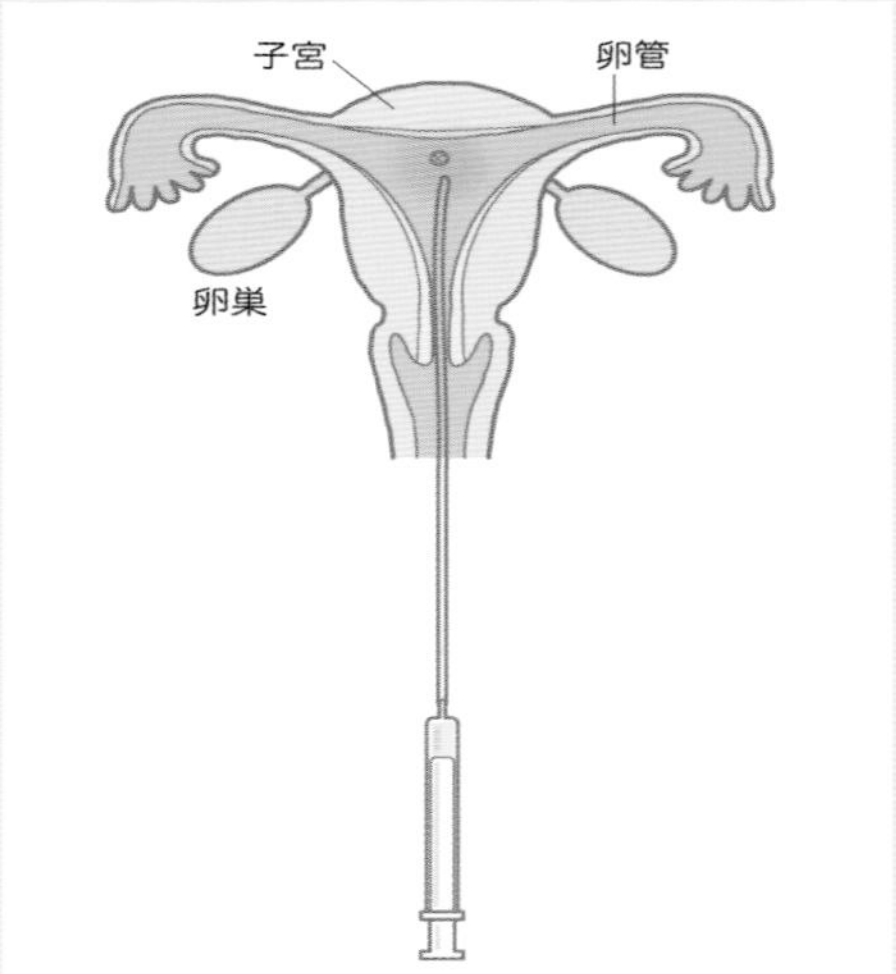

胚移植は、体外受精治療周期の集大成になります。この時、カテーテルで子宮内膜を触ったり刺激を与えたりしないように細心の注意を払います。医師の技量の高さも重要なポイントになります。

んでしまうとカテーテルの先をつまらせてしまい、胚がカテーテルからうまく出なかったり、胚がカテーテルと一緒に引き抜かれてしまう原因になるからです。移植に痛みは伴いませんが、頚管粘液に絡み付いて胚がカテーテルと一緒に引き抜かれてしまう原因になるからです。移植に痛みは伴いませんが、この頚管粘液を取り除くための洗浄と消毒に痛みを感じる人もいます。

採卵周期の子宮内膜の状態、ホルモン環境などから着床環境として適さないと判断される場合には、胚を凍結して、翌周期以降にホルモン環境と子宮内膜の状態を整えたうえで、凍結胚を融解して移植します。

凍結融解胚移植では、胚と同様に培養した培養液も凍結し、移植前に使います。

胚移植の方法の1つにSEET法があります。自然妊娠では、胚は卵管の中で分割を繰り返しながら成長し、胚盤胞になる頃に子宮に到着します。胚は、卵管の中で成長をしながら子宮に向けてシグナルを送っていると考えられ、子宮内膜はこのシグナルを受けて、胚の受け入れ態勢を整え、着床の準備をはじめると考えられています。体外受精では、卵管の中に胚がいないため、このシグナルを出す代わりとして、胚盤胞1個を移植する3日前に、胚を培養した培養液を子宮に注入するのがSEET法です。培養液には、胚から出されたさまざまな因子があり、これがシグナルになるとされています。

移植しやすいようAHAをする（アシスティッドハッチング）

胚は、透明帯に覆われている状態では着床できず、着床する前に卵子を覆う透明帯から外に出ることが必要です。これを、孵化、あるいはハッチングといいます。孵化した胚は、内部細胞塊（将来赤ちゃんになる細胞）側を子宮内膜に接着させて潜り込むようにして着床していきます。

特に凍結胚の中には透明帯が固くなり、孵化しづらいものもあり、これが着床を妨げる要因になることがあります。そこで、この孵化を助け着床しやすくするために、胚移植前に透明帯の一部分に小さな穴を開けることがあります。これをAHA（孵化補助法：アシスティッドハッチング）といいます。

AHAには、酸性タイロードという薬で透明帯を溶かす方法、極細の針で切開して穴を開ける方法、レーザー光線を使って穴をあける方法の3種類があります。

透明帯は、胚が成長して数の増える細胞がバラバラにならないように守る役目があります。そのため、コンパクションという細胞同士がくっつく状態になる8細胞期以降の胚がAHAの対象となることが多く、また胚盤胞での実施が多いようです。

AHA

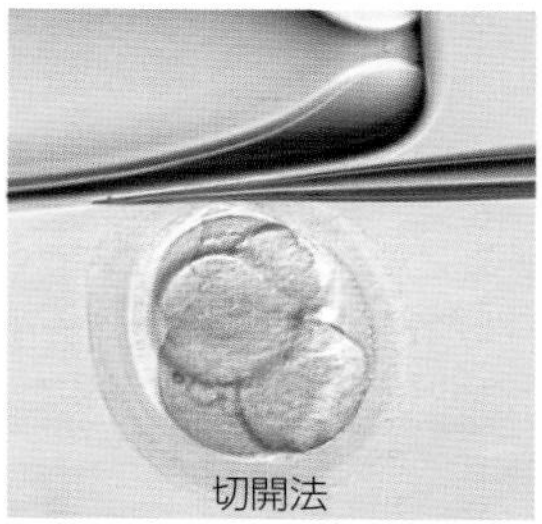

切開法

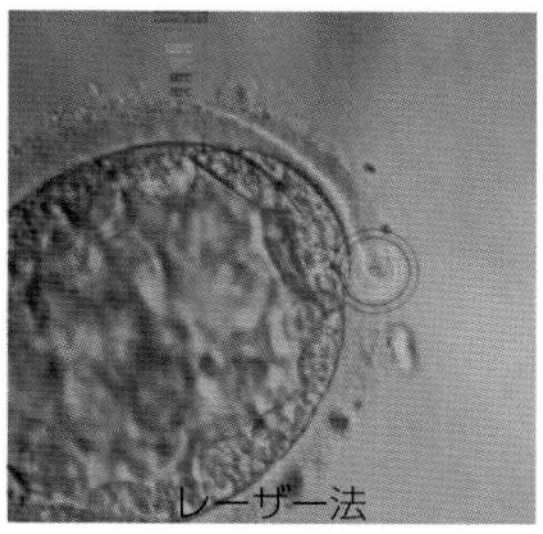

レーザー法

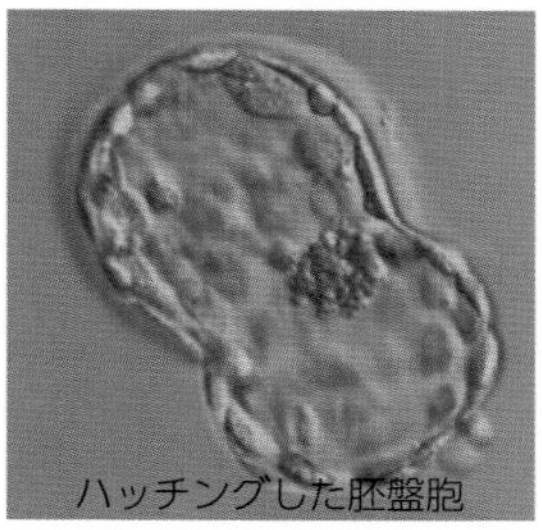

ハッチングした胚盤胞

胚移植後の安静時間

移植後の安静時間については、あってもなくても大丈夫とされてきています。以前は、安静時間を長めにとったり、移植後の生活はなるべく安静に過ごすようにいわれていましたが、最近では安静時間の長さと妊娠率には、あまり関係がないことがわかっています。

そのため、安静時間を設けていない治療施設もあります。

胚移植後の安静時間

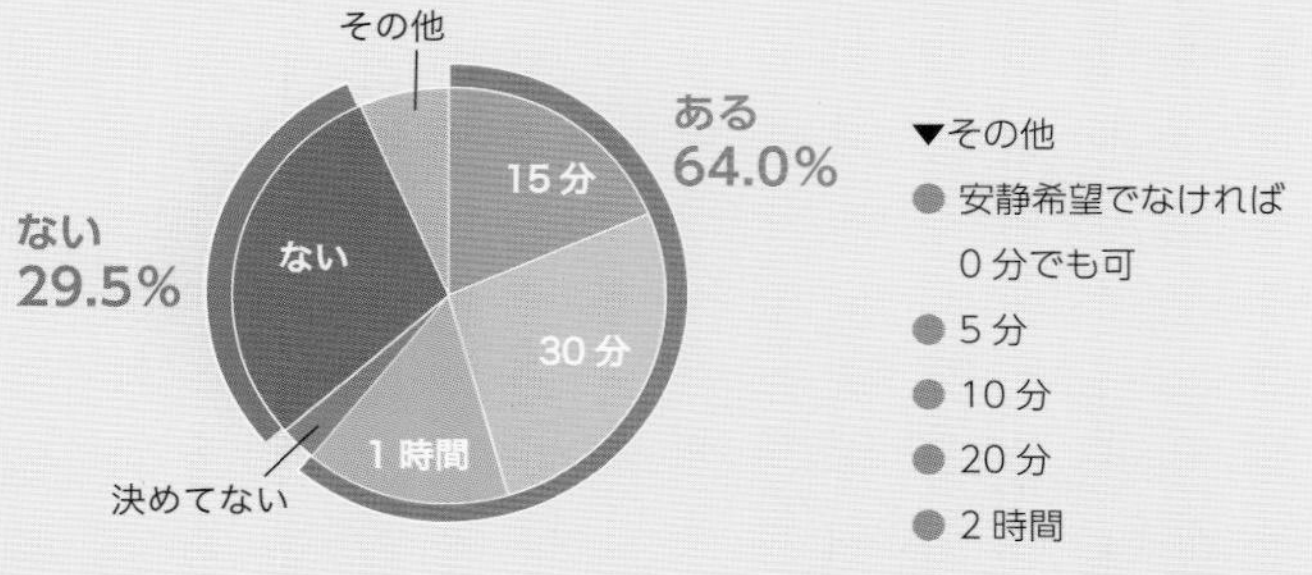

不妊治療情報センター funin.info が毎年行っている体外受精治療に関するアンケートでは、胚移植後の安静時間を設けているところが64.0%で、設けていないところが29.5%でした。

胚移植後の安静時間は、設けていても長い時間ではなく1時間以下でした。

グラフ：体外受精実施施設完全ガイドブック 2019 より 改変

⑭ 凍結融解胚移植

凍結した胚を夫婦のスケジュールやライフスタイルに合わせて融解して移植することができます。凍結融解胚移植の治療周期や実施率などを見てみましょう。

凍結融解胚移植に向けた周期

胚を凍結することで、着床環境を整えて、タイミングよく胚移植をすることができるようになりました。

凍結胚での移植周期にはいくつかの方法があり、自然な月経周期から排卵日を決定する方法、排卵誘発剤を使用する方法、ホルモン補充療法を行う方法などがあります。いずれの場合も子宮内膜が胚を受け入れやすく着床しやすい時期に、着床する直前の胚盤胞があることが条件となります。

このタイミングで着床できるように、子宮内膜の状態、胚の状態を考えてスケジュールを組み、移植することがポイントになります。

胚と子宮内膜の状態と着床しやすい時期

凍結融解胚移植は、表1にあげた3つの方法の中からどの方法で排卵コントロールし、子宮内膜、ホルモン環境を整えるのかを選択します。

凍結融解胚移植では、胚を受け入れやすいホルモン環境や子宮内膜環境に整えることができるとともに、胚が着床しやすく、かつ子宮内膜が受け入れやすい時間的なタイミングを合わせることもできます。凍結融解胚移植では、この時間的なタイミングを合わせられることも大きなメリットです。

子宮内膜が胚を受け入れるのは、着床の窓が開いている排卵から5〜8日目といわれ、このタイミングに胚が着床寸前の胚盤胞になっていることがポイントになってきます。

そのため、凍結融解胚移植でも、初期胚を移植する場合、受精から3日目の8細胞期であれば、排卵から3日目程度の子宮内膜であることが大切です。この場合、胚は移植後、子宮内もしくは卵管内で発育、成長をして胚盤胞になって透明帯から脱出し、子宮内膜にくっつき着床して

凍結融解胚移植の周期

表1

自然周期法：自然に排卵をさせる方法

月経周期が規則的でホルモン環境のよい人は、エコー検査などで自然に起こる排卵を確認することができた日から胚移植日を決定します。月経周期が不規則、ホルモン検査に問題がある方には向かない方法です。治療施設によっては、連日のエコー検査などが必要になります。
また、自然周期ではあっても、排卵を促すためにHCG注射を行い排卵のみコントロールする場合もあります。

排卵誘発周期法：排卵誘発剤を使用する方法

排卵誘発剤を使用して排卵を起こし、排卵日から移植日を決定する方法です。排卵をコントロールできることがメリットですが、クロミフェンを使用した場合で特に服用期間が何周期か継続していると、その副作用である子宮内膜が薄くなるという欠点が補えません。また、注射剤による排卵誘発剤を使用した場合で排卵をHCG注射で促すとOHSSが心配されることもあります。

ホルモン補充周期法：ホルモンを補充する方法

卵胞ホルモン剤を使用して子宮内膜の増殖効果を利用し、その後に黄体ホルモン剤を使用して子宮内膜を整えていく方法で、内服や貼付薬で行うことができます。子宮内膜の状態を十分に整えることができることから、胚をよい着床環境で迎えることができます。
胚移植後も黄体補充が必要になり、移植周期開始から着床判定、妊娠判定以降も薬が必要になることから、ほかの方法に比べ医療費が高くなります。

いきます。

また、胚盤胞を移植する場合、排卵から5日目程度の子宮内膜であることが大切になってきます。胚盤胞であれば、移植後すぐに透明帯から脱出して着床がはじまります。

凍結融解胚移植の実施率は？

凍結融解胚移植の実施率は、年々増えています。日本産科婦人科学会が発表する２０１７年のデータを見てみましょう。

日本で顕微授精がはじまった１９９２年から２０１７年の推移を見ると年を追うごとに凍結融解胚移植の実施割合が増えています。

このように、採卵周期では移植せず、全胚凍結で翌周期以降に移植するケースも増えてきていることから、実際に体外受精を受ける場合には、凍結融解胚移植に挑戦することも検討しましょう。

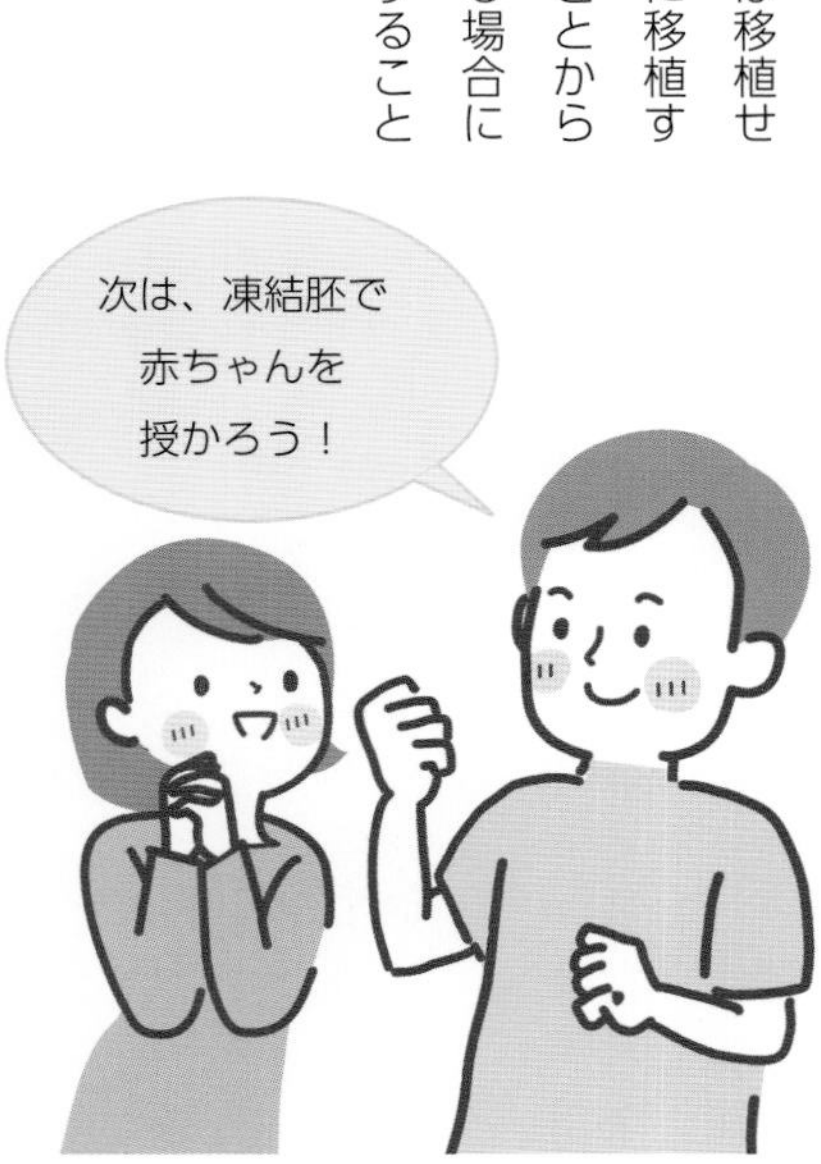
次は、凍結胚で
赤ちゃんを
授かろう！

内膜と胚のステージ

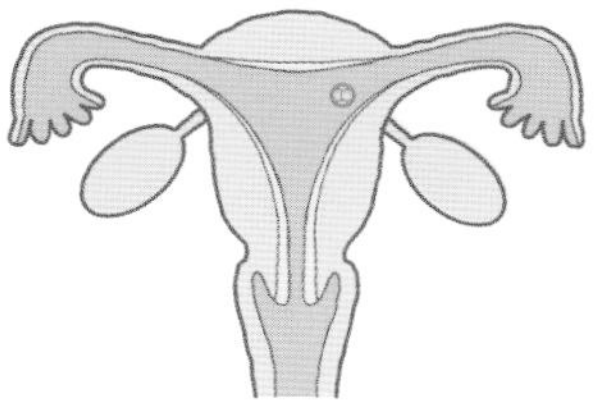

受精から２日が経過した４分割胚は、排卵２日目の子宮内膜へ

子宮内膜が胚を受け入れやすい期間に、胚が胚盤胞に成長していることが大切です。
その時間的タイミングを合わせることができるのも凍結融解胚移植のメリットです。

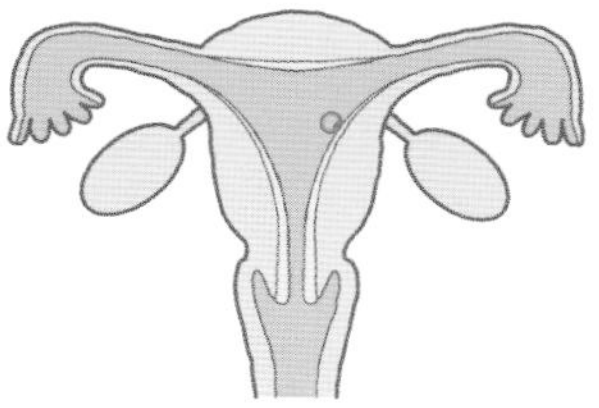

受精から５日が経過した胚盤胞は排卵５日目の子宮内膜へ

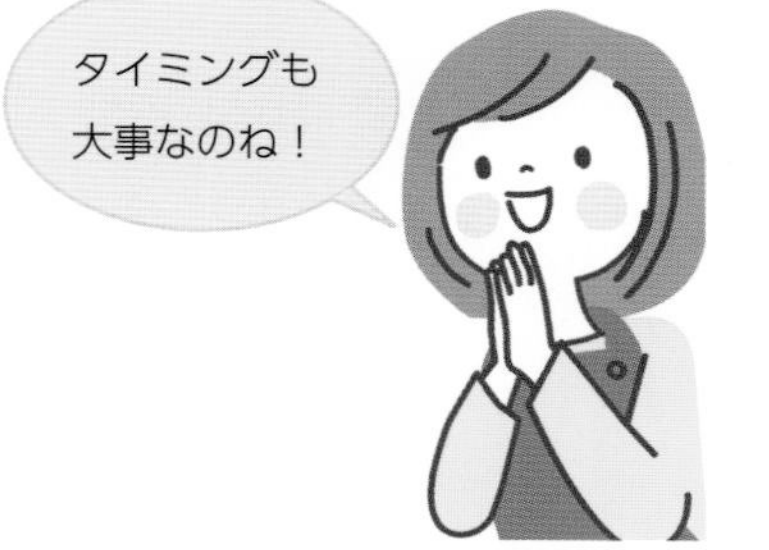
タイミングも
大事なのね！

凍結融解胚移植の移植率

1992 年から 2017 年の凍結融解胚、ICSI 新鮮胚、IVF 新鮮胚の比率の推移

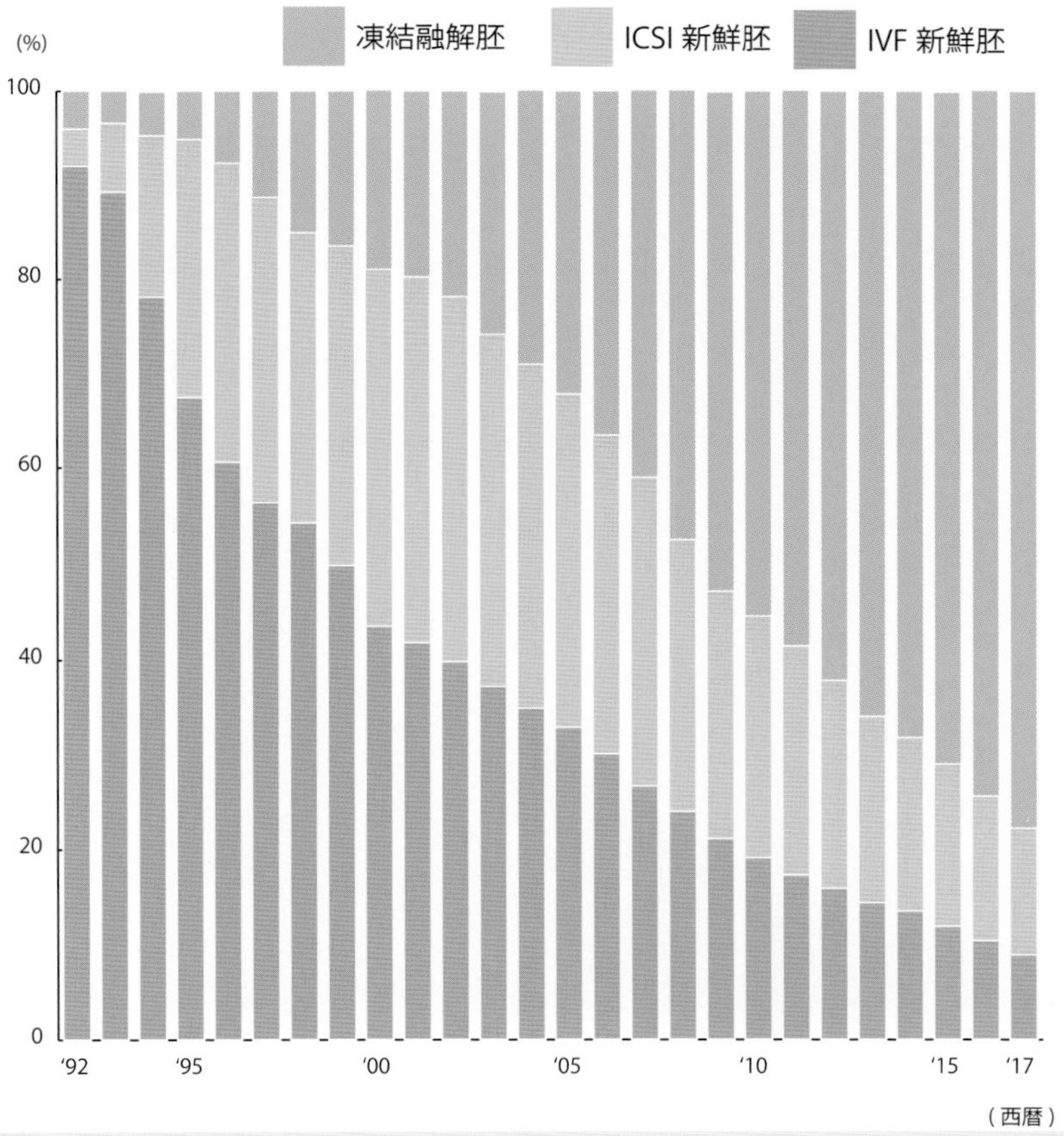

日本産科婦人科学会 ART データブックより

⑮ 胚移植後の生活

胚移植後の生活は、誰もが気になるでしょう。その前に胚がどのように着床していくのかを理解し、移植後の生活を楽しく送れるようにしましょう。

胚移植後の薬
黄体を補充して着床を助ける

胚移植後には、着床を助けて維持するための黄体ホルモンが処方されます。それには注射、または服薬や貼付薬、腟錠などがあります。新鮮胚移植でも凍結融解胚移植でも、また、移植胚がどのステージであっても行います。どの薬を使うかは、個々の状況によって変わり、1種類のみであったり、2種類を併用したりすることもあります。注射は通院が必要になりますが、医師や看護師の指導を受け、自己注射を選択することもできます。また、凍結融解胚移植をホルモン補充周期法で臨んだ場合には、必ず黄体ホルモンの補充が必要になります。

黄体補充の薬

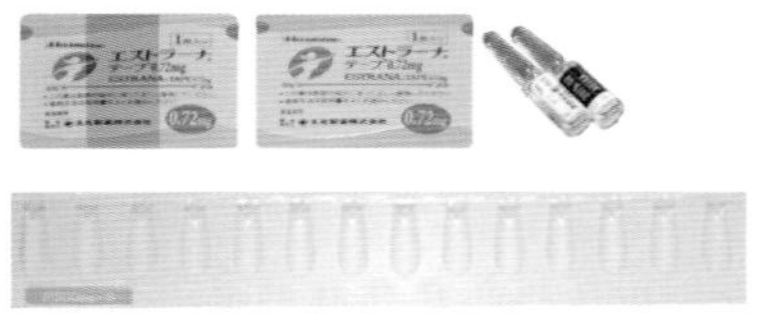

黄体補充の薬は、貼付薬、腟坐薬、注射、腟錠などがあります。

胚移植から着床まで
安静にしたほうがいいの？

体外受精は、本来は自分の体の中で起こる受精、胚の成長を人の手に委ねなければなりません。胚移植をすることで「自分の体に戻ってきた」というその思いから感慨もひとしおになり、命を宿すというその責任感から胚移植後の生活を心配する人も少なくありません。

自然妊娠の場合、多くの人は月経が予定より遅れていることで妊娠に気づきますが、その間は、特に気にすることもなく普通の生活をしています。体外受精であっても、それと大きく変わるわけではありません。

医師が着床に適した場所に胚を移植し、子宮内膜にくっついたら、すぐに潜り込むようにして着床していきます。

子宮内膜の上に乗っかって、そこで成長していくわけではありません。また子宮内はとても狭い空間で、子宮頸管もしっかりと閉じているため胚が流れ出てしまう心配はありません。着床は、安静にしている時間帯に起こるわけではなく、普段通りに生活している中で起こっています。

胚移植後の生活は？

胚移植後の生活は、とても気になるところですが、普段通りの生活をして構いません。性生活については、感染する危険性もありますから、移植した日から3日程度は避け、あとは医師の指示に従いましょう。

それでも「自転車に乗っていい？」「運動してもいい？」といろいろ気になるところです。そういう人は、例えば妊娠判定の結果が陰性となってしまった場合、「あの時のアレが良くなかったのかも…」「あんなことをしなければよかった」と後悔や不安を抱えるのはイヤだと思うのであれば、少しセーブをしながら生活しましょう。ただし、受動喫煙も含めて喫煙はやめましょう。

胚移植後、妊娠判定までの間も、自転車に乗っても、運動をしても大丈夫ですが、急にお腹が痛くなったり、大量に出血をしたりなどの症状があったら、早めに移植を受けた治療施設に連絡をとり、指示をもらいましょう。

着床の様子

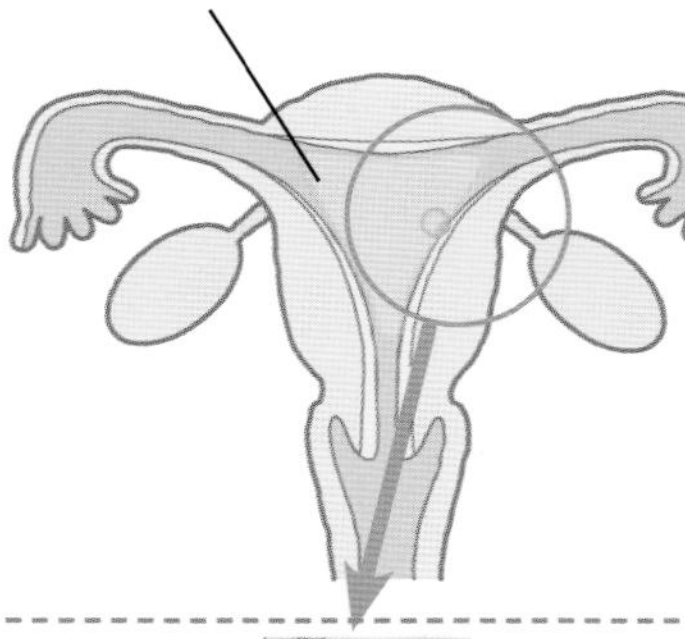

黄色で囲われた範囲が、正常妊娠のおおよその範囲です。
着床が、どのような過程で起こるのか、その様子を簡単にお伝えします。

※正常妊娠の範囲以外の場所に着床してしまうことを、異所性妊娠（子宮外妊娠）といいます。異所性妊娠は、胚の着床部位によって「卵管妊娠」「腹膜妊娠」「卵巣妊娠」「頚管妊娠」の４つにわけられます。このうち最も頻度の高いものは卵管妊娠で、異所性妊娠の95%以上を占めるとされています。

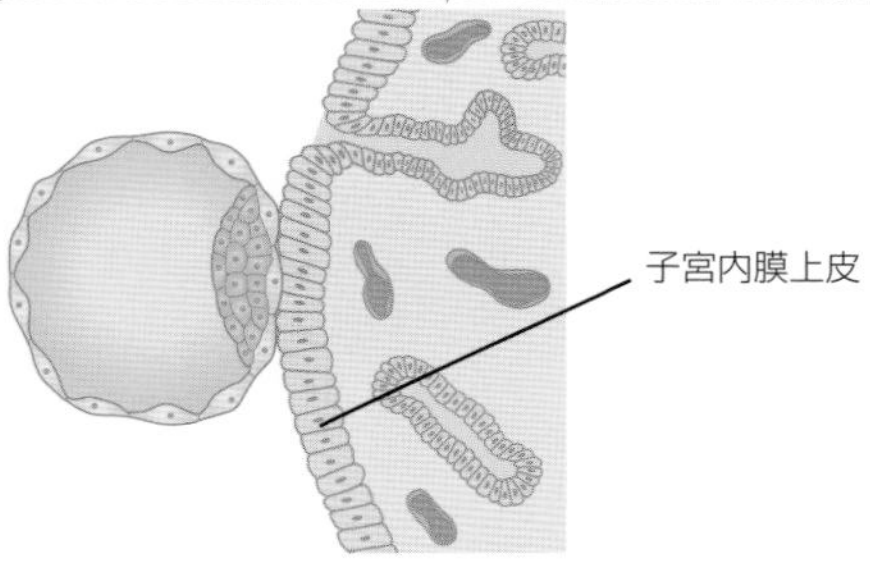

着床のはじまり

着床は、内部細胞塊（将来赤ちゃんになる細胞）を子宮内膜に接着させることからはじまります。接着させるとすぐに、胚は子宮内膜に潜り込みをはじめます。

胚盤胞には栄養膜があり、まずこれが二層に分かれます。一つは栄養膜細胞層、さらにその外側に栄養膜合胞体層ができ、この栄養膜合胞体層は、子宮内膜上皮とその下の結合組織へ侵入していきます。

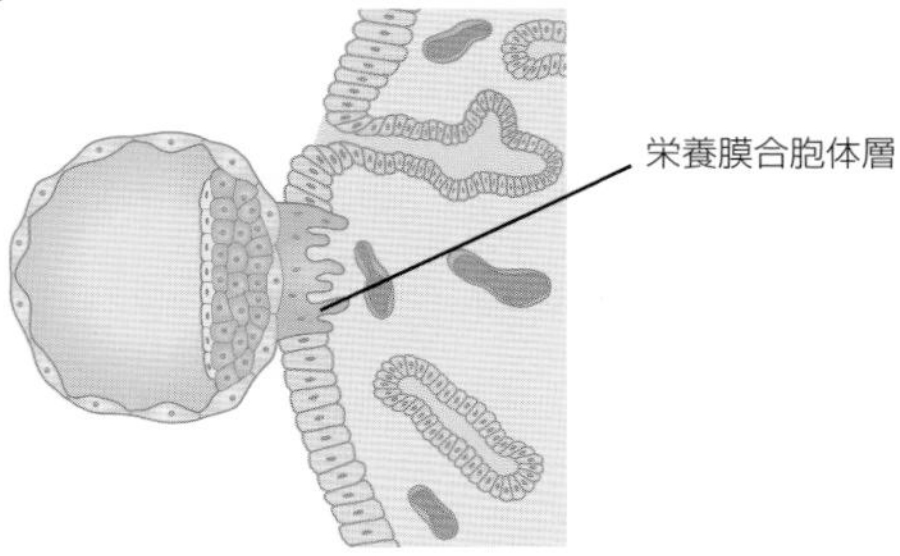

胚が内膜に潜り込む

栄養膜合胞体層は、酵素を分泌することで、その周囲の子宮内膜細胞を分解しながら、アメーバーが広がっていくように子宮内膜の中へと潜り込んでいきます。

また、分解された子宮内膜細胞は栄養膜合胞体層に取り込まれ、胚の栄養源となります。

このように、胚は自分の力で子宮内膜へ、だんだんと潜り込んでいきます。

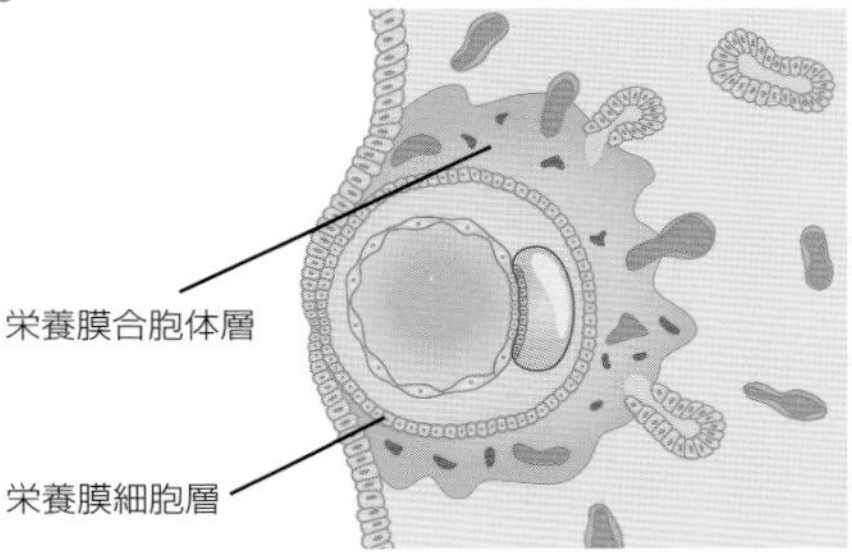

ＨＣＧホルモンの分泌が盛んになる

栄養膜合胞体層は、妊娠を維持するためのとても重要なホルモンであるヒト絨毛性性腺刺激ホルモン（ＨＣＧ）を分泌します。着床が進む中、栄養膜合胞体層に腔ができ、ここは母体血液などで満たされるようになります。

また、母体血液が腔に入ると、酸素と栄養は胚子（胎児）が利用するようになります。これが胎盤のはじまりになります。

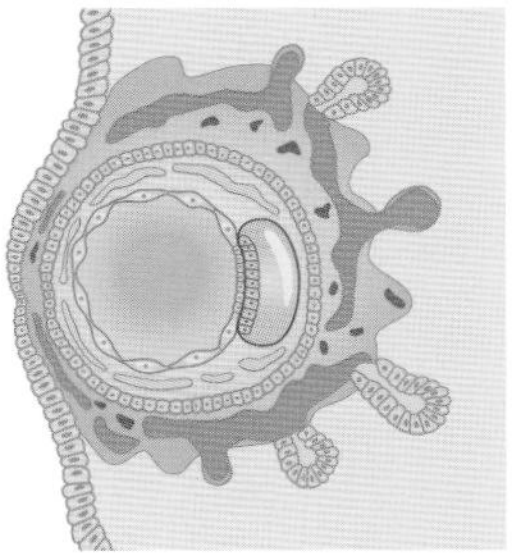

妊娠反応が陽性になる

卵巣の黄体が刺激され、エストロゲンの分泌が促されることにより月経が止まります。エストロゲンは、胚が胎盤をつくる間、その代わりとなって、妊娠維持のために働きます。

栄養膜合胞体層は、勢い良く増殖するので、ＨＣＧの量も勢い良く増加していきます。ＨＣＧは、母体血液にも入ることから血液中、または尿中から検出することで妊娠したことがわかります。

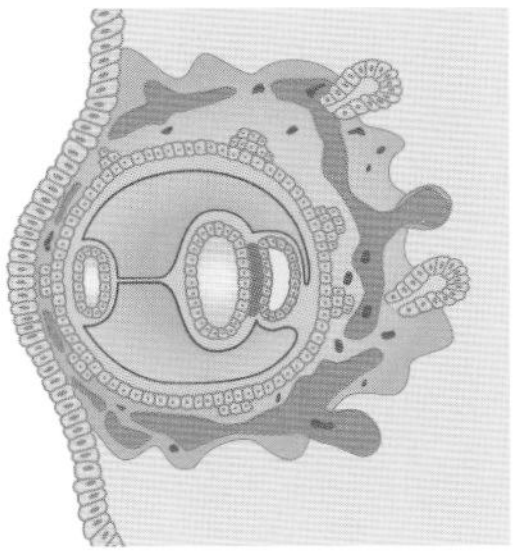

着床が完了する

子宮内膜に胚が潜り込んでしまうと、子宮内膜上皮が潜り込んだ場所を修復しはじめます。修復されるにつれて、子宮内膜上皮にあった痕は、だんだんと消えていきます。

受精から14日目頃になると一次絨毛膜絨毛がつくられはじめます。絨毛とは、胎盤と子宮壁との接触面にある突起で、これにより母体と胎児の血液は直接混じり合うことなく 栄養分や酸素のやり取りを行うことができます。

⑯ 妊娠判定と妊娠の成立

妊娠判定の方法と妊娠の成立について、また市販の妊娠検査薬の使い方についても知っておきましょう。

妊娠判定とは?

妊娠しているかどうかは、尿中、もしくは血中のHCGホルモン（ヒト絨毛性性腺刺激ホルモン）から知ることができます。尿検査では、検査試薬を使って陽性か陰性かを知ることができます。血液検査では、HCGホルモン値から妊娠しているか、またその値によって妊娠継続できそうかどうかがわかります。

体外受精の場合は、胚移植をした胚の段階によって妊娠判定日の違う治療施設もあります。不妊治療情報センター・funin.infoが行う全国体外受精実施施設へのアンケートによると初期胚移植後は11～14日後、胚盤胞移植後は7～14日後で妊娠判定を行っているようです。

HCGホルモンは、赤ちゃん側が分泌する

妊娠を知るためのHCGホルモンは、赤ちゃん側がつくり出すホルモンで、母体がつくり出すものではありません。

HCGホルモンは、胎盤のもとになる細胞から分泌されるため、妊娠に伴って分泌されるホルモンです。

胚が子宮内膜へ潜り込みながら、勢いよく胎盤をつくりはじめるため、HCGホルモンも勢いよく分泌されるようになります。これによって、母体の血中、尿中に排出されることから妊娠の有無がわかります。

市販の妊娠検査薬を使ってもいい?

最近では、市販の妊娠検査薬の精度が高く、手軽に陽性か陰性かが検査できるようになってきました。

そのため、妊娠の極初期段階である妊娠4週目くらいでも、自宅で陽性または陰性を知ることもできます。ただし、体外受精の場合、黄体ホルモン補充を行うケースが多く、特にHCG注射で黄体補充をした場合は注意が必要です。HCGを注射したあとの血中濃度は、6時間後に最高となり、薬成分の血中濃度が半減するのは、その後30～32時間とされています。そのため十分に半減期を過ぎていなければ、市販の妊娠検査薬が陽性となっても、それが薬による反応か、本当に妊娠が成立したからなのかの判断がつきません。例えば、毎日のように検査薬を試す人がいますが、早期に尿中HCGで判定した場合、妊娠していれば陽性反応は、日増しに濃く出るようになりますが、HCGが作用していただけの場合には日ごとに薄くなります。

また、子宮外妊娠や胞状奇胎などの異常妊娠でも市販の妊娠検査薬では陽性になるので、病院でしっかりとした検査を受け、正常な妊娠かどうかを確かめることが重要です。

基本的には、病院で検査をするまで穏やかに生活をしましょう。

HCG 基準値の参考

妊娠週数	hCG 基準（mIU/mL）
3 週	0 ～ 50
4 週	20 ～ 500
5 週	500 ～ 5,000
6 週	3,000 ～ 109,000
8 週	14,000 ～ 169,000
12 週	16,000 ～ 160,000

※男性、または妊娠していない女性：0.7 以下

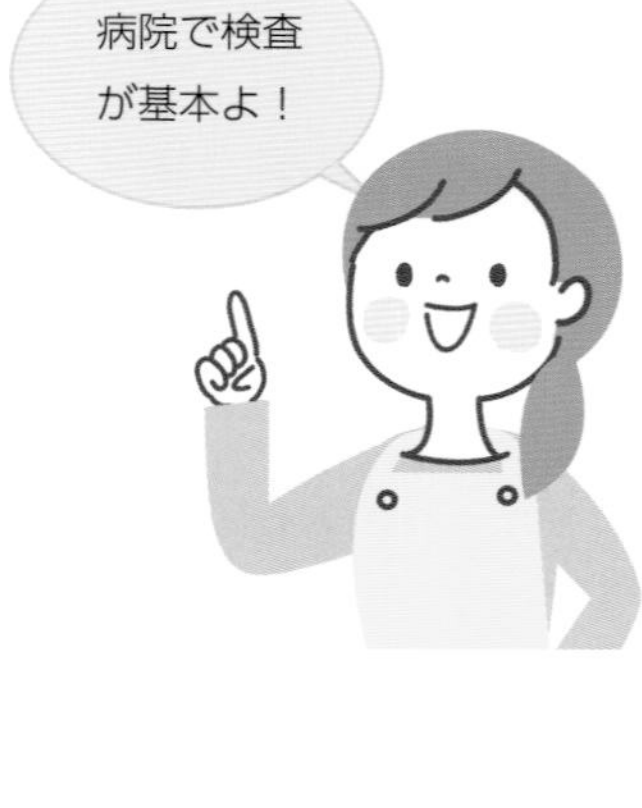

妊娠の成立

妊娠判定が陽性だった場合は、着床していると判断することができ、その1週間から10日後に血液検査と超音波検査を行い、胎嚢確認ができれば妊娠成立（臨床的妊娠）となります。

確認できなかった場合には、また1週間ほど後に、再検査を行いますが、血液検査でＨＣＧ値が上がっていない場合、生化学的妊娠（化学流産）となり、その後、月経が訪れます。

この生化学的妊娠とは、妊娠判定が陽性となる生化学的な反応が見られるだけで、着床が完了しなかったことをいい、臨床的妊娠ではなく妊娠が成立したとはいえません。

妊婦健診で赤ちゃんの成長がわかる

妊娠後は、妊婦健診を定期的に受けることが大切です。健診は出産までに14回あり、公費による補助制度があります。妊娠初期から23週までは4週に1回、妊娠24週から妊娠35週までは2週間に1回、妊娠36週から出産までは週1回の妊婦健診が勧められています。大事な検診ですから、きちんと受けましょう。

不妊治療施設でも妊婦健診を長期的に行っているところもありますが、多くは妊娠10週くらいでの産科転院が多いようです。産科がある病院では、引き続き妊婦健診を受けることもできます。

できれば不妊治療をしているときから、どこで妊婦健診を受け、出産するかを考えておくとよいでしょう。里帰り出産を希望する場合には、実家近くの産科も合わせてリサーチしておきましょう。

流産のこと

やっと妊娠ができても、残念ながら流産になってしまうこともあります。胎嚢が確認でき、心拍が確認できるかどうかという妊娠初期に起こる流産の約80％は、染色体異常による自然淘汰で、母体に問題があって起こるわけではありません。また、流産は、全妊娠の約15～20％に起こっています。

流産は、年齢が高くなると起こりやすくなります。その要因は、卵子の老化から染色体異常率が高くなることがあげられます。これは、誰にでも起こることなので、防ぎようはありませんが、卵巣に残る全ての卵子に染色体異常が起こるわけではなく、また老化の速度は、だれもが一定というわけではありません。

また、年齢を重ねると自己抗体を作りやすくなる傾向にあるため、それが卵子の質の低下とともに流産の要因となるのではないかと考える医師もいます。

着床障害と不育症

よい胚を何度も移植しているのに妊娠しない、または生化学的妊娠になってしまうという人がいます。多くは卵子の質、胚の質の問題から起こる染色体異常などが要因だと考えられています。しかし、なかには受け入れる母体に何らかの要因があるのではないかと考えられるものがあり、これを着床障害といいます。

着床障害になる要因には、子宮筋腫や子宮内膜症、子宮内膜ポリープ、子宮奇形（中隔子宮）などの子宮側の要因があげられますが、特に凍結融解胚移植の際に、着床の時期がズレていることが要因となっているケースもあります。これは、ＥＲＡ検査で子宮内膜組織の遺伝子を調べることで、より適切な着床時期を知ることができます。着床時期がズレていることがＥＲＡ検査でわかれば、検査の結果に従って着床時期を決めます。検査で特にズレがないことがわかれば、やはり卵子の質や胚の質が関係していると判断できるでしょう。

また、胎児に染色体異常のない妊娠はするけれども、それが継続せずに流産になってしまうことを繰り返したり、死産になってしまう場合があります。これを不育症といいます。特に胎盤ができる妊娠10週以降に流産を1回でも経験した方については、不育症検査をしたほうがいいかもしれません。

逆に流産回数が2回だから、3回だからといって不育症と診断できるものでもなく、実際に、2回流産した方の中で2回とも胎児の染色体異常だったというケースも64％に上ります。また、2回流産を繰り返したけれど3回目の妊娠で赤ちゃんを授かった人は80～90％もいます。不育症全体でも適切な診断と治療で85％が赤ちゃんを授かっています。

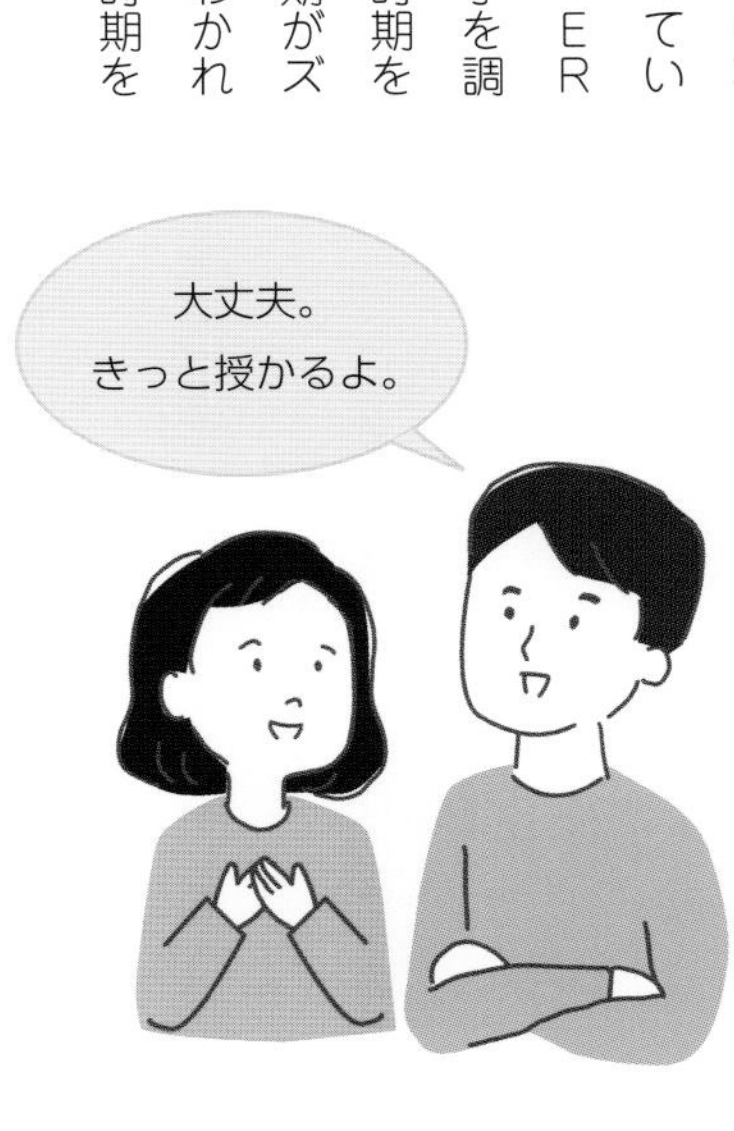

⑰ 体外受精の妊娠率と生まれた赤ちゃん

体外受精の妊娠率は、移植あたり平均約30%です。年齢を重ねるごとに難しくなっていくため、どのように治療周期に臨めば良いのかの参考にしましょう。

体外受精の妊娠率は？

1回の排卵の妊娠率は、自然妊娠の場合で25〜30%といわれていますが、30代後半になると妊娠率は低下し始め、38歳くらいになるとさらに低下し、40歳を過ぎる頃からは一層低下して、妊娠するのがとても大変になり、また年齢を重ねるに従って流産率も増えてきます。

年齢とともに妊娠が難しくなり、流産しやすくなることの理由の一つは卵子が老化し、染色体異常を持つ卵子の割合が多くなることがあげられます。

これは、体外受精でも同じことがいえます。日本産科婦人科学会が発表する体外受精の妊娠率、生産率（生きて生まれてくる子の率）、流産率のグラフを見てみましょう。年齢が高くなるに従って妊娠率、生産率が下がり、流産率が上がっています。

39歳を境に妊娠率と流産率は逆転し、平均では、移植あたりの妊娠率は31・5%、治療周期あたりの妊娠率は17・7%、治療周期あたりの生産率は12・3%、流産率は25・8%です。平均となる移植周期あたりの妊娠率約30%であるのは39歳までで、42歳では19%程度、生産率は5%に満たなくなります。

体外受精の妊娠率・生産率・流産率 2017

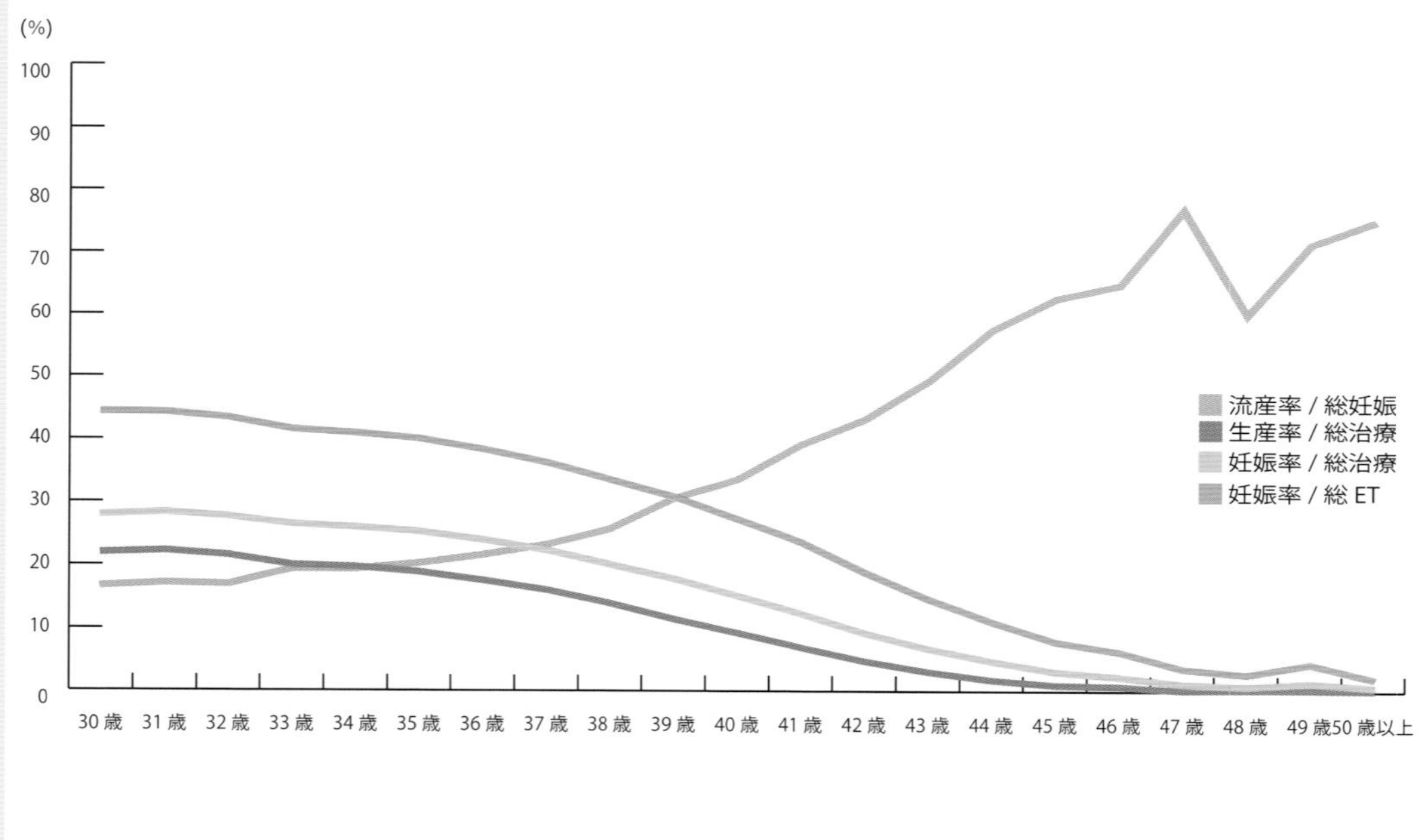

日本産科婦人科学会 ARTデータブックより

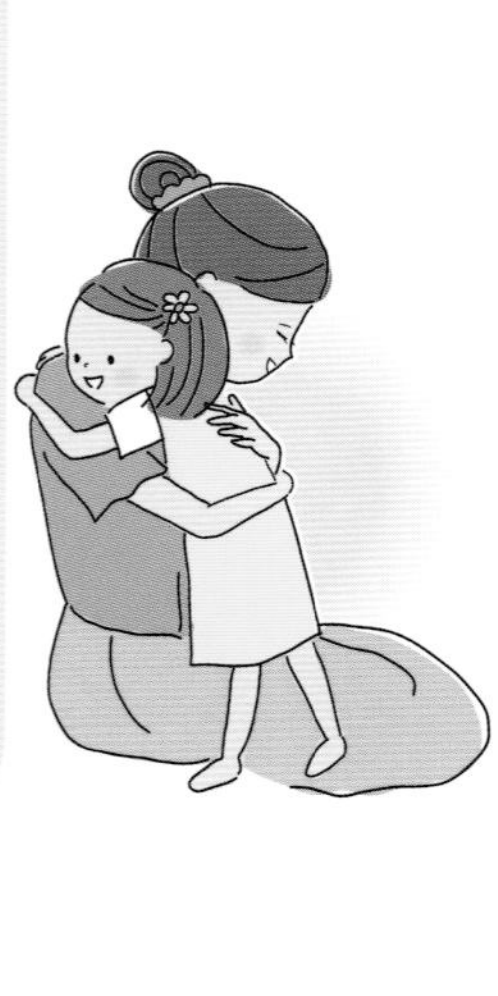

可能性を考える

年齢を追うごとに妊娠が厳しくなることは、誰にも止めようがありません。しかし、少しでも可能性の高い方法は何か、そして、その方法でチャレンジできるのかを検討することが大切です。

凍結胚盤胞移植での妊娠率は、37歳までは40%以上、41歳までは30%以上、43歳までは20%以上、47歳で8%以下になります。年齢ごとに厳しくなることは変わりありませんが、凍結融解胚盤胞移植ができれば妊娠の可能性は高まるでしょう。

それには、やはり排卵誘発方法をよく考えて選択することが重要になります。多くの卵子を得ることも大切ですが、その多くの卵子の中に赤ちゃんにつながる卵子があるかどうかがもっとも重要です。逆に採卵数は少なくても、質のいい卵子があれば胚盤胞に育ち、妊娠、出産へとつながる可能性が高まります。

データや数字を鵜呑みにすることはできませんが、赤ちゃんを授かるために、どのように治療を選択したらよいかの道標にはなるでしょう。

また、PGT-A（着床前胚染色体異数性検査）により胚の染色体数を調べることができれば、流産を防ぐことにつながります。今は、臨床研究段階で、日本産科婦人科学会から承認を得た治療施設しか行うことができませんが、何度も良好胚を移植しているのにも関わらず妊娠成立しない場合には、PGT-Aの実施施設に問合せてみるといいでしょう。

移植胚ステージ別 年齢ごとの妊娠率

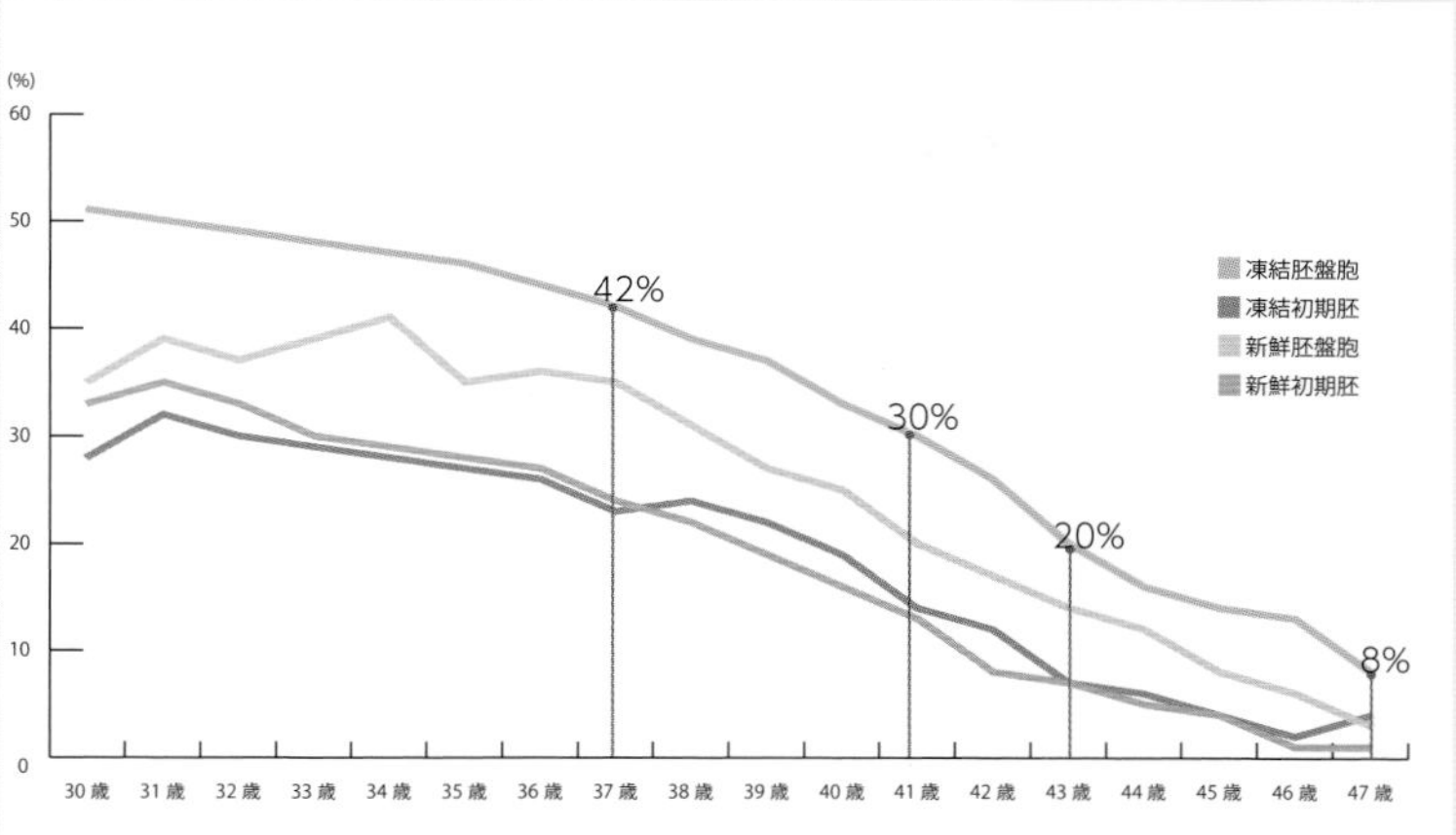

日本産科婦人科学会 ART データブックより

体外受精によってうまれた赤ちゃんの人数

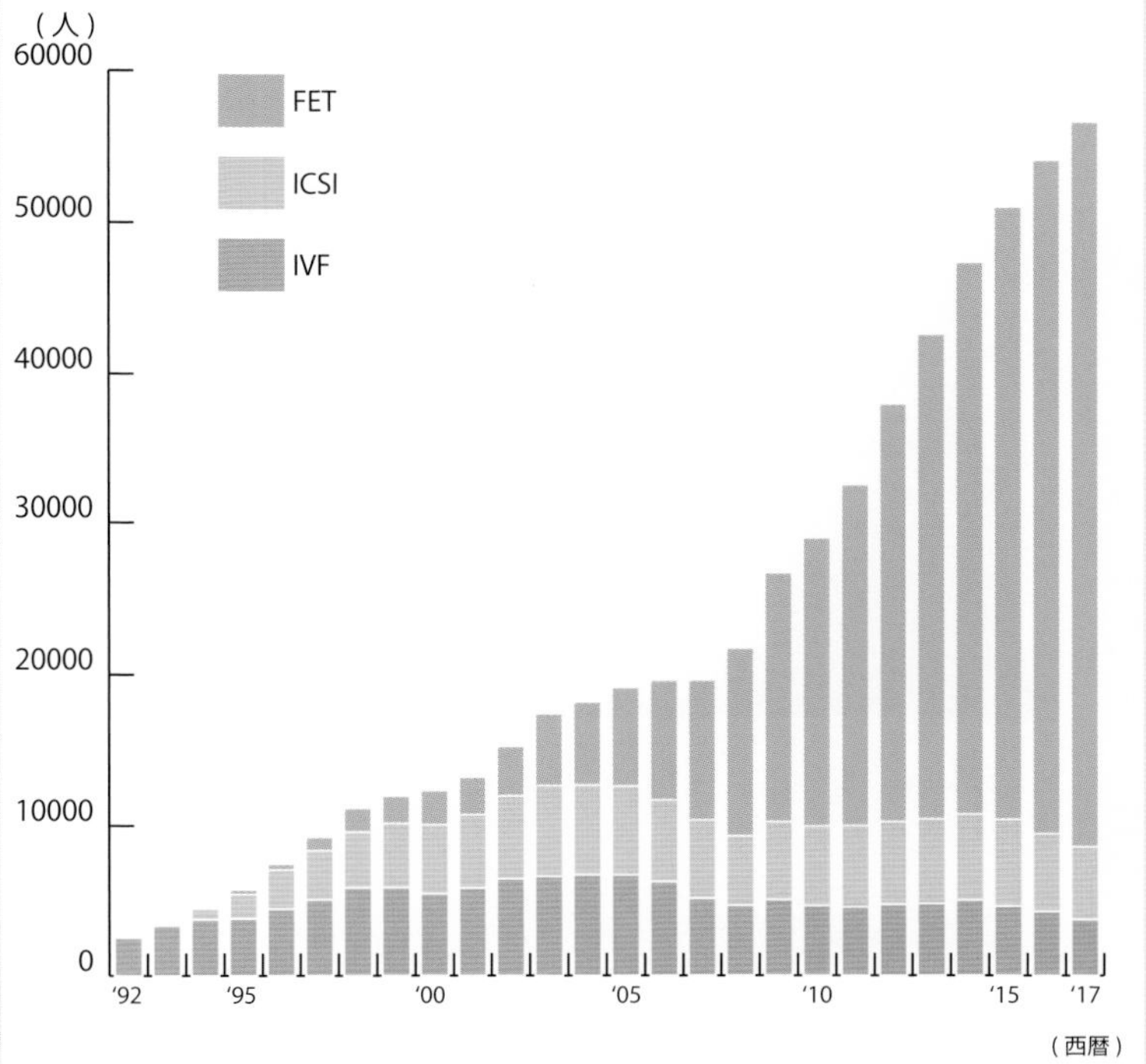

日本産科婦人科学会 ART データブックより

生まれた赤ちゃん

体外受精によって生まれた赤ちゃんの人数は、顕微授精が始まったばかりの1992年で約2600人だったのが、1998年には1万人を越し、2017年には約5万6千人を越し、累計で約59万人以上の赤ちゃんが生まれています。

世界初の体外受精による赤ちゃんが誕生したのは1978年（不妊原因：母親の卵管因子）のこと、日本では1983年に体外受精によるはじめての赤ちゃんが生まれています。体外受精がはじまってから40年以上が経ち、全世界では800万人以上の赤ちゃんが体外受精によって生まれているといわれています。

生まれた赤ちゃんが、その後、どのように成長しているかは、まだまだ調査が必要ですが、世界で初めて体外受精によって生まれた女性は、自然妊娠で2人の子どもの母親になっています。

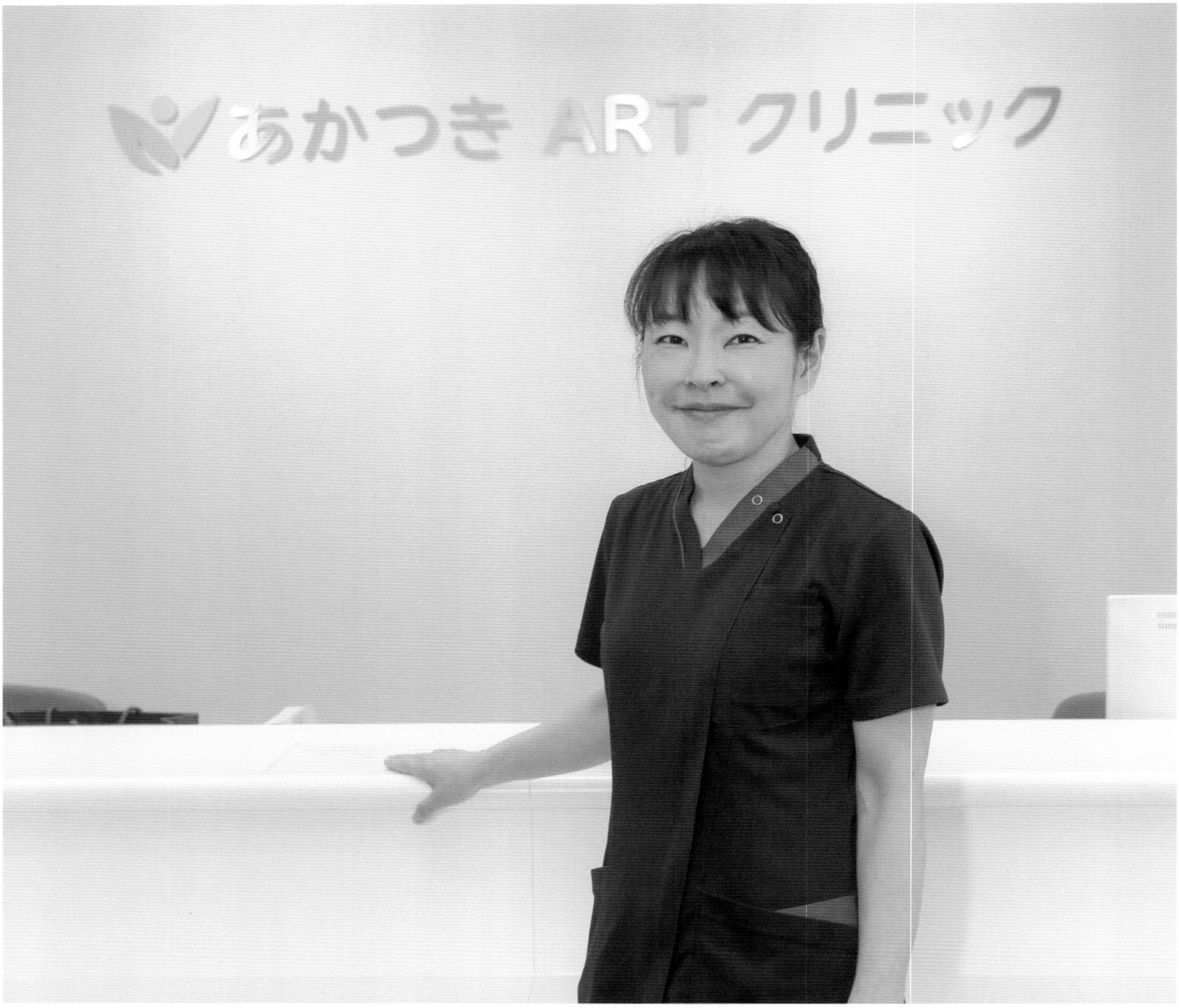

どうして妊娠しないの？

その理由は、どこかにある
それを見つけて、治療する

赤ちゃんが授かるために

鹿児島県鹿児島市

あかつき ART クリニック

院長 **桑波田 暁子** 医師

目的は、赤ちゃんを産み、育てること。そのために治療が必要だということを理解して、納得して治療を進めましょう。

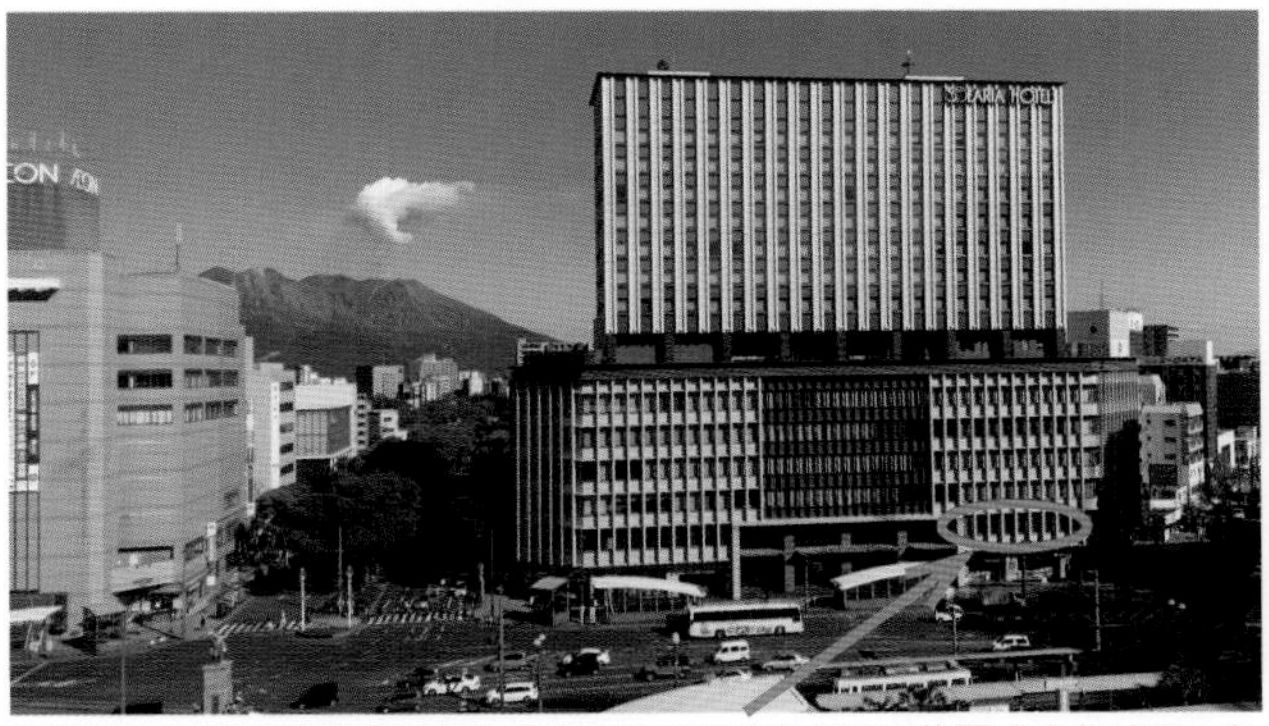

鹿児島中央駅桜島側出口から通りを隔てすぐ向かいに位置するクリニック

鹿児島中央駅に降り立つと、鹿児島ターミナルビルが目の前にあり、ビルのすぐ横には桜島が見えます。

開院から2年が経った2020年1月にあかつきARTクリニックは、この鹿児島ターミナルビルの2階に移転しました。オープンしたばかりの3月、クリニックへ取材に行ってきました。

大きな窓から温かな光が差し込む待合室は広く、天井には黒いレースをあしらったおしゃれなペンダントライトがあります。

待合室で診察や会計を待つ患者さんたちも、ゆったりと過ごしているように見え、受付の女性が丁寧に、またにこやかに対応している姿がありました。

院長の桑波田暁子先生に、クリニックを案内していただきながら、診療に関すること、患者さんへの思いなどをじっくりと伺ってきましたので、早速ご紹介しましょう。

適切な治療で妊娠へ

最近は、不妊治療というと体外受精のことと考える人も多くなってきました。

だからといって、赤ちゃんができないから、すぐに体外受精をすればいいというわけではなく、まずはヒューナーテストなどの検査結果から治療の適応を考えます。

たとえば、ヒューナーテストの結果が良好であれば、タイミング療法で妊娠に臨むこともできますし、結果が良くなければ人工授精という方法もあります。

さらにヒューナーテストの結果が良好であるにも関わらずタイミング療法で妊娠しなければ体外受精を考える必要があるでしょう。

これは、これまで他院で何度も何度もタイミング療法に挑戦してきたご夫婦にもいえることです。

体外受精で赤ちゃんを授かるということ

体外受精が必要になったとき、自然妊娠ができない、または一般不妊治療で妊娠できないことに落ち込んでしまう人もいます。けれど、大切なことは「子どもをどう育てるか」であって、どのような手段で、または方法であっても赤ちゃんを授かる方法があることが重要だと思っています。

多くのご夫婦は、検査の結果、これまでの妊活歴や治療歴から、なぜ体外受精が必要なのかをきちんと説明することで理解し、納得して体外受精の治療周期をスタートされます。なかには納得するまでに時間がかかり、説明をしてから数カ月後に診察にいらして、体外受精を希望されるご夫婦いますが、それもご夫婦にとっては、とても大切なプロセスだと思います。

また、ご夫婦は体外受精をスタートさせたいと思っているのに、「そんなこと！」「ちゃんと赤ちゃんが生まれるの？」と親御さんに反対されて、治療を先送りするというケースもあります。

その場合、なんとか一般不妊治療で妊娠したいとご夫婦が希望するのであれば、そのように治療を進めるしかありません。

そうしたご夫婦もタイミング療法を何度か挑戦するうちに妊娠されることもありますが、それはほんの一握りで、多くはその後、体外受精に臨まれます。女性は、年齢が高くなると妊娠が難しくなり、流産しやすくなってしまうので、機を逸することが赤ちゃんを授かることを、さらに難しくさせてしまう要因にもなります。その要因の一端が親の反対となると、親世代へ不妊治療や体外受精に関する正しい情報を提供することも必要だと感じています。

どのような方法で妊娠しても、赤ちゃんが授かり、子育てをしていくことが大切です。体外受精も一般不妊治療も、その方法の一つでしかないのです。

どうして妊娠しないの？その理由を見つけること

妊娠しない、その理由はどこかにあります。それがどこにあるの

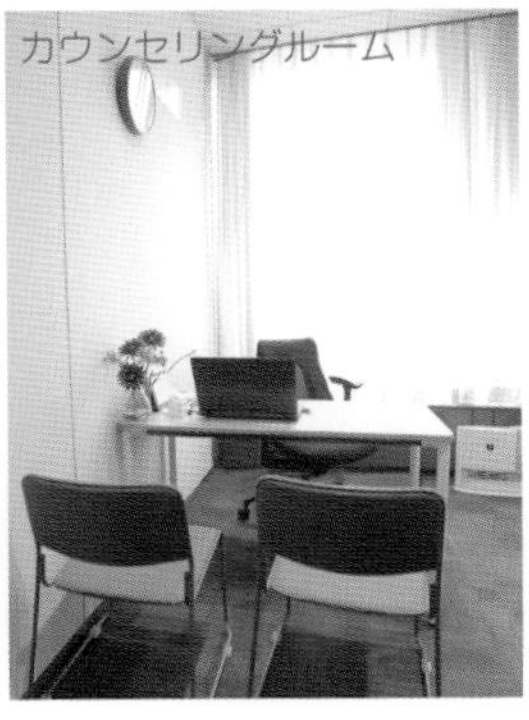

カウンセリングルーム

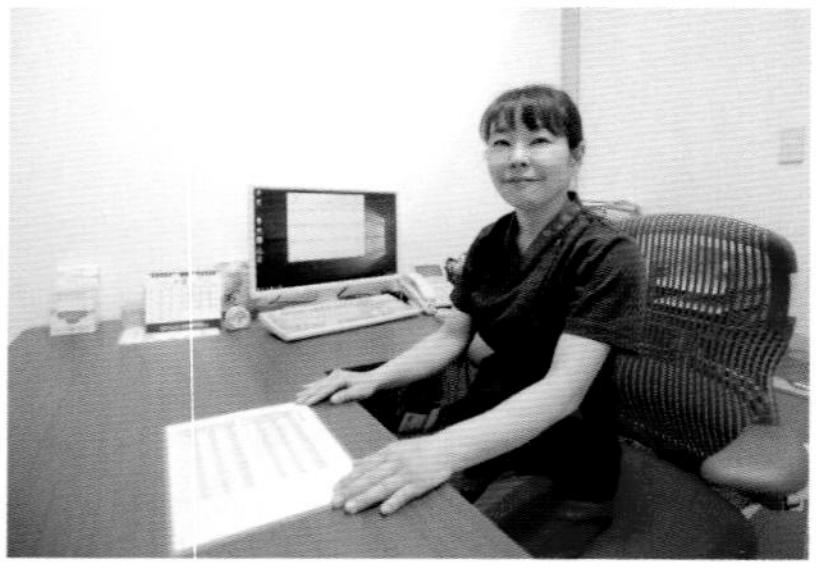

治療ごとのデータもとに、明るくお話する桑波田先生。患者さんも増え、妊娠率も良好なことから表情もより豊かに、さらなる妊娠率アップで、多くのご夫婦に赤ちゃんができることに診療意欲も高まります。

かは、ご夫婦それぞれに違いがあるため、地道に検査をし、患者さんをよく診て検討します。これまで私は、着床障害や着床不全について、努めて勉強し技術を磨いてきました。

その1つに子宮内ポリープがあります。ポリープは、意外と見落とされがちなのですが、ポリープのある場所や大きさによっては胚の着床を妨げてしまいます。これはエコー検査で見つけることができ、子宮へ生理食塩水を注入することで浮かび上がるようになり、その状態を確認することができます。

これら検査から着床を妨げると判断した場合は、必要があれば治療をスタートする前にポリープを切除します。ポリープは、体質的にできやすい人もいますし、切除しても再発してしまう人もいるため、丁寧に診て、治療を進めます。

これまで体外受精をしてきたご夫婦でも、ポリープを切除し、きちんと血液検査でＬＨサージを確認することで、タイミング療法で妊娠することもあります。

2つ目は、子宮内膜のスクラッチングです。いい胚を何度と移植しても着床しない場合、子宮内膜をこするようにして傷をつけることで、その傷を修復しようと分泌される物質や細胞が活性化され、よい着床環境に整えると考えられています。実際に、この方法で着床率も臨床的妊娠率も上がっています。これは一般不妊治療でも行うことができます。

そして、3つ目が一人ひとりの治療経過をよく診て検討し、治療の時期を見極めることです。

たとえば、卵管水腫がある人は、水腫から出る汚れた水が胚の着床を妨げることが知られています。そのため、体外受精では採卵手術の際に、水腫から水を抜く処置をしますが、その処置をして良好胚を移植しても、なかには着床せず妊娠が成立しない人もいます。そのようなケースでは、焦らずに機を待つことも必要で、水腫から水が出ている様子が見られない周期に思い切って治療を進めることもあります。

こうして、一人ひとりの治療経過をよく診ることで、「今!」というチャンスを逃さず治療を進めることがよい結果につながります。

特別なことは何もしていない。ただ地道に患者さんを診るだけ

治療において、特別なことは何もしていません。大切なことは、そのご夫婦の問題点は何かを見つけて、解決をするというオーソドックスなことです。

現在、私たちクリニックでは、タイミング療法などの一般不妊治療で妊娠される患者さんが3割、体外受精で妊娠される患者さんが7割くらいです。

体外受精では、低刺激周期、自然周期を中心に卵胞を育て、採卵をしています。移転して培養室も広くなりましたが、インキュベーターなどの培養機器や設備は、当初から最新のものを導入し、胚盤胞到達率もよく、いい胚を育てることができています。

患者さんを地道に診るために、私自身が医師としてしっかり診療できるために、スタッフの力は欠かせません。スタッフが私と同じく、地道に仕事ができるためには、仕事環境の充実とともに、お互いを大切に考える気持ちも持ち合わせていなければなりません。その意味でも良いチームができてきています。現在、胚培養士は7人、看護スタッフは7人在籍し、事務も含め、ゆったりとした勤務形態をとることができるようになってきたことも一因となっているのでしょう。患者さんにとっても、よりストレスの少ない治療環境の提供につながものと考えています。

開院から2年が経ち 2人目の赤ちゃんを望むご夫婦も

開院から2年が経ち、「そろそろ2人目がほしいね」と、通院されるご夫婦が増えてきました。1人目の赤ちゃんも、私たちクリニックで治療をされて授かったというご夫婦もいれば、1人目は自然妊娠だったのに2人目はなかなか授からないというご夫婦もいます。

開院当初は、お子さま連れでの通院を控えていただいていましたが、最近はお子さんと一緒に通院

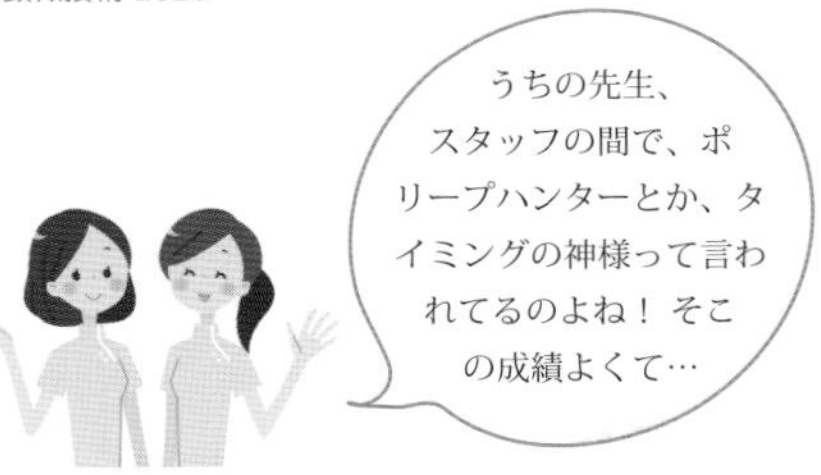
うちの先生、
スタッフの間で、ポ
リープハンターとか、タ
イミングの神様って言わ
れてるのよね！ そこ
の成績よくて…

しても大丈夫なように別な待合室もご用意しています。

1歳、2歳という小さい子どもたちですから、静かにしていなさいと言っても、難しいものです。

ほかの患者さんにご迷惑になるようであれば声をかけさせていただきますが、一緒に通院することに制限を設けてはいません。お子さんを連れてみえる患者さんは、どこにも預けられずやむを得ず連れてくることが多く、そうしたことへの理解もしていただけるとありがたいです。

1人目のお子さんを熱望してみえる患者さんの心情を考えると、「辛いかな?」と思うこともありますが、社会の中にある、当たり前で普通の光景です。

お子さんがほしくて、ほしくて通院されているわけですから、いつか自分にも訪れることと考えてほしいと思います。

元気な赤ちゃんを産んでね

患者さんが妊娠されて、産院へと転院されるときにプレゼントをお渡ししています。赤ちゃん用のおもちゃや靴下などで、とても喜んでいただいています。

また、赤ちゃんが生まれたときには、お手紙が送られてくることもあります。クリニックのポストを開けて手紙が届いているのがわかると、とても嬉しくなります。

スタッフのみんなと赤ちゃんの写真を見ては「ママに似てるね」「パパ似だね」と話し、嬉しいひと時を過ごします。無事に赤ちゃんが生まれたことを本当に嬉しく思い、また最近では、私たちクリニックで1人目を授かった人が、2人目を望んでこられることもあり、連れてくるお子さんを見て「大きくなったな」と感慨深くなることもあります。

そして、1人でも多くのご夫婦に赤ちゃんが授かるよう、日々の診療にも気が引き締ります。

妊娠しない理由は、必ずどこかにあります。

私は、それを一生懸命に探して、子育てにつながるよう、お手伝いします。

ですから、どうぞ、お話にきてください。

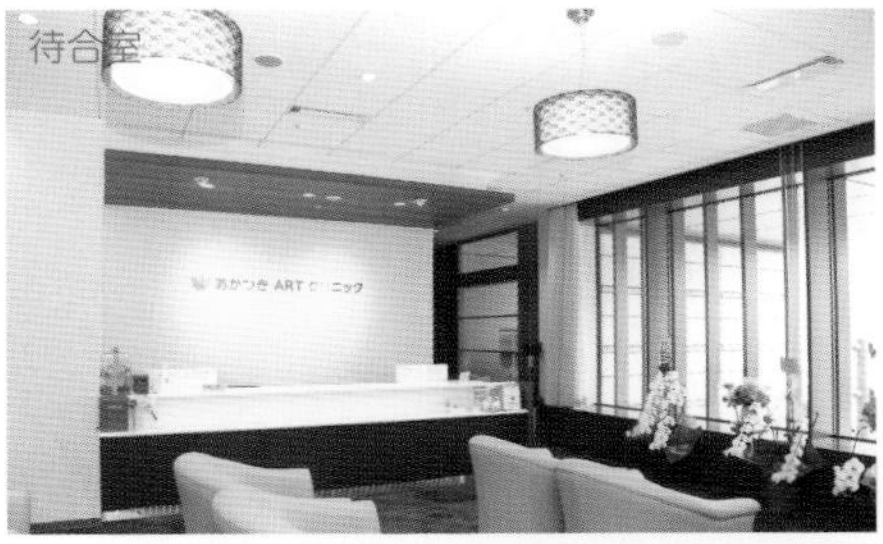
待合室

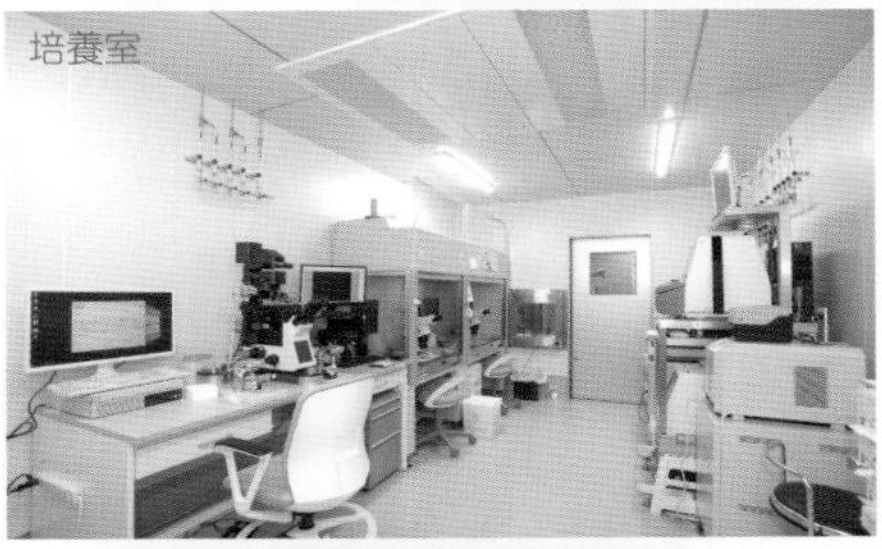
培養室

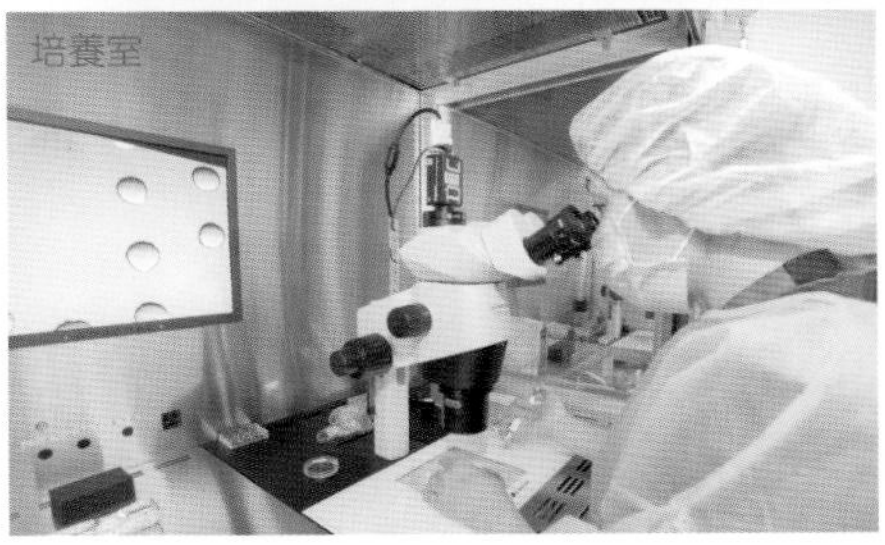
培養室

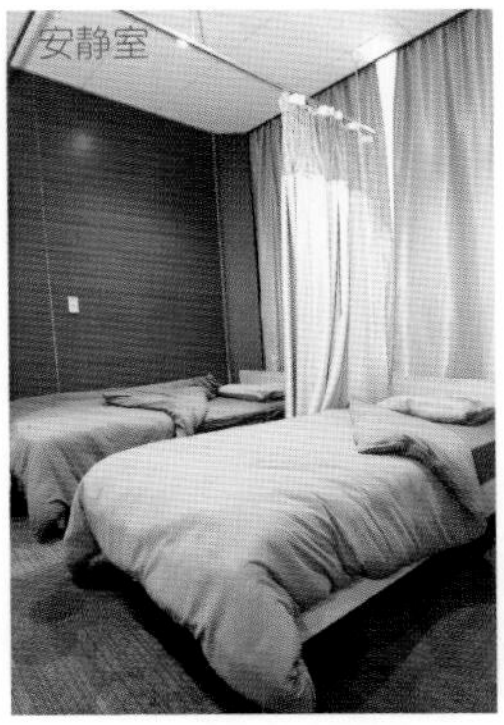
安静室

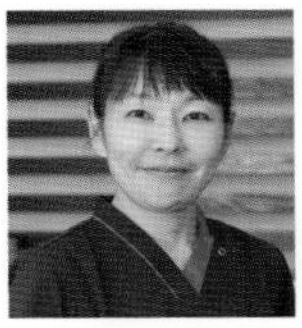
桑波田 暁子 院長

Dr. Akiko Kuwahata Profile

1999年　3月　久留米大学医学部 卒業
1999年　4月　鹿児島大学産婦人科 入局
2000年　3月　鹿児島市医師会病院 麻酔科 勤務
2002年10月　鹿児島市立病院 新生児センター 勤務
2003年　4月　鹿児島医療センター 産婦人科 勤務
2009年10月　おち夢クリニック名古屋　勤務
2013年　4月　加藤レディスクリニック 勤務
2014年　4月　おち夢クリニック名古屋【副院長】勤務
2018年　1月　あかつき ART クリニック 開設

[専 門 医] ● 産婦人科専門医　● 抗加齢医学会専門医
● 生殖医療専門医

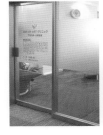

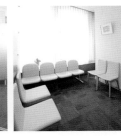

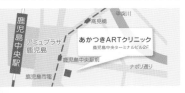

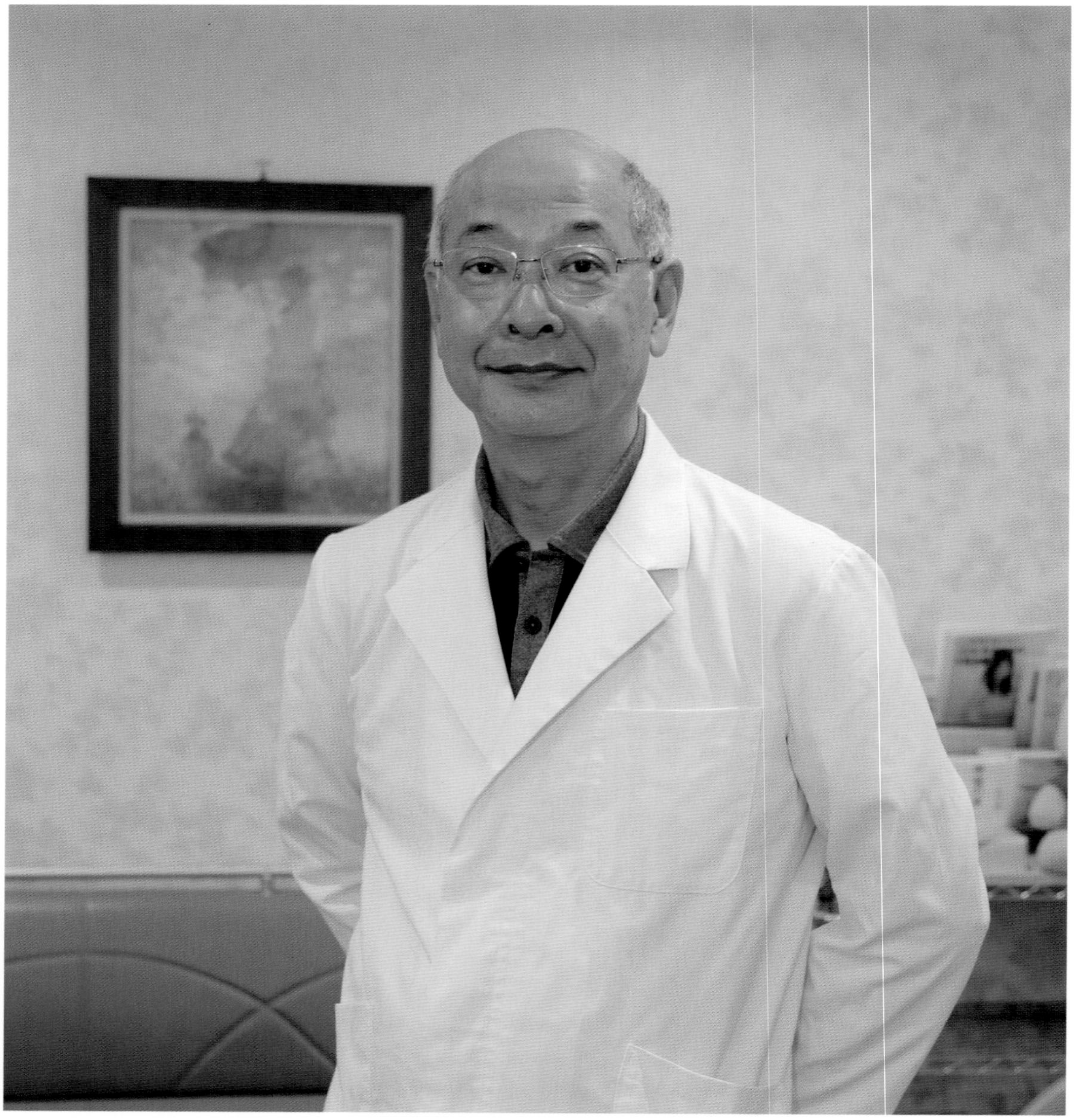

新しく誕生する尊い命と体外受精

生まれてくる赤ちゃんが、健康で家族が幸せであるように

岐阜県岐阜市

髙橋産婦人科

院長 **髙橋 誠一郎** 医師

不妊症から不育症、そして妊婦健診。出産後は、小児科から育児指導と安心して赤ちゃんを授かることができる産科医療に努めています。

髙橋産婦人科があるのは、岐阜県岐阜市。不妊治療、生殖医療ばかりでなく、産科（妊婦健診など）、婦人科、小児科と内科まで診ているまさに街の病院・診療所。地域に根差したホームドクターです。以前は、出産施設だっただけあって、院内からは赤ちゃんの産声が聞こえてきそうな感じがして、優しい気持ちになれます。また最近、身近な方がガンで亡くなり、その命が救えなかったことから、免疫療法によるガン治療の診療もはじめられました。

2000人を超える新しい命の誕生をみて

髙橋産婦人科の不妊治療の実績は厚く、1996年に岐阜県内で初となる顕微授精による妊娠を成功させ、1998年にも岐阜県内初となる凍結胚による妊娠に成功しています。世界で顕微授精が初めて成功したのは1992年のことですから、その4年後には顕微授精による妊娠を成功させ、実に30年以上を生殖医療と共に歩んできました。

2019年の8月には、体外受精によって生まれた赤ちゃんが2000人を超え、体外受精以外の治療も含めれば5000人以上赤ちゃんが誕生しています。

多くの赤ちゃんが誕生したことに対して、先生はある種の達成感とともに不思議な感じも抱いているそうです。それは、日頃の診療でご夫婦の不妊治療を診ながら、出産後には新しい家族にとって必要な育児指導まで行って来たことからの思いがあるかもしれません。

新しい命を大切に今、体外受精で感じていること

先生は話します。

性生活や人工授精では妊娠できないご夫婦が体外受精に臨み、赤ちゃんが授かることができるというのはすばらしいことです。けれど、体外受精は自然な妊娠ではありませんし、心配もあります。

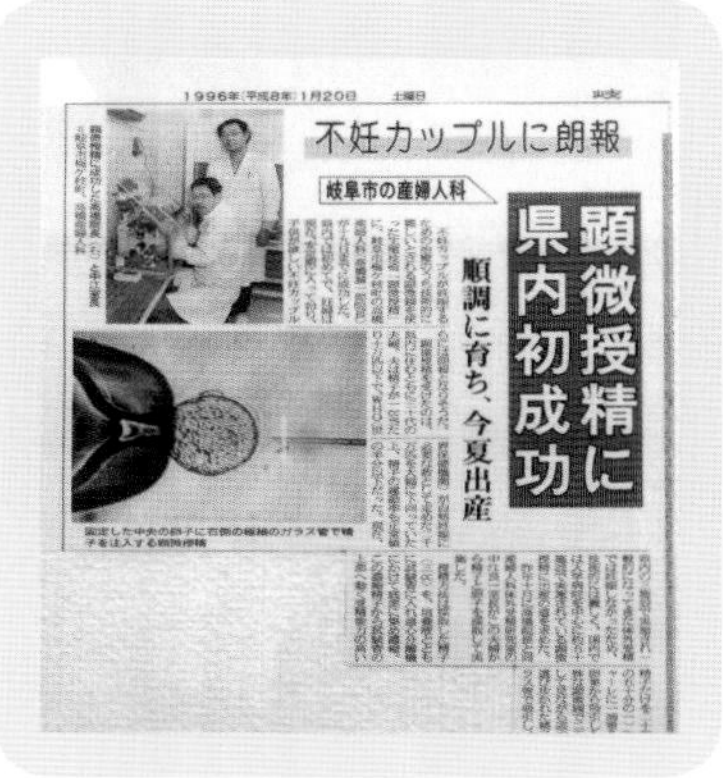
1996年（平成8年）1月20日　土曜日
不妊カップルに朗報
岐阜市の産婦人科
顕微授精に県内初成功
順調に育ち、今夏出産
固定した中央の卵子に右側の極細のガラス管で精子を注入する顕微授精

体外受精では遺伝子が完全に成熟する前の卵子を採取してしまう可能性があるため、遺伝子病の発生を否定できませんし、安全性も確立されていると言い切れません。

私たちは、ホルモン値を解析して、症例のほぼ全例、成熟卵子で体外受精や人工授精を行っていますが、それでも否定しきれません。

たとえば、卵管が閉塞された人が、「卵管形成術では妊娠しないので、体外受精するしかない」と他院で言われたと、困って診察にくることがあります。私たちでは、現在までに卵管形成手術（FT）によって43人の赤ちゃんが産まれており、手術後30％のご夫婦が自然妊娠されています。卵管閉塞だからといって、すぐに体外受精をすることはないのです。基本は、できる限り安心で安全な医療で、健康な赤ちゃんを授かること、そのために性生活や人工授精などの自然な妊娠に近い方法での医療を提供することが大切で、その可能性を大いに模索することが必要です。

実際に私たち髙橋産婦人科では、人工授精やタイミング療法で、患者さんの60％は妊娠できています。

その上で、体外受精においては、胚培養士の日々の頑張りがあり、培養室で一生懸命に卵を見ては、リスク回避を検討しながら幸せへと繋げる努力をしています。

体外受精からの妊娠経過と出産を考える

なるべく自然に近い状態で妊娠を目指す理由には、もう1つの意味があります。それは、不妊治療における治療方法、特に体外受精では、ハイリスクな妊娠になりやすいと、私自身の診療経験や今までの不妊治療全般の様子から感じているからです。

たとえば、癒着胎盤（胎盤の一部または全部が子宮壁に強く癒着して、胎盤の剥離が困難なもの）や、出血多量になるケースが多くありました。これは、凍結胚移植による妊娠でも、その割合が増加します。増加する理由は、凍結融解胚移植をする際に、ホルモン剤などで子宮内膜を人工的に厚くすることが要因だと考えています。

これには、症例ごとの検証も大事ですし、検証から診療の在り方をよく考えて治療を提供することが大切だと考えています。もちろん体外受精が必要なご夫婦には体外受精もしますし、凍結融解胚移

植もしますが、それを本当に必要とするご夫婦に行うこと、また、その方法の中にも、なるべく自然に近い方法を探っていくように治療を進めています。

この過程を、ビジネス優先で考えるのであれば、体外受精が優先で勧められるかもしれません。もちろん、好き嫌いの判断で行われる医療や診療ではないのです。それでは、ご夫婦にとって本当に適応する治療方法を提供するという話ではなくなってしまいますね。

必要な方に必要な治療をすること、なるべく自然に近い状態で妊娠を目指すことが、安心できる出産と育児へとつながるものと考えています。

体外受精が始まった頃と比べ、今の治療施設や治療環境はよくなり、妊娠率も上がってきています。けれど、安全面での意識や命の誕生に対しては、さらに尊い気持ちを忘れてはなりません。

実際にどのように治療を進めるのが良いのでしょう

不妊治療には、いくつかの方法があります。タイミング療法であったり、人工授精であったり、体外受精であったり。大まかには、みなさんどのような治療方法かはご存知でしょう。

ただ、細かな方法になってくるとご夫婦ごとに違いがでてきます。そのそれぞれの細かな方法を選択していくために必要になってくるのが検査です。

その検査も、なるべく妊娠することへのリスクとならないように慎重にします。

その1つに卵管の通過検査があります。

造影剤を入れて、レントゲン撮影するという方法もありますが、私は通水検査で診ることにしています。それは、卵巣内にある卵胞をレントゲンによって被ばくさせないためです。通過性に問題がないようであれば、タイミング療法からはじめます。この時、重要になってくるのが、ご主人の精液検査です。この結果によっては人工授精となるでしょう。

ただ、通過性に問題があっても、すぐに体外受精ということにはしません。先に話したように、ＦＴによって卵管が開通すれば、自然妊娠が望めるご夫婦もいますし、たとえご主人の精液検査に多少の問題はあっても体外受精ではなく、人工授精で妊娠に臨めるご夫婦もいます。そうした治療の可能性を最大限に探りながら治療を進めていくのがよいと考えています。

性生活ができないその場合には人工授精？

最近、性生活がうまくできないご夫婦、なかでも膣内射精障害が増えています。原因はさまざまですが、だからといって安易に人工授精は勧めません。性行為ができない場合、本来なら性行為を取り戻すことが必要ですが、医師が夫婦の問題へ介入するのは難しいこともあります。ですから、膣内で射精ができない場合や、なかなか勃起しないが何とか射精はできるという場合には、シリンジ法をお勧めすることもあります。

シリンジ法は、排卵のタイミングを診る必要がありますが、シリンジ（針のない注射器）で奥様の膣内に射精精液を注入して妊娠に臨むことができます。ご主人は、専用容器に精液の全量を直接、射出し、それをシリンジに吸い上げて、膣内へ注入するのです。

性行為ができず、膣内に射精ができないのであれば、それだけを助ければより自然に近いですね。実際に、この方法で妊娠するご夫婦もいらっしゃいます。

夫婦でチャレンジできることがあるのなら、より高度な治療に行く前にできることをすべきでしょう。それで妊娠し、出産に結びつけば、こんなにいいことはありません。結びつかなければ、何度か挑戦する、または、人工授精に切り替えることになるでしょう。

それでも、妊娠できないのであれば、そこで初めて体外受精を検討すればいいのです。

結果的に、妊娠に結びつけるにしても、やはり医療は最小限であることが望ましいと思っています。

年齢的に余裕がない人は、どうすればいい？

ＡＭＨ検査についてもいろいろな情報が飛び交っていますが、ＡＭＨの値は卵巣に残された卵胞数を予測しているに過ぎません。妊娠する、しないかは別の問題です。

ＡＭＨの値が低くても、子どもを授かろうと不妊治療をがんばる人はがんばりますし、低くても妊娠する人は妊娠します。

ですから、不妊治療をするにあたって、ＡＭＨの値が治療方法を決定するのではありません。

やはり、妊娠を遠ざけている原因が何かによって治療方法が変わってくる、その方法のより細かいことを選択するための検査の１つとしてＡＭＨ検査があります。

これは、高年齢の女性も同様です。卵子の質の低下は、確かにあることですが、妊娠を遠ざけている原因が何かを知り、治療を選択しましょう。

髙橋産婦人科には、託児施設があり、診察中に子どもを預け、他の通院患者さんに気兼ねなく、安心して診察を受けることができます。育児指導もしていますから、院内には絵本で有名な「はらぺこあおむし」の絵や子どもとプロの画家のコラボした絵などが飾られてホッとする空間もあります。

不妊治療では、自然な妊娠ができるようにと努めていますが、実際に体外受精が必要となったときには、培養に関する設備も機器も揃え、タイムラプス型インキュベーターも導入しています。培養業務は、ベテランの胚培養士が行い、管理しています。

安心できる出産を目指して、一緒にがんばりましょう。

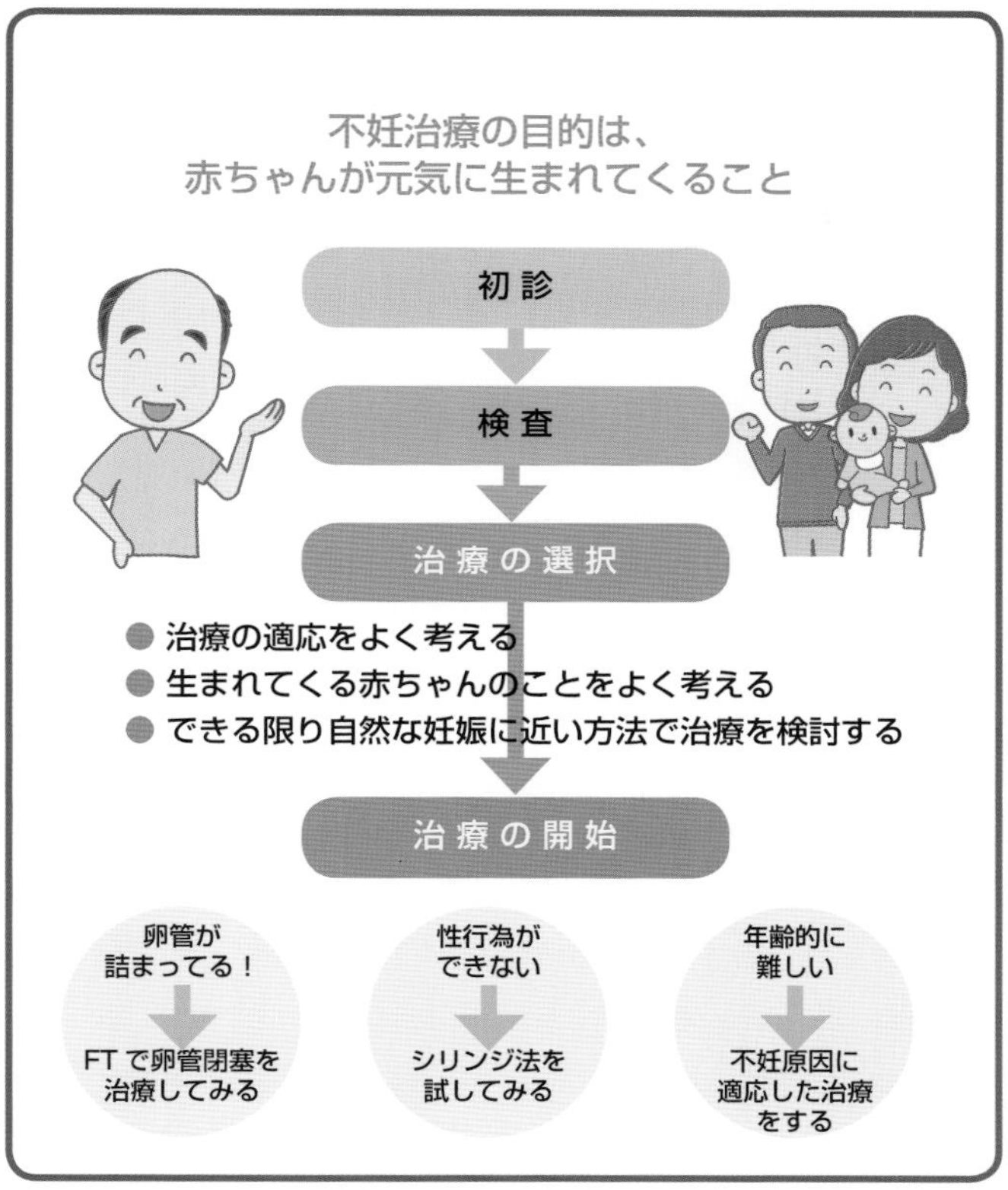
不妊治療の目的は、
赤ちゃんが元気に生まれてくること
初診
検査
治療の選択
● 治療の適応をよく考える
● 生まれてくる赤ちゃんのことをよく考える
● できる限り自然な妊娠に近い方法で治療を検討する
治療の開始
卵管が詰まってる！
FT で卵管閉塞を治療してみる
性行為ができない
シリンジ法を試してみる
年齢的に難しい
不妊原因に適応した治療をする

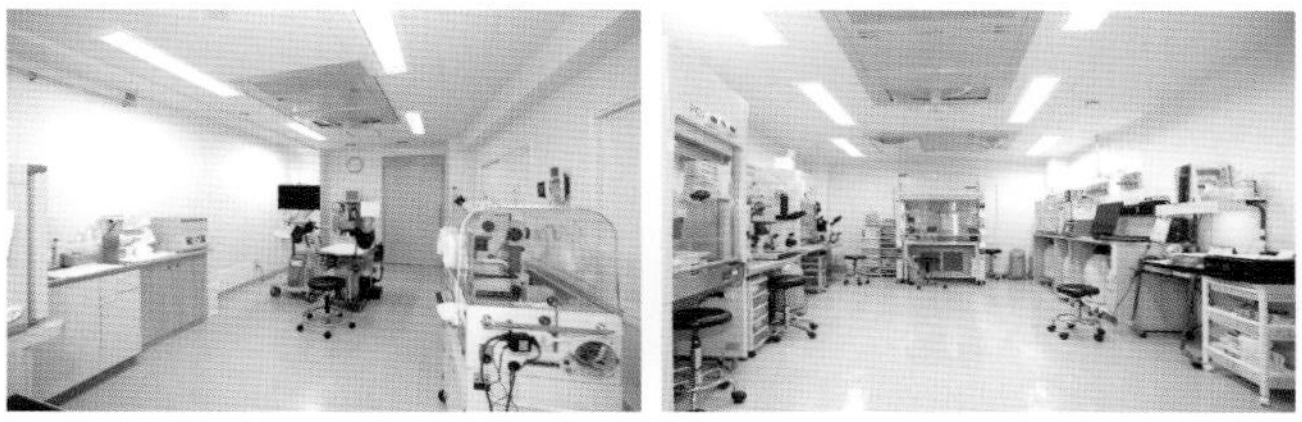
採卵と培養室。ともに広々としていてクリーンな印象

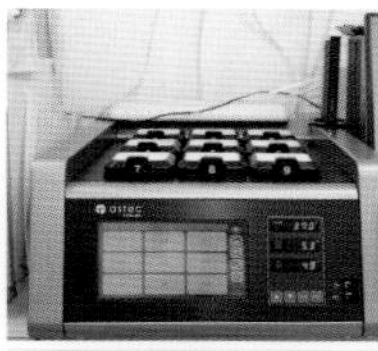
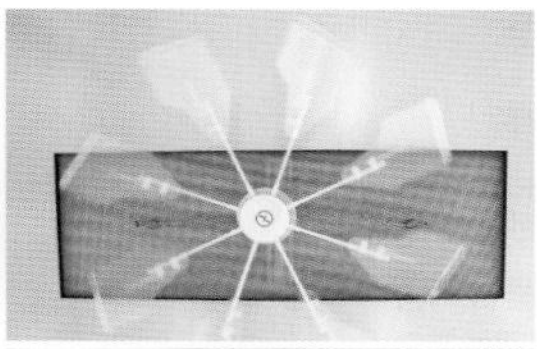
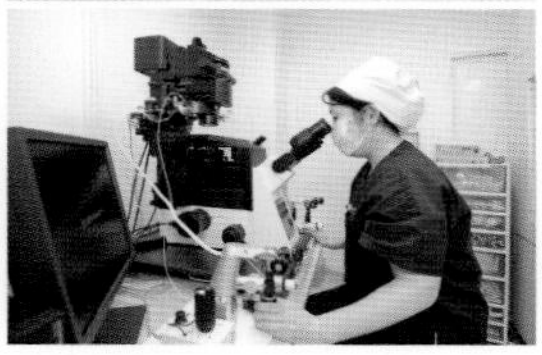
培養室の設備も一新。最新の換気システムで空調を整え、インキュベーターもタイムラプス型を導入しました。これらの進展は、スタッフにとっても大いに役立っています。

Dr. Seiichiro Takahashi Profile

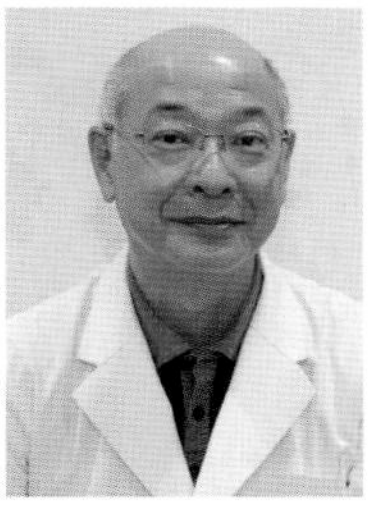
髙橋 誠一郎 院長

[職 歴]
1981 年 3 月　岐阜大学医学部卒業
1985 年 4 月～ 1986 年 3 月　岐阜大学医学部付属病院医員
1986 年 4 月～ 1988 年 3 月　県立下呂温泉病院産婦人科医長
1988 年 3 月～ 1989 年 6 月　岐北総合病院産婦人科部長
1989 年 7 月～髙橋産婦人科院長

[資格]
日本産科婦人科学会産婦人科専門医
日本生殖医学会生殖医療専門医
日本抗加齢医学会専門医

髙橋産婦人科

● 不妊症から不育症の治療に努め、妊娠後も妊婦健診を 36 週まで診て、提携する産科施設で出産することができます。また、小児科及び育児指導もあり、赤ちゃんを授かりたい人が、育児に至るまで安心して通っていただけます。

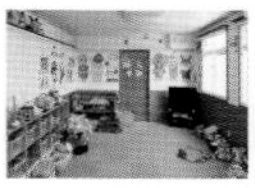

電話番号. 058-263-5726

診療科目／不妊症／生殖医療、婦人科医療、育児指導

診療時間／

	月	火	水	木	金	土	日/祝日
午前　9:30 ～ 12:00	●	●	●	●	●	●	●
午後　16:00 ～ 19:00	●	●	●	ー	●	▲	ー

※土曜午後は 14:00 ～ 16:00
※休診日 / 日曜・祝日、木曜午後
変更情報等、HP での確認をお願いします。
https://takahashi-ladies.jp

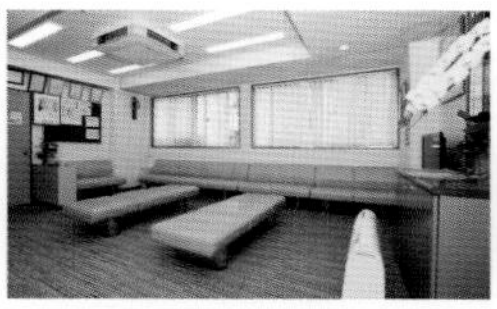
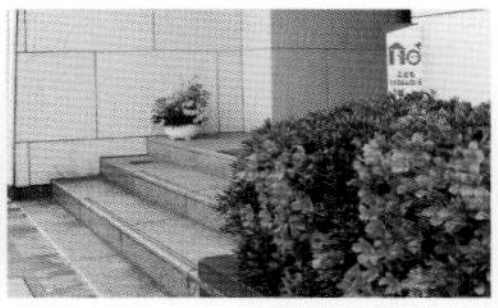
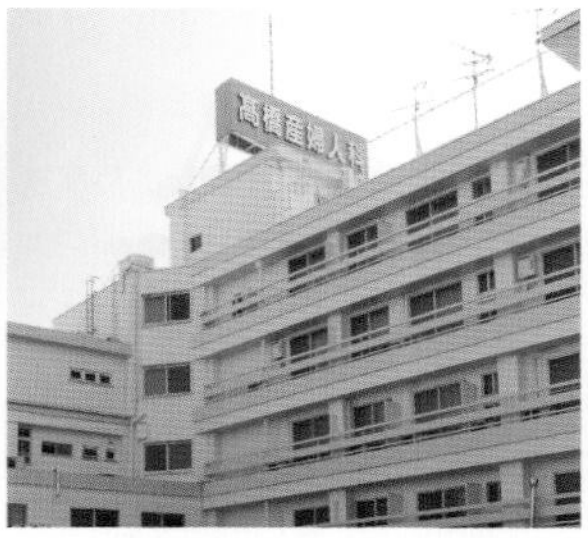

●〒 500-8818　岐阜県岐阜市梅ヶ枝町 3 丁目 41 の 3
駐車場完備

NEWS

胚の染色体数異常をチェックするPGT-A検査

30代後半の妊娠率アップが期待される

生殖遺伝子検査で世界をリードするアイジェノミクス。今回は日本での普及が期待されるPGT-A検査の現状や有用性についてうかがいました。

PGT-A検査とは？

体外受精に活用される検査として着床前診断（PGT）があります。着床前診断は、受精卵（胚）の一部を取り出して遺伝子検査を行うものですが、PGT-Aもその中の一つで、胚の染色体の異数性を調べる検査です。

着床率の低下を招く「異数性」

人間の染色体は22対の常染色体と、1対の性染色体という46本で構成されています。しかし、本来46本あるはずの染色体が多かったり、少なかったりすることがあり、これを染色体の異数性といいます。異数性が起こると、胚の着床率は大幅に下がる傾向にあります。

体外受精で胚を移植した場合の着床率は、日本国内では、30％前後とされています。これに対し、海外では50～70％程度、高いと80％におよぶ場合もあります。

この違いがどこにあるかというと、海外では積極的にPGT-A検査を活用し、異数性をもたない胚、つまり正常胚を優先的に移植しているからといえるでしょう。

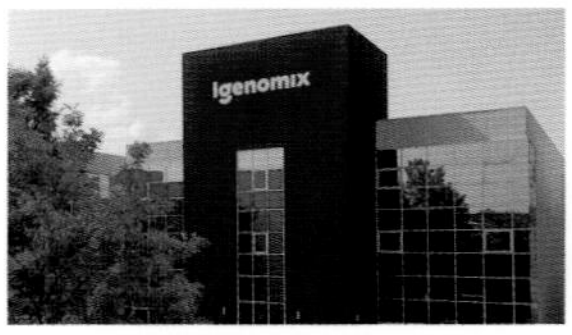

アイジェノミクス社は、スペインのバレンシアに本社のある遺伝子検査会社です。着床の窓を特定するための子宮内膜着床能検査 ERA（エラ）、子宮内の乳酸桿菌の割合を特定する子宮内膜マイクロバイオーム検査 EMMA（エマ）、子宮内に存在する感染症に関わる菌を特定する感染性慢性子宮内膜炎検査 ALICE（アリス）の3検査を筆頭に、疾患保因者検査（CGT）や残留受胎生成物検査（POC）、単一遺伝子疾患に対する着床前診断（PGT-M）、染色体異数性を調べる着床前検査（PGT-A）など、不妊治療のための、最先端の生殖遺伝子検査を提供しています。2017年には、株式会社アイジェノミクス・ジャパンが設立され、日本国内でも、すでに約250施設がアイジェノミクスの検査を導入しています。

アイジェノミクスの Smart PGT-A 検査

- 20年以上にわたり着床前診断に関わる研究分野の最先端で活躍してきたカルメン・ルビオ先生がディレクターを務めるアイジェノミクスのPGT-A部門。年間の解析検体数は、世界シェアの約半数となる18万件にのぼります。
- アイジェノミクスでは、世界中から集まる大量のデータをAIで解析することにより、日々検査結果の精度を向上し続けています。また、AIの導入や検体処理の自動化は、ヒューマンエラーによる検査結果のぶれを、最小限に抑えるという点においても役立っています。
- 移植に適した胚を、着床能力の高い順にランク付けしてくれる、ミトスコア解析も、ユニークなポイントです。アイジェノミクスのオリジナル解析であるミトスコアでは、ミトコンドリアのDNA量を調べることで、胚のエネルギー指標を得ることが出来ます。

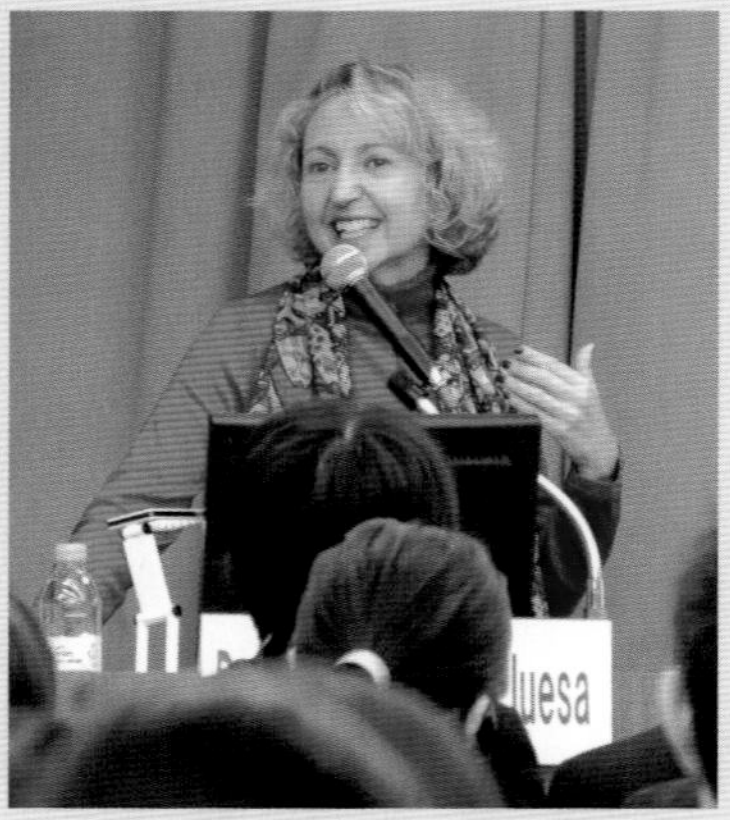

カルメン・ルビオ先生

スペインバレンシア大学にて生殖医療分野における学位PhD取得後、20年以上にわたり着床前診断である染色体異数性およびモザイク胚に関する研究に従事。その功績によりIgenomix本社のPGT部門のディレクターとして現職に至る。

※2019年には、日本生殖医学会にて講演を行った。写真はその際に撮影されたもの。

初期流産の原因も異数性が多数

たとえ染色体の異数性があったとしても、着床することはあります。ただし、妊娠初期で流産するケースが少なくありません。妊娠初期に起こる流産の50%以上は、染色体異常が原因とされています。弊社で実施しているPOC検査で、流産検体からDNAを検出して調べたところ、約8割で染色体異常が確認できました（図2）。

もう1点、流産に関して付け加えると、高齢になるにつれて流産率は上昇します。30代後半になると流産率は高くなりますが、この場合も染色体の異数性が顕著に見られます。

35歳未満ではPGT-A検査をしてもしなくても妊娠率・流産率に大きな差はありません。これは染色体の異数性がまだ多くはないからです。ですが、35歳以上になると異数性の起こる確率は年々高くなっていき、流産率の増加や妊娠率の低下に結びついていきます（図3）。

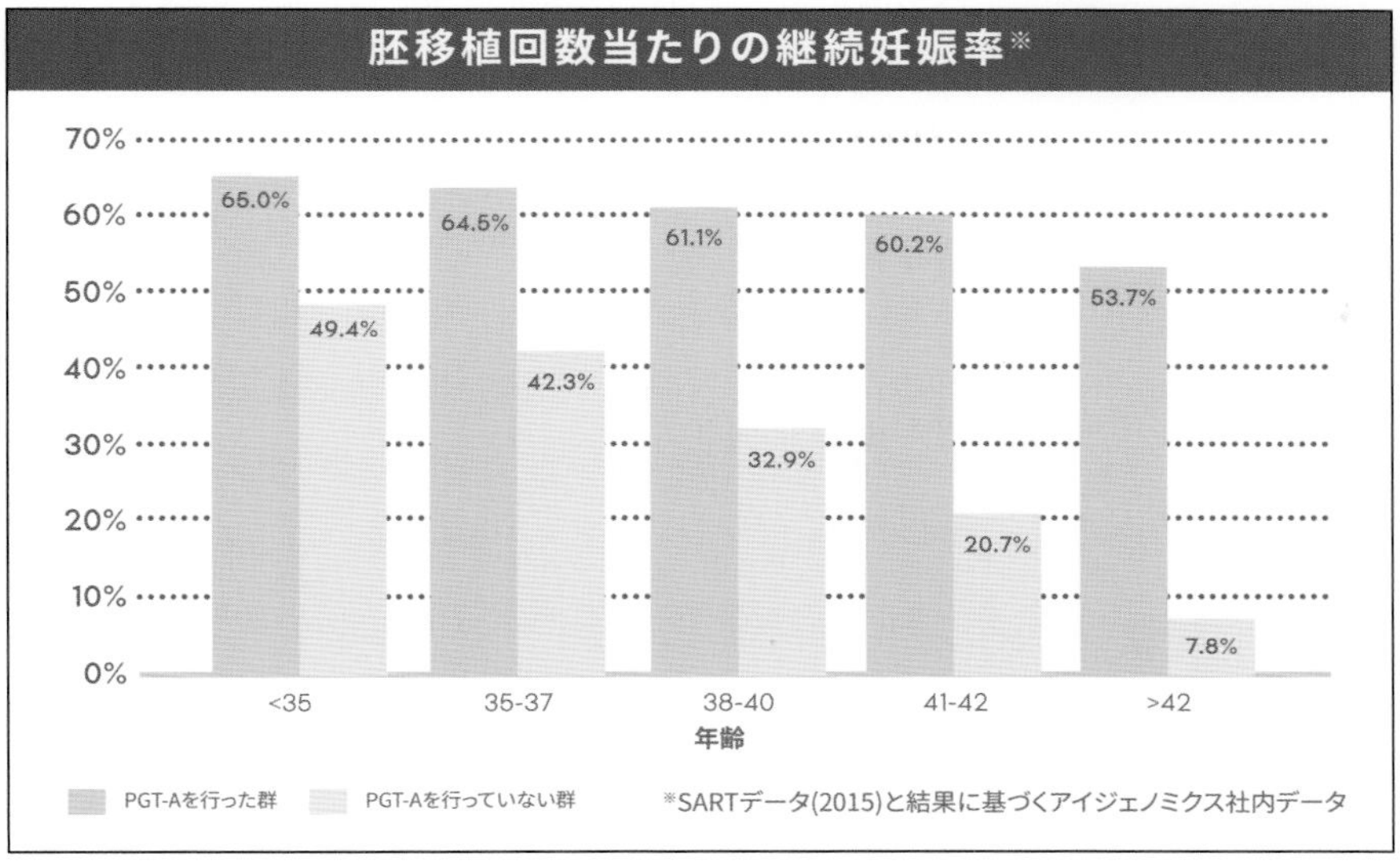

図1

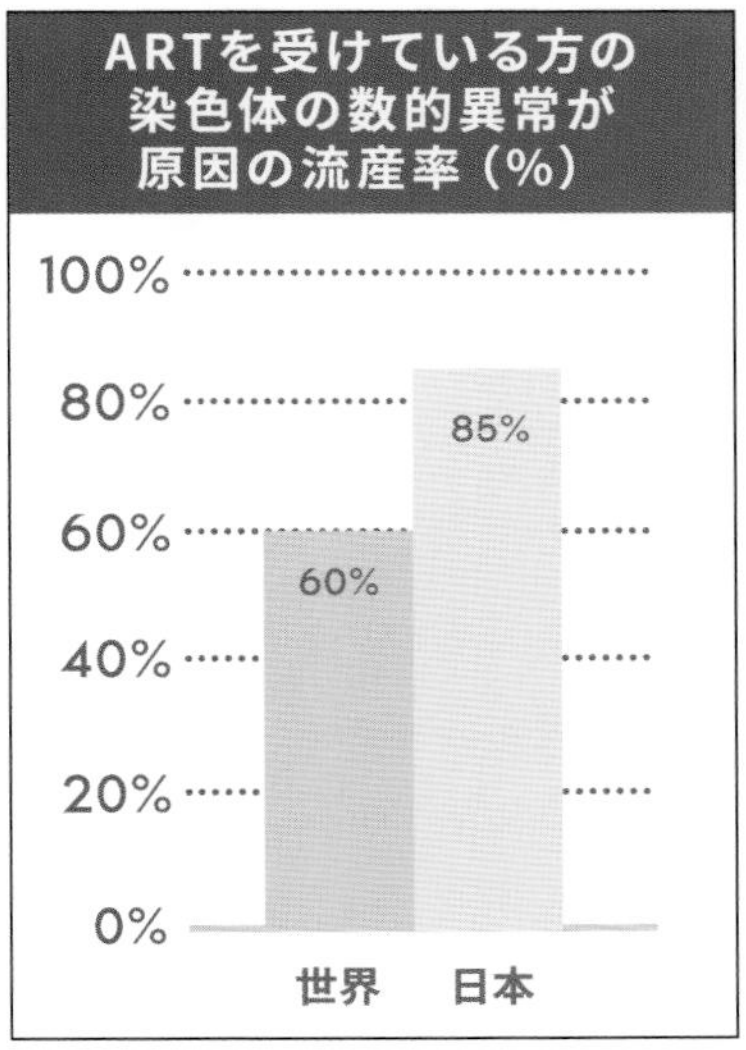

図2

図1：PGT-A検査を行わない場合では、38歳以降の継続妊娠率が大幅に低下しているのに対し、PGT-A検査を行った場合には、継続妊娠率の低下が抑えられている。

図2: 2017年5月から2019年末までの国内の検査データ（社内）と、次の論文のデータを比較したもの：Martínez MC, Méndez C, Ferro J, Nicolás M, Serra V, Landeras J. Cytogenetic analysis of early nonviable pregnancies after assisted reproduction treatment. Fertil Steril. 2010 Jan;93(1):289-92.

年齢が高くなるほど違いが明確に

年齢が高くなるにつれて異数性が起こりやすくなる原因は、卵子の減数分裂にあります。

染色体は、2本1対で23対、全部で46本ありますが、卵母卵胞が減数分裂するとき、これをちょうど半分ずつ、2つの卵子に振り分けます。均等に分裂することができずに、染色体が22本と24本に分かれてしまう、といった卵子の染色体異常は、女性の年齢に関係なく起こりますが、年齢を重ねるにつれて、減数分裂に失敗してしまう割合は増加していきます。

そのため、38歳以上でPGT-A検査をした場合としない場合では、出産率に2倍以上の差が出てしまいます。つまり、PGT-A検査をして異数性をもたない正常胚を移植することで、着床率と妊娠継続率を高めることが出来るのです（図1）。実際に、正常胚を移植した場合では、年齢が高くなっても妊娠率はほぼ変わらないといわれています。

特に日本は、不妊治療を受ける方の年齢が海外よりも高いので、PGT-A検査のメリットが、より大きくなります。

条件を満たせば日本でも検査可能

妊娠率を高める方法として期待されているPGT-A検査ですが、日本では倫理的な側面から使用が制限されてきました。ですが、検査をするか否かで妊娠率に30%以上の差が出るということがわかってきたため、現在は日本産科婦人科学会からの認可を得た施設で、臨床研究を目的とした利用に限り、PGT-A検査が認められています。

臨床研究の対象となるのは、2回以上胚移植をしても妊娠しなかった場合、もしくは原因不明の習慣流産が見られる場合です。臨床研究の対象条件に当てはまる患者様で、研究へのご参加をご希望される方は、対象の認証施設にお問合せのうえ、参加の可否をご確認ください。

胚のグレード評価の精度を高められる

染色体異常の有無は見た目では判断できません。そのため、現在行われている目視での胚のグレード評価では、染色体の異数性を見極めることは出来ません。

目視での形態学的評価と併せて、PGT-A検査を行うことで、より正確に、妊娠まで至りやすい胚から移植することが可能になるので、時間のロスや体・心への負担を減らすことができ

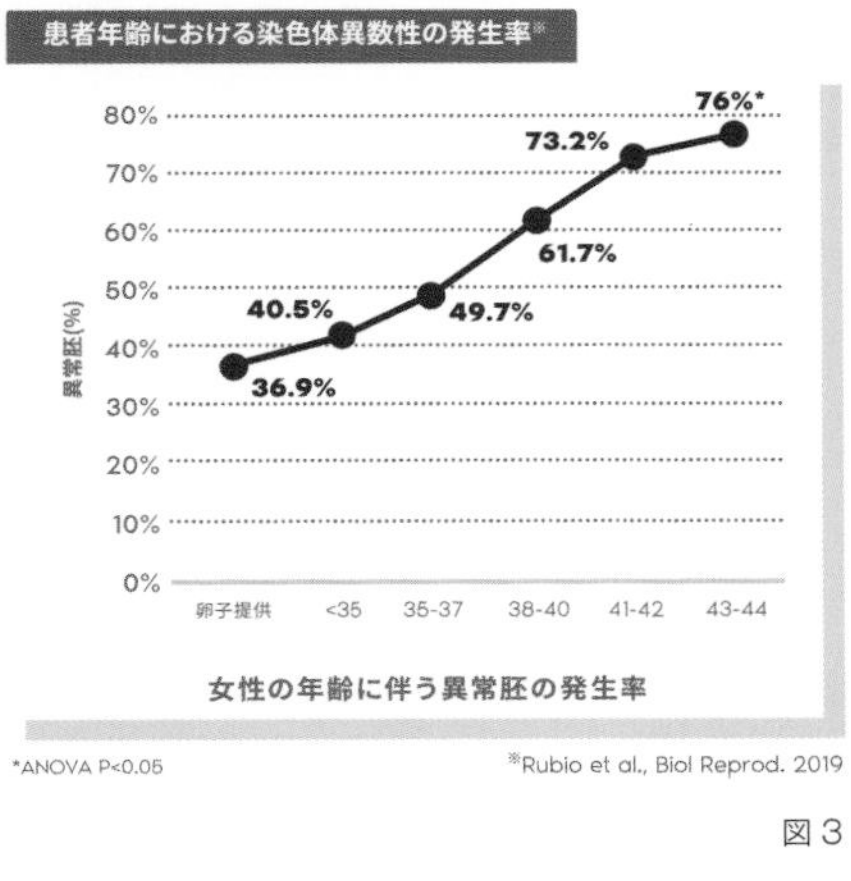

図3

ます。

流産が起こると、体の負担だけでなく心理的にも大きなダメージを残します。また、流産から3ヶ月は胚移植をストップする必要がありますので、時間のロスも少なくありません。

世界で年間18万件 1週間で結果が出る

アイジェノミクスでは、2019年に世界で18万件以上のPGT-A検査を実施しました。世界シェアの半数以上が、アイジェノミクスで実施されています。検体処理の自動化や、AIによる検査結果の判定など最先端の技術によってヒューマンエラーを減らし、精度の高い検査結果を安定して提供し続けていることが、信頼へとつながっています。

PGT-A検査では、胚盤胞まで育てた胚の栄養外胚葉（胎盤になる部分の細胞）をいくつか取り出し検査を行います。胚はそのまま凍結します。採取した細胞からDNAを抽出し、全ゲノムの増幅を行い、専用の機器（次世代シーケンサー）で染色体の数を調べます。検査結果は1週間から10日間ほどで出ますので、胚に問題がないことがわかれば、次の周期に凍結胚を融解して移植することが出来ます。

さらにアイジェノミクスのPGT-A検査には、染色体の異数性が見られなかった正常胚を、特に状態の良い順にランキングするサービスが含まれています。ストレスを受けた胚は、そうでないものに比べてミトコンドリア量が増えることがわかっているため、ミトコンドリアのDNA量をカウントすることで、それぞれの胚の状態を知ることができるというものです。

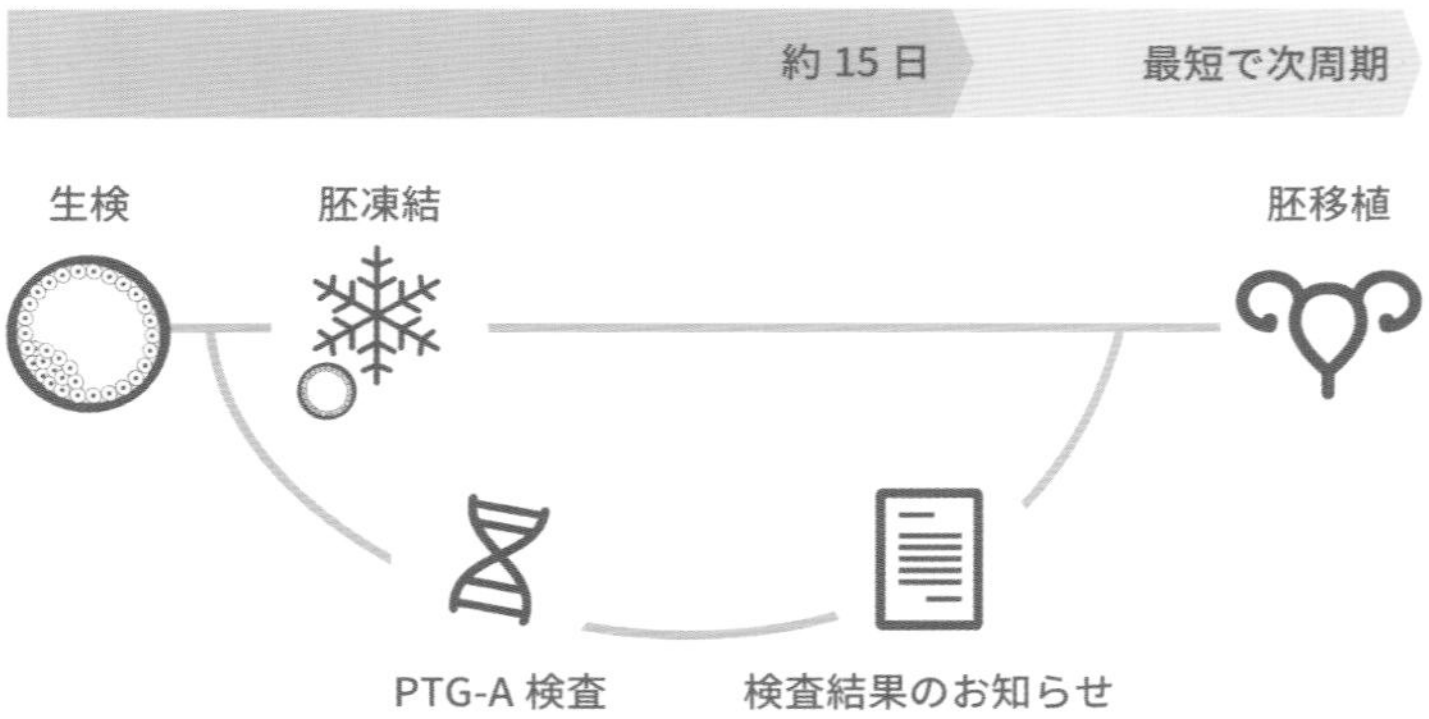

PGT-A とエンドメトリオ検査の組み合わせで、着床の可能性をさらに高めます

EndomeTRIO
エンドメトリオ検査

アイジェノミクスでは、大切な胚をより高い確率で着床させるための、さまざまな検査をご提供しています。胚が着床し育っていく場所である子宮内膜は、妊娠において特に重要であるため、子宮内膜環境に特化した三つの検査（エンドメトリオ検査）を、Smart PGT-A 検査と組み合わせることで、妊娠成功率を最大化できると考えます。

エンドメトリオ検査には、妊娠を望む女性お一人おひとりに合わせて、最も着床の可能性が高まる移植タイミングを特定する **ERA 検査**、着床を促す乳酸菌として知られるラクトバチルス菌が、子宮内にどのくらいあるかを特定する **EMMA 検査**、着床の妨げになる菌が子宮内に存在していないことを確認する **ALICE 検査**、という 3 種類の検査が含まれています。

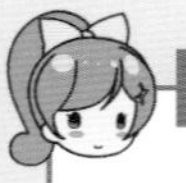

ERA《エラ》検査

あなたの着床の窓を調べます

- 子宮内膜には着床に適した期間（着床の窓）があります。
- この期間は個人によって異なり､ERA 検査では､患者様個々の着床の窓を特定します。
- 最適なタイミングの胚移植をすることで、妊娠率を高めます。

不妊治療に通う37%位の女性は着床の窓の時期がズレています

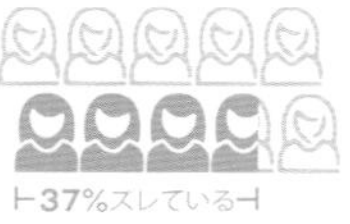

37%ズレている

ERAで妊娠率を 25%アップ！

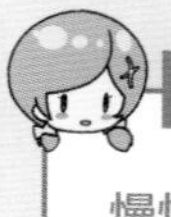

ALICE《アリス》検査

慢性子宮内膜炎を起こす細菌を調べます

- 慢性子宮内膜炎は、細菌感染によって起こり、不妊症・不育症の原因の 1 つとなります。
- ALICE 検査では、従来の方法では特定できなかった慢性子宮内膜炎の病原菌を検出いたします。

習慣性流産や着床不全患者では66%が罹患していると言われています。

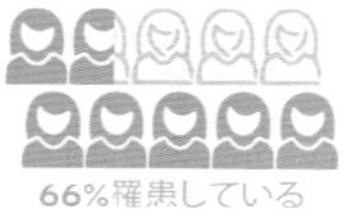

EMMA/ALICE で着床・妊娠率上昇します！

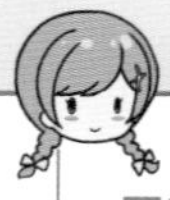

EMMA《エマ》検査

子宮内膜の細菌の種類と量を調べます

- 子宮内膜の細菌の種類と量を測定し､バランスが正常かどうかを調べます。
- 子宮内膜の乳酸桿菌の割合は、着床・妊娠率に、大きく関わります。
- 子宮内環境を改善する（乳酸桿菌の割合を上げる）ことにより着床・妊娠率が向上します。

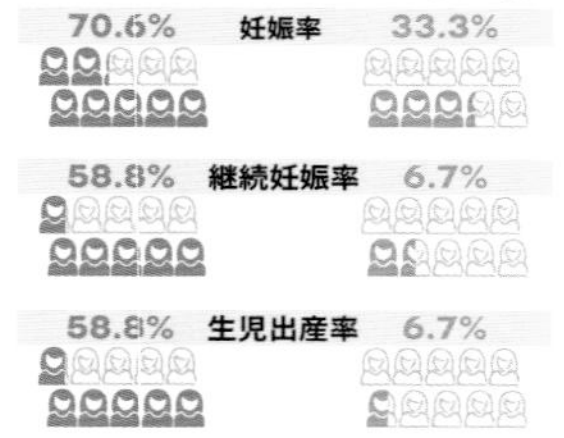

子宮内乳酸菌が多い群
子宮内乳酸菌が少ない群
70.6% 妊娠率 33.3%
58.8% 継続妊娠率 6.7%
58.8% 生児出産率 6.7%

正常胚がない場合はどうする？

ＰＧＴ-Ａ検査の結果、すべての胚で染色体の異数性が確認されるということも、残念ながら起こります。つまり、正常胚がひとつもない状態です。

そのような場合には、正常な細胞と異常のある細胞が混在している胚を移植するという選択肢もあります。このような胚は、モザイク胚と呼ばれています。

正常胚を移植した場合の着床率が60％超なのに対し、モザイク率50％未満の胚を移植したときの着床率は約50％、モザイク率50％以上の胚になると着床率は約40％になるという報告があります（※1）。検査をせずに移植した場合の着床率30％よりは高めの結果となっていますが、モザイク胚の扱いについては判断が難しく、現在でも議論が続けられています。

アイジェノミクスではモザイク胚の移植は推奨しておらず、医師とのご相談となります。

正しく理解して納得のいく決断を

ＰＧＴ-Ａ検査は有用な検査ではありますが、注意すべき点もあります。

まず、検査で正常胚と判断されたからといって必ずしも妊娠するわけではありません。また、検査の際に胚盤胞にダメージを与える可能性もあります。

一方、検査のメリットとして挙げられるのは、妊娠までの期間を短縮できること、また不妊治療にかかる費用についても抑えられる傾向があります。

日本での実施件数はまだ少ないのですが、日本産科婦人科学会のパイロット研究の結果によると、日本国内でもＰＧＴ-Ａ検査後の妊娠率は約66.7％（２０１６～２０１９年）となり、検査をしない場合と比べて、２倍以上の成功率になりました。（※2）

医師によって考え方も違うので、検査を受ける際には、納得のいくまで医師や遺伝カウンセラーとよくご相談されることをお勧めします。

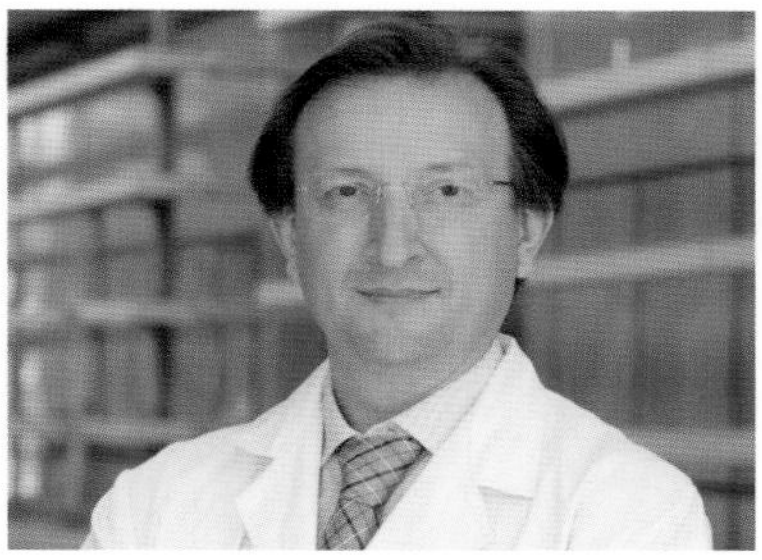

最高技術責任者　カルロス・シモン教授 プロフィール

1961年 スペイン生まれ。生殖内分泌専門医および研究者。2007年バレンシア大学医学部産婦人科教授。2013年スタンフォード大学医学部産婦人科教授。2009年よりIgenomix社の最高科学責任者。2011年Medical InvestigationにてPrize Jaime I 受賞 。 2016年ASRM DistinguishedResearch Award 受賞

※1 : Spinella, F. et al., Extent of chromosomal mosaicism influences the clinical outcome of in vitro fertilization treatments. Fertility and Sterility, 109(1), pp.77-83, 2018.

※2 : Takeshi Sato, Mayumi Sugiura-Ogasawara, Fumiko Ozawa, Toshiyuki Yamamoto, Takema Kato, Hiroki Kurahashi, Tomoko Kuroda, Naoki Aoyama, Keiichi Kato, Ryota Kobayashi, Aisaku Fukuda, Takafumi Utsunomiya, Akira Kuwahara, Hidekazu Saito, Toshiyuki Takeshita, Minoru Irahara, Preimplantation genetic testing for aneuploidy: a comparison of live birth rates in patients with recurrent pregnancy loss due to embryonic aneuploidy or recurrent implantation failure, Human Reproduction, Volume 35, Issue 1, January 2020, Page 255

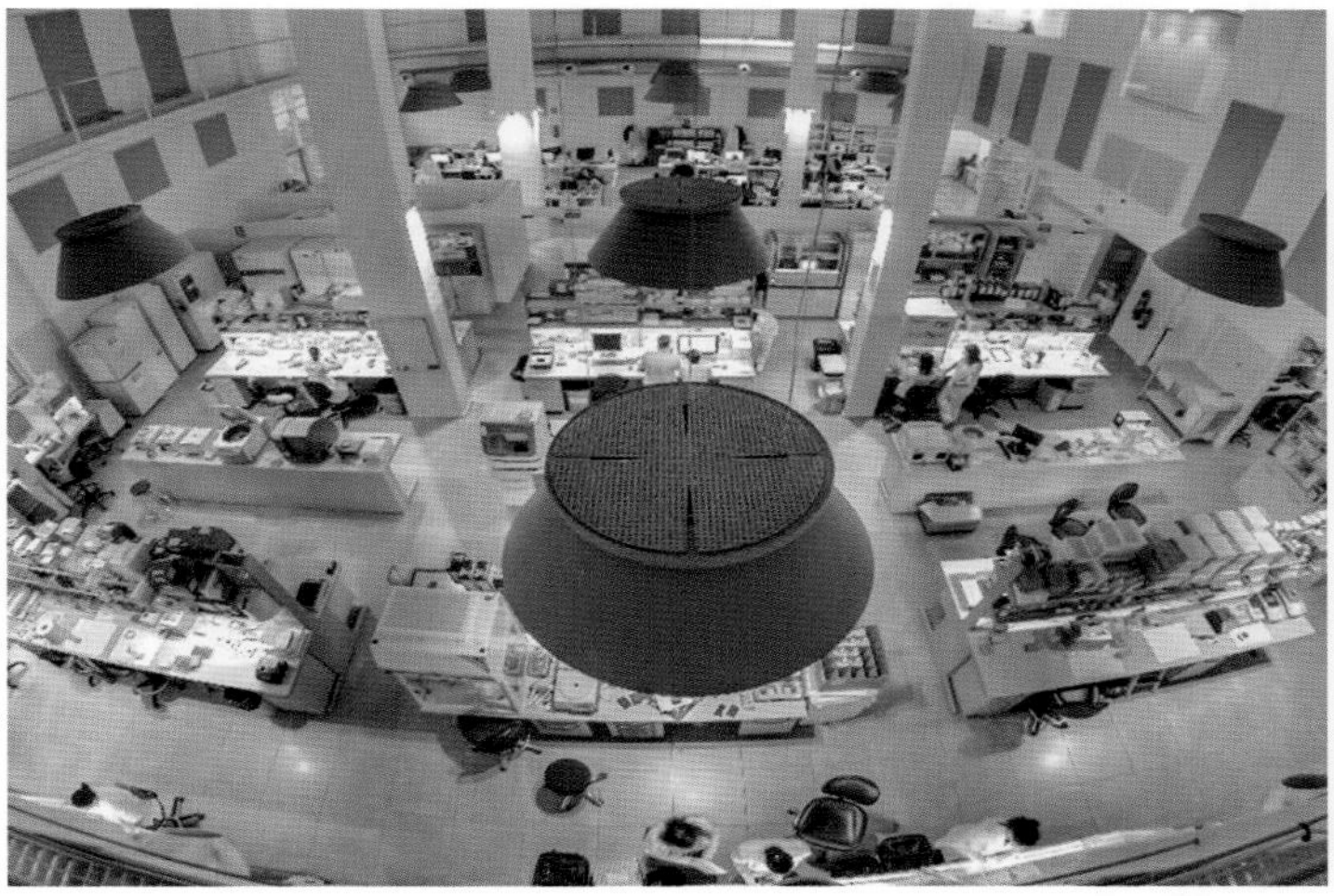

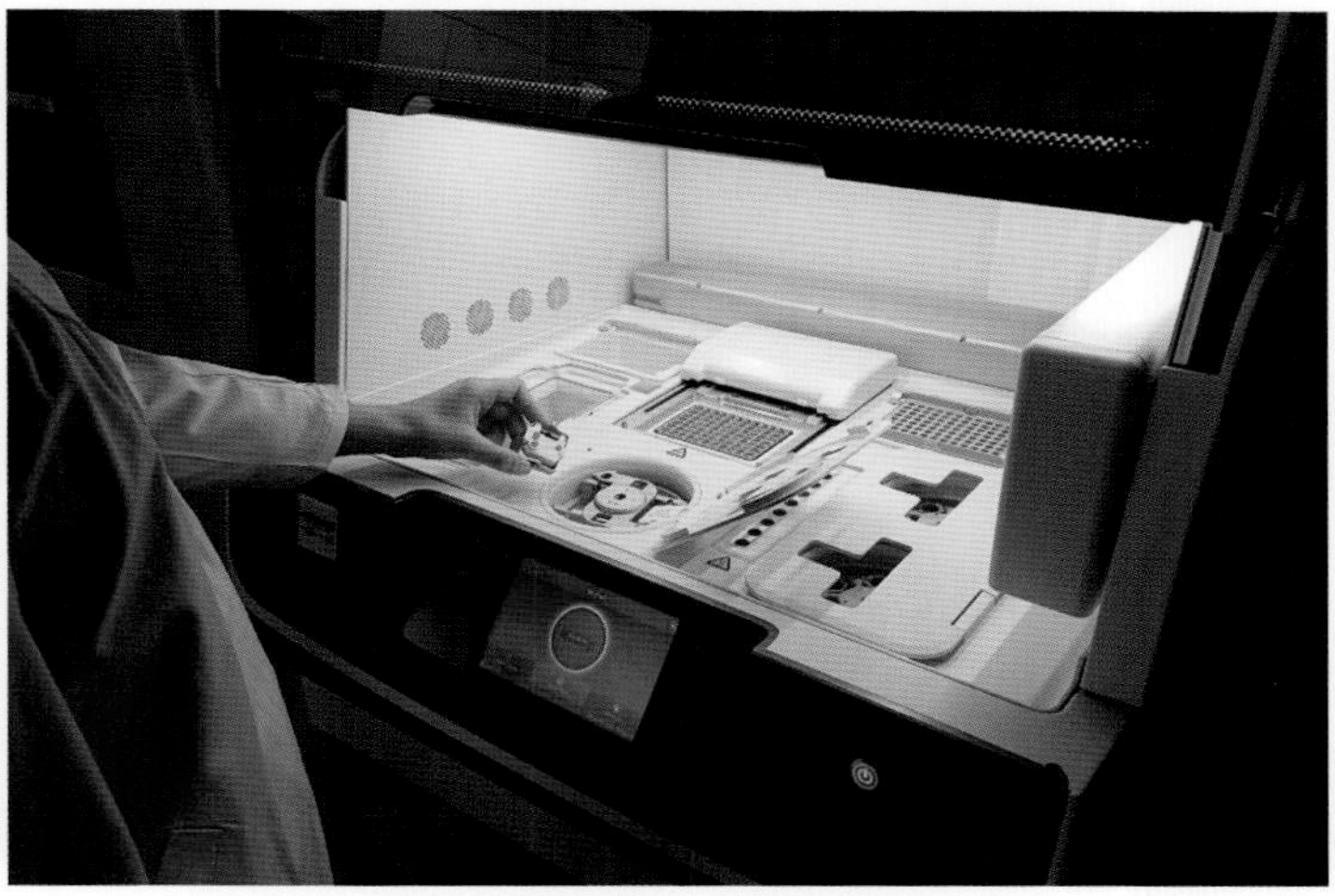

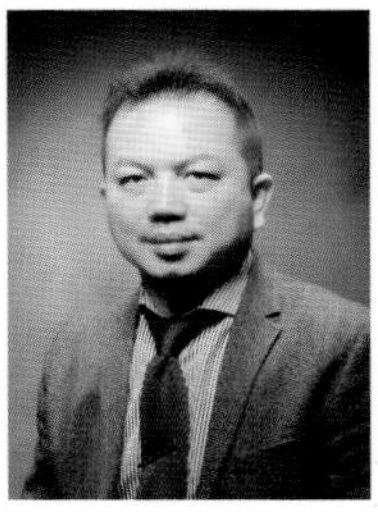

アジア太平洋地域統括責任者　張 博文(Andy Chang) プロフィール

1999年　清華大学（台湾）卒業
2005年　京都大学大学院にて博士号を取得
2011年　マイクロアレイの最大手 Affymetrix Japan 社にて技術部長を経て、APAC 事業開発ディレクターに就任
2017年　Temple University Japan において MBA 取得 (首席)
Igenomix Japan 日本法人代表 兼 APAC 事業開発ディレクター
2019年　Igenomix アジア太平洋地域統括責任者

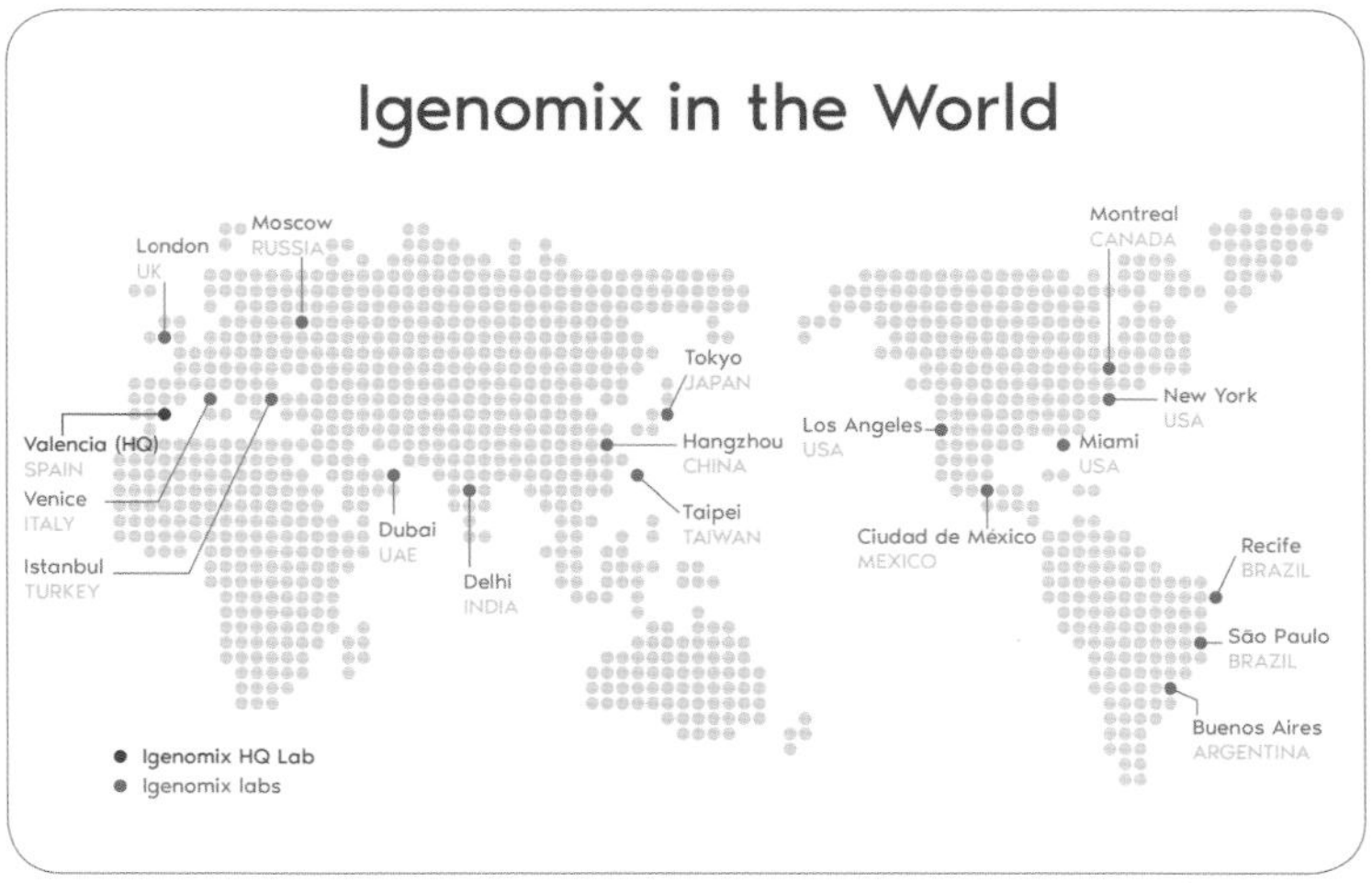

このコーナーでは、全国のクリニックで行われている
不妊セミナー（勉強会や説明会）の情報を紹介しています。

Seminar information

あなたの
今後の治療に
お役立ち！

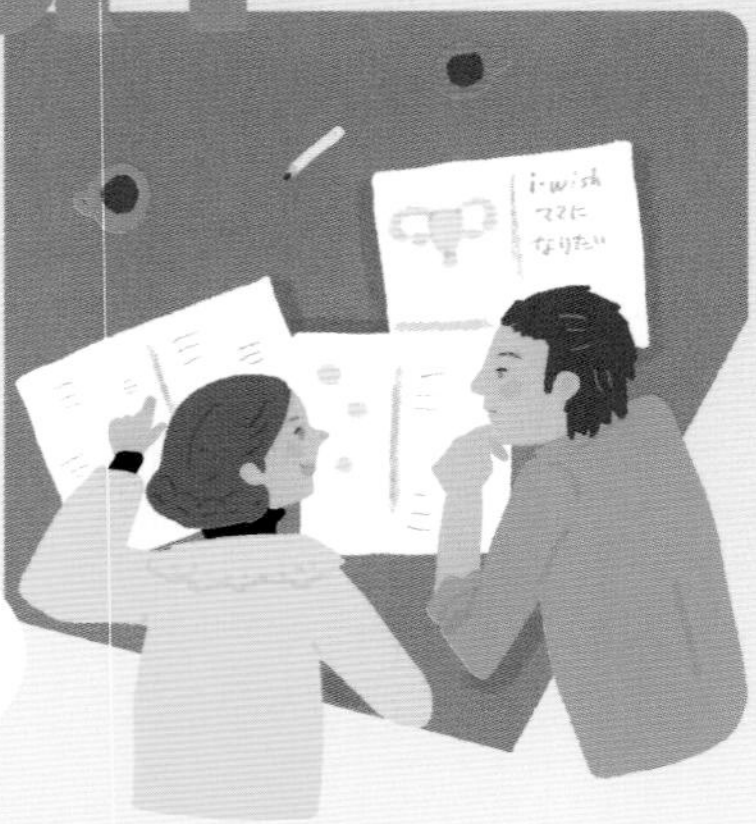

参加予約

参加予約の方法も
分かります

夫婦で参加すれば理解はさらに深まります

勉強会、説明会、セミナーで得られることは いっぱいある

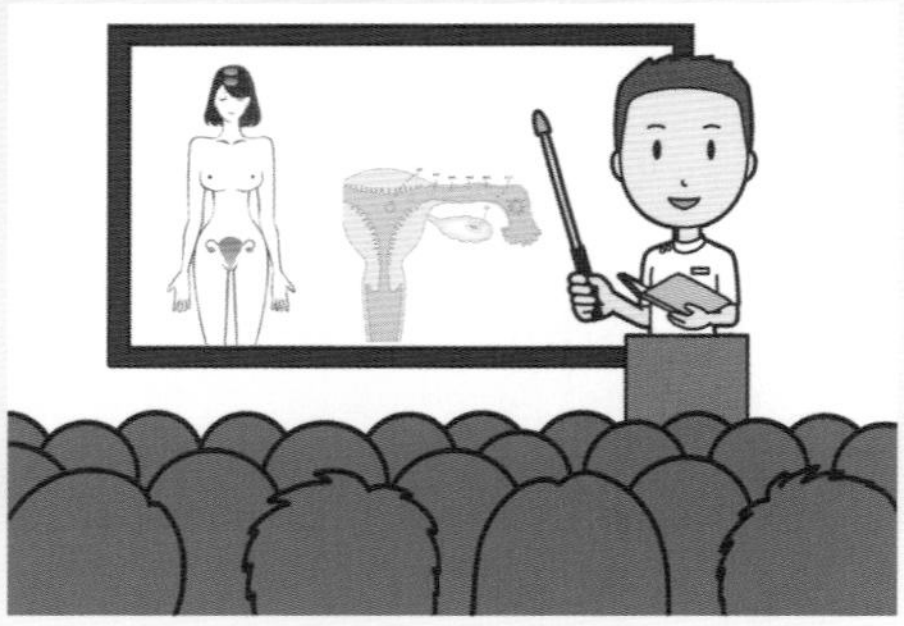

- 妊娠の基礎知識
- 不妊症と治療のこと
- 検査や適応治療のこと
- 治療スケジュール
- 生殖補助医療・体外受精や顕微授精の説明
- 費用や助成金　など

夫婦でタイミングを合わせてきたけれどなかなか妊娠しない！ 治療を続けてきたけれど、これからどうしたらいいのかな？ そんな時、みなさんはいろいろな情報を調べ始めることでしょう。手軽で簡単なインターネットから情報を得る方も多いと思いますが、おススメはクリニックの勉強会です。

最近では、多くのクリニックで勉強会などが開催され、医師から直接、正確で最新、最適な情報を得ることができます。病院選びをするときには、いくつかの勉強会に参加してみるのがおススメです。自分たち夫婦に合った医師選び、病院選びがきっとできるでしょう。ぜひ、ご夫婦一緒に参加してみてくださいね！

新型コロナウイルスの影響により、治療施設における勉強会などのスケジュールや開催方法に変更が生じることがあります。詳細は、各施設のホームページなどで、あらかじめご確認ください。

Saitama　Access 東武東上線・東京メトロ有楽町線・副都心線 和光市駅南口　徒歩 40 秒

https://www.tenderlovingcare.jp

恵愛生殖医療医院

埼玉県和光市本町 3-13 タウンコートエクセル 3F
TEL: 048-485-1185

参加予約▶TEL ：048-485-1185

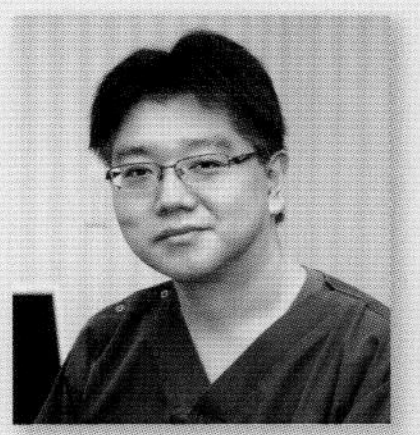

林　博 医師

■名称…………生殖医療セミナー
■日程…………原則土曜日15時半～約1時間半程度
■開催場所……当院内
■予約…………必要
■参加費用……無料
■参加…………他院の患者様 OK
■個別相談……無し

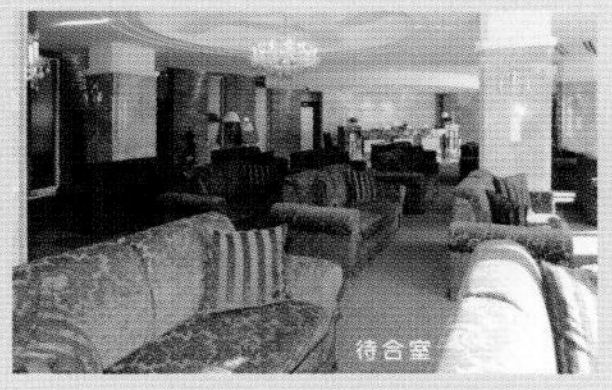

待合室

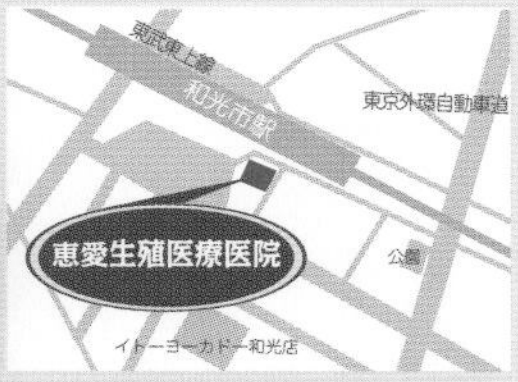

●世の中には不妊症や不育症に関しての情報があふれていますが、なかには誤った情報もあります。正しい知識をより深めてもらうための講義形式のセミナーです。ぜひご夫婦でご参加ください。（他院で治療中の患者様は、事前の受付、予約が必要です）

Chiba　Access JR 総武線・武蔵野線・東京メトロ東西線 西船橋駅南口 徒歩 1 分

https://koyama-womens.com

西船橋こやまウィメンズクリニック

千葉県船橋市印内町６３８－１ ビューエクセレント 2F
TEL: 047-495-2050

参加予約▶047-495-2050

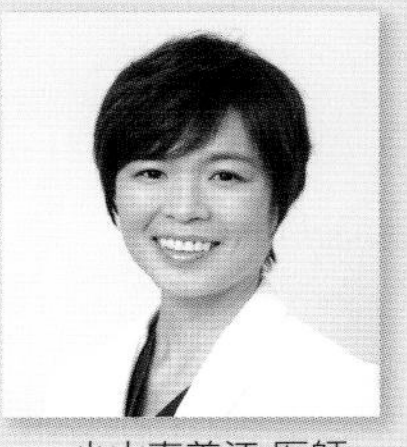

小山寿美江 医師

■名称…………体外受精治療説明会
■日程…………月 1～２回
■開催場所……クリニック内
■予約…………必要
■参加費用……無料
■参加…………他院患者様 OK
■個別相談……有り

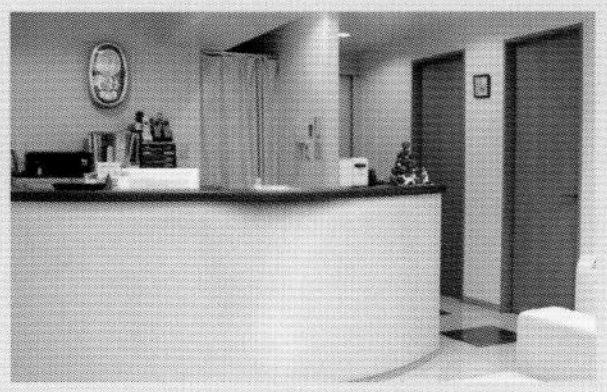

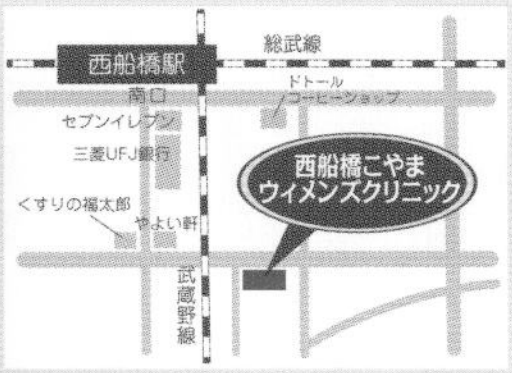

●西船橋こやまウィメンズクリニックはタイミング法や人工授精及び体外受精・顕微授精などの高度生殖補助医療を専門とする不妊治療クリニックです。不妊治療にお悩みの方はまずご来院ください。じっくりお話やご希望を伺い、最適な治療方法をご提案します。また看護師による無料の不妊カウンセリングや「体外受精治療説明会」を月 1～2 回定期的に実施しております。

Tokyo　Access JR 神田駅より 徒歩３分

https://www.aidakibo.com

あいだ希望クリニック

東京都千代田区神田鍛冶町３-４ oak 神田鍛冶町ビル２F
TEL: 03-3254-1124

参加予約▶ホームページの
申込みフォームより

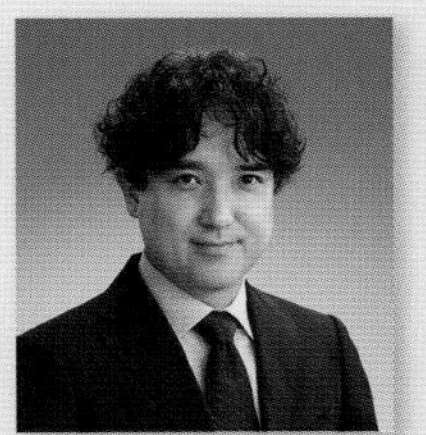

会田拓也 医師

■名称…………自然周期体外受精セミナー
■日程…………月１回
■開催場所……クリニック内
■予約…………必要
■参加費用……無料
■参加…………他院の患者様 OK
■個別相談……有り（1 組 1 つまで）

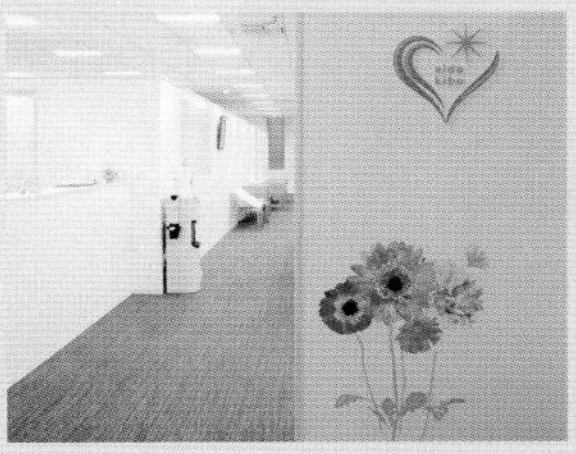

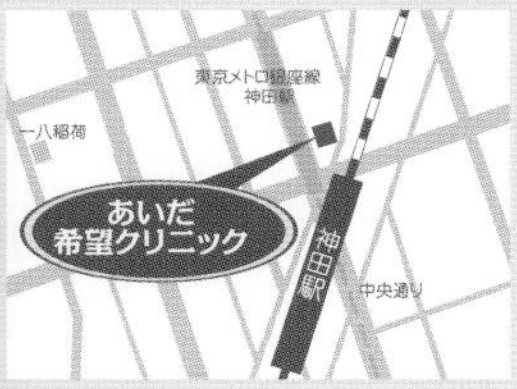

●体外受精治療を考えているご夫婦にむけ、自然周期体外受精セミナーを開催しています。体外受精に対する疑問、不安をセミナーを通して解決してみませんか？ お一人での参加も可能です。通院する施設での開催ですので、治療についてはもちろんのこと、通院時間やクリニックの雰囲気を感じていただけます。

Tokyo Access 東京メトロ銀座線、東西線、都営浅草線日本橋駅（B6 出口）直結

https://www.naturalart.or.jp/session/

Natural ART Clinic 日本橋

東京都中央区日本橋 2-7-1 東京日本橋タワー 8F
TEL: 03-6262-5757

参加予約▶ホームページの申込みフォームより

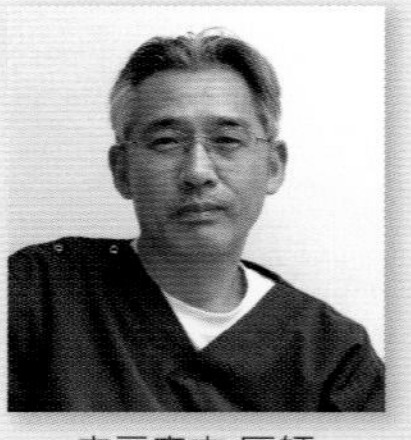

寺元章吉 医師

■名称…………体外受精説明会
■日程…………月 4 回ほど
■開催場所……Natural ART Clinic 日本橋他
■予約…………必要
■参加費用……無料
■参加…………他院の患者様 OK
■個別相談……有り

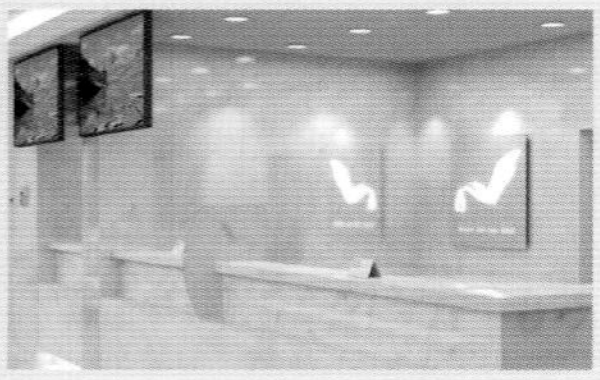

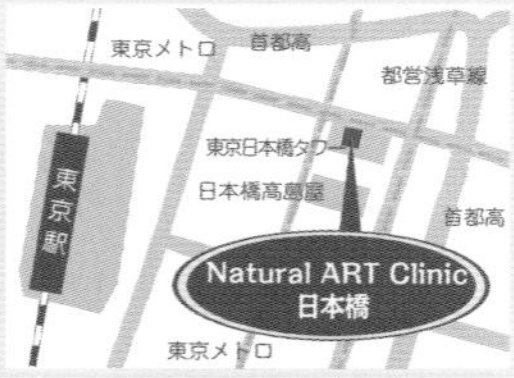

●定期的（月 4 回ほど）に不妊治療/体外受精説明会を行っております。医師による当院の体外受精方法・方針を専門的な知識を織り込みご説明いたします。

Tokyo Access JR 新橋駅日比谷口 徒歩 2 分、地下鉄銀座線・都営浅草線新橋駅 8 番出口 徒歩 1 分、地下鉄都営三田線内幸町駅 A 1 出口 徒歩 1 分

https://www.yumeclinic.net/session/

新橋夢クリニック

東京都港区新橋 2-5-1 EXCEL 新橋
TEL: 03-3593-2121

参加予約▶ホームページの申込みフォームより

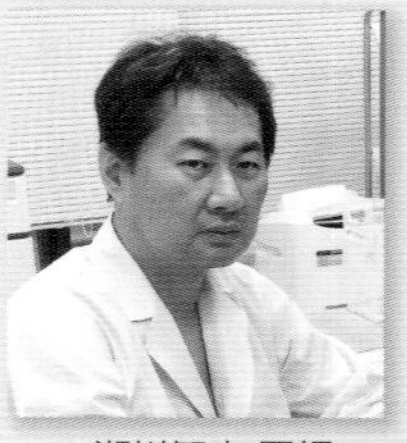

瀬川智也 医師

■名称…………体外受精説明会
■日程…………月 2 回程
■開催場所……新橋夢クリニック他
■予約…………必要
■参加費用……無料
■参加…………他院患者様 OK
■個別相談……有り

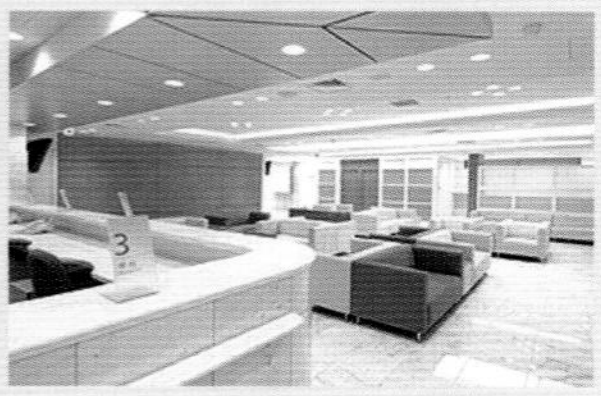

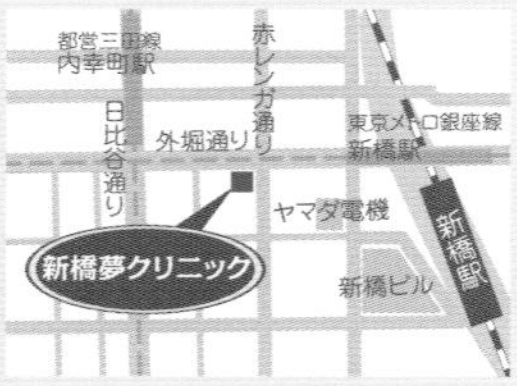

●定期的（月 2 回ほど）に不妊治療/体外受精説明会を行っております。医師はじめ培養士・看護師・検査技師・受付による当院の体外受精方法・方針を専門的な知識を織り込みご説明いたします。

Tokyo Access 東京メトロ千代田線・半蔵門線・銀座線　表参道駅 徒歩 3 分

https://www.c-ange.jp

クリニック ドゥ ランジュ

東京都港区北青山 3-3-13 共和五番館 6F
TEL: 03-5413-8067

参加予約▶ホームページの申込みフォームより

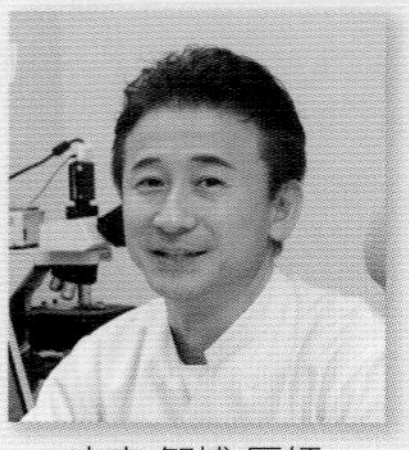

末吉 智博 医師

■名称…………不妊治療説明会
■日程…………月 1 回ほど
■開催場所……クリニック内
■予約…………必要
■参加費用……無料
■参加…………他院の患者様 OK
■個別相談……有り

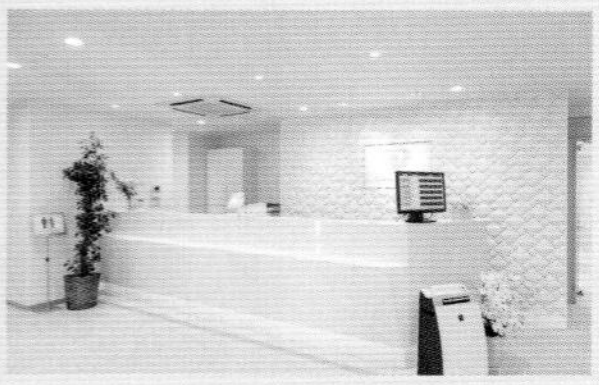

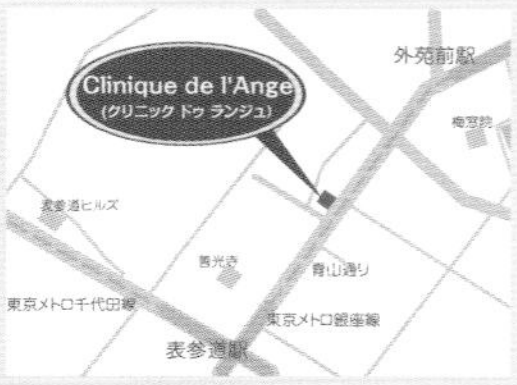

●参加費無料の不妊治療説明会を定期的に行っております。説明会では、体外受精や不妊治療の仕方、当院の特徴や治療方針などを、院長と培養士長がスライドや動画を使って分かりやすくご説明いたします。当院での不妊治療をご検討されている方や、治療を始めるかどうか迷われている方、不妊治療に興味をお持ちの方も、是非ご参加ください。

Tokyo　Access JR 品川駅高輪口 徒歩５分

https://ivf-kyono.com

京野アートクリニック高輪

東京都港区高輪 3-13-1 高輪コート５F
TEL: 03-6408-4124

参加予約▶ホームページの
申込みフォームより

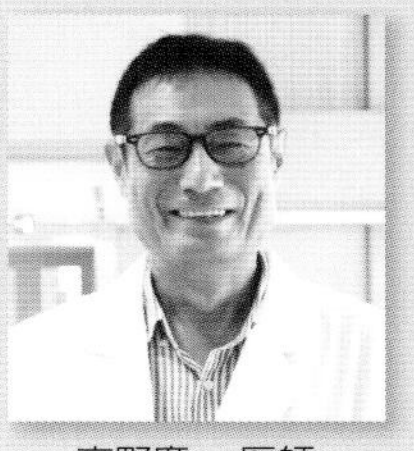
京野廣一 医師

■名称…………妊活セミナー
■日程…………月１回(土曜)
■開催場所……TKP 品川カンファレンスセンター ANNEX
■予約…………必要
■参加費用……無料
■参加…………他院の患者様 OK
■個別相談……無し

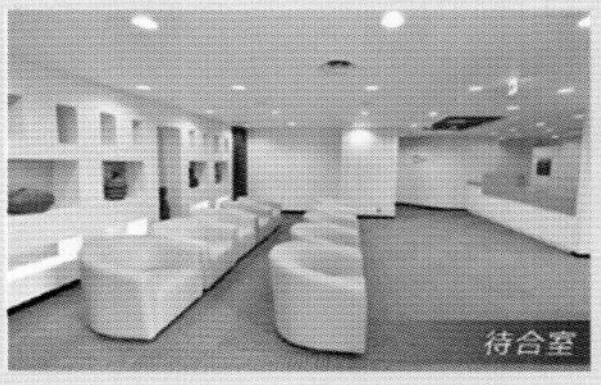

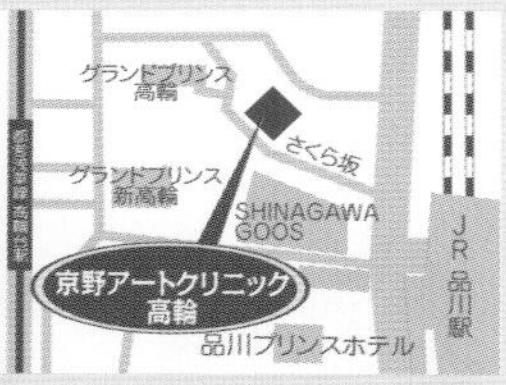

●当院の妊活セミナーは、不妊治療の全般（一般不妊治療から高度生殖医療まで）について、また、無精子症も含めた男性不妊、卵管鏡下卵管形成術、未熟卵体外成熟培養など、当院の治療方法・方針をご説明いたします。

Tokyo　Access JR 山手線、総武線、都営大江戸線 代々木駅 徒歩５分　JR 千駄ヶ谷駅 徒歩５分　東京メトロ副都心線北参道駅 徒歩５分

https://www.haramedical.or.jp

はらメディカルクリニック

東京都渋谷区千駄ヶ谷 5-8-10
TEL: 03-3356-4211

参加予約▶ホームページの
申込みフォームより

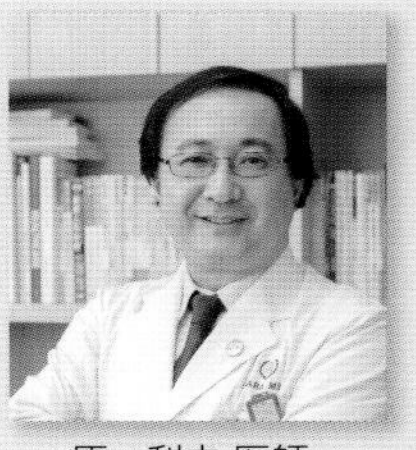
原　利夫 医師

■名称…………体外受精説明会
■日程…………１ヶ月に１回
■開催場所……SYD ホール
■予約…………必要
■参加費用……無料
■参加…………他院患者様 OK
■個別相談……有り

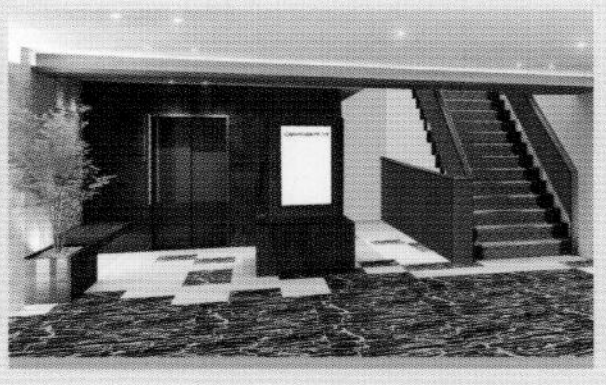

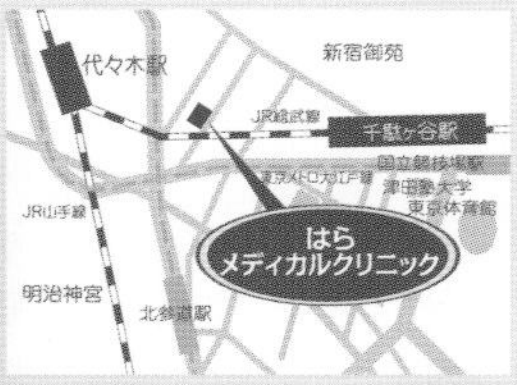

●【説明会･勉強会】はらメディカルクリニックでは、①体外受精説明会/１カ月に１回　②42歳からの妊活教室/年２回
③不妊治療の終活を一緒に考える会/年２回　④おしゃべりサロン（患者交流会）/年２回　を開催しています。
それぞれの開催日程やお申込は HP をご覧ください。

Tokyo　Access 東急東横線、大井町線「自由が丘駅」徒歩 30 秒

https://www.mine-lc.jp/

峯レディースクリニック

東京都目黒区自由が丘 2-10-4 ミルシェ自由が丘 4F
TEL: 03-5731-8161

参加予約▶TEL：03-5731-8161

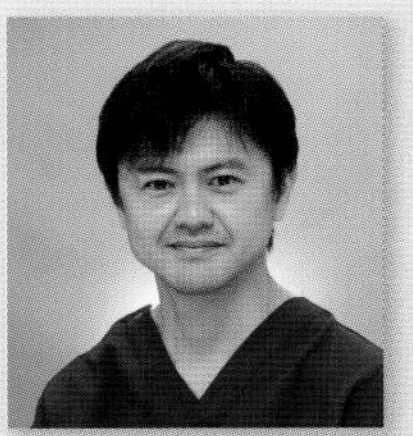
峯 克也 医師

■名称…………体外受精説明会
■日程…………毎月第４土曜※14：00～
■開催場所……院内
■予約…………必要
■参加費用……無料
■参加…………他院患者様 OK
■個別相談……有り

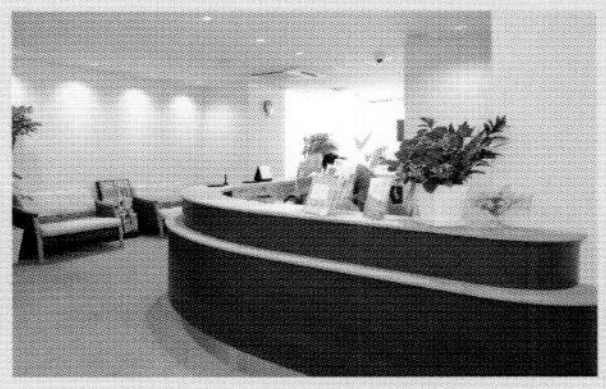

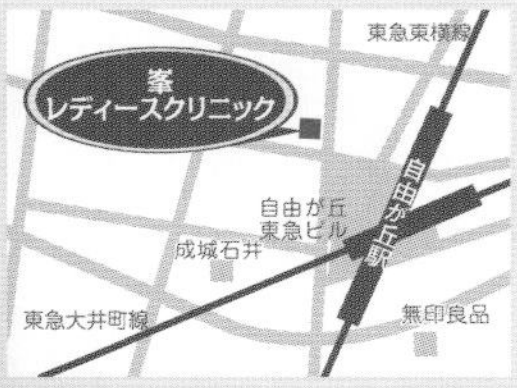

●当院での体外受精の治療方法やスケジュールを院長、看護師、培養士よりわかりやすく説明いたします。詳細な資料もお配りします。体外受精をお考えのご夫婦。体外受精について知りたいご夫婦。おひとり様でも参加は可能ですが、ぜひご夫婦でお越しください。
※新型コロナウィルス感染対策のため、中止の可能性がありますので、動画配信等を現在検討中です。現在通院中の方につきましては、オンライン診療による個別説明は随時可能です。詳しくは診察時にお問い合わせください。

Tokyo Access 東急田園都市線三軒茶屋駅 徒歩３分、東急世田谷線三軒茶屋駅 徒歩４分

http://www.sangenjaya-wcl.com

三軒茶屋ウィメンズクリニック

東京都世田谷区太子堂１-12-34-２F
TEL: 03-5779-7155

参加予約▶ TEL：03-5779-7155

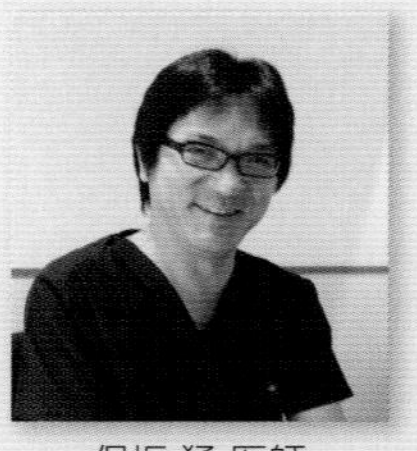

保坂 猛 医師

■名称…………体外受精勉強会
■日程…………毎月開催
■開催場所……クリニック内
■予約…………必要
■参加費用……無料
■参加…………他院患者様 OK
■個別相談……有り

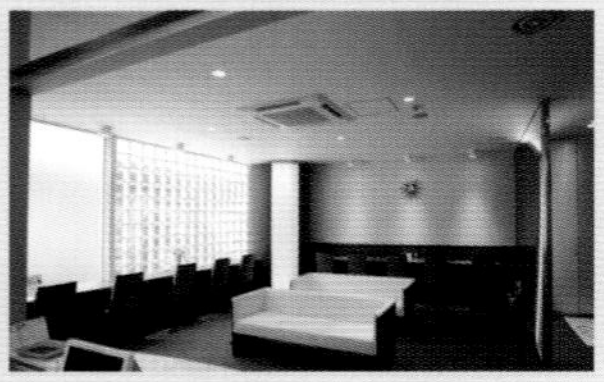

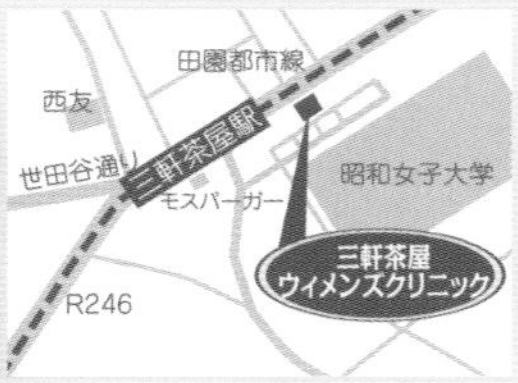

●体外受精説明会をはじめ、胚培養士や不妊症認定看護師による相談会なども実施しております。
また、妊活セミナーも随時実施しておりますので、詳しくはホームページをご覧ください。

Tokyo Access 新宿駅 地上出口７よりすぐ

https://www.sugiyama.or.jp/shinjuku

杉山産婦人科 新宿

東京都新宿区西新宿 1-19-6 山手新宿ビル
TEl: 03-5381-3000

参加予約▶ ホームページより仮 ID を取得後、申込みフォームより

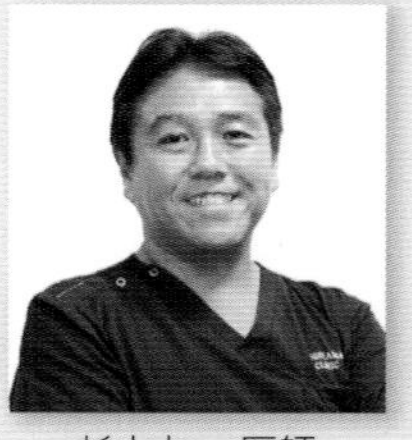

杉山力一 医師

■名称…………体外受精講習会
■日程…………毎月３回（土曜又は日曜日）
■開催場所……杉山産婦人科 新宿セミナーホール
■予約…………必要
■参加費用……無料
■参加…………他院患者様 OK
■個別相談……無し

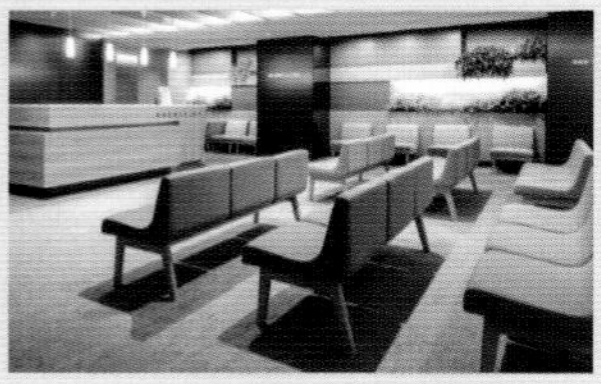

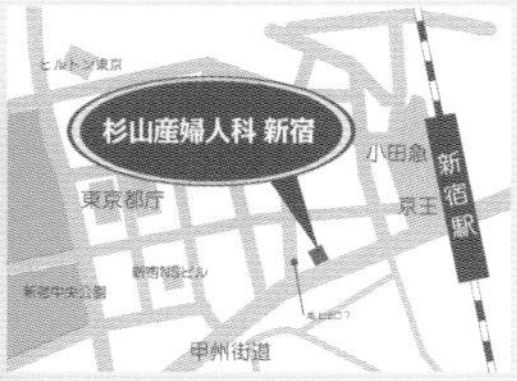

●体外受精講習会では、当院の特徴と腹腔鏡についてわかりやすくお話しいたします。それは年齢的に考えても時間のある原因不明不妊症の場合、体外受精を行う前に積極的に腹腔鏡をおすすめしているからです。この機会に、あらためて妊娠の仕組みを理解していただき、今後の治療に役立てていただきたいと思います。

Tokyo Access 東京メトロ丸ノ内線　西新宿駅２番出口 徒歩３分、都営大江戸線　都庁前駅Ｃ８番出口より徒歩３分、JR 新宿駅西口 徒歩 10 分

http://www.shinjukuart.com

Shinjuku ART Clinic

東京都新宿区西新宿 6-8-1　住友不動産新宿オークタワー 3F
TEl: 03-5324-5577

参加予約▶ ホームページの申込みフォームより

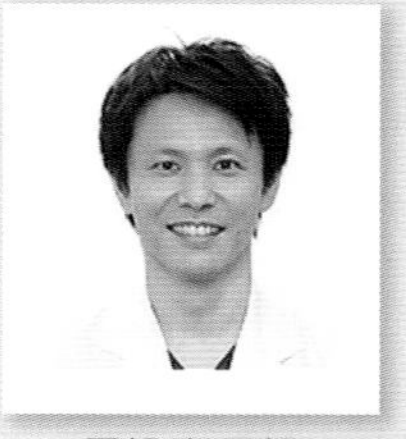

阿部 崇 医師

■名称…………不妊治療説明会
■日程…………毎月１回（土曜又は日曜日）
■開催場所……ベルサール新宿グランド コンファレンスセンター
■予約…………必要
■参加費用……無料
■参加…………他院患者様 OK
■個別相談……有り

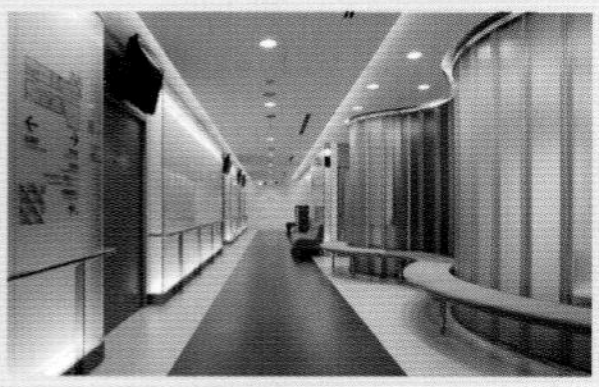

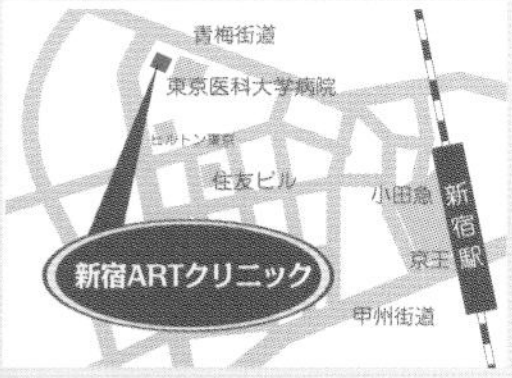

●現在不妊症でお悩みの方、不妊治療をしている方で、これから体外受精を受けようと考えている方々のために説明会を開催しています。当院の体外受精を中心とした治療方法・方針をスライドやアニメーションを使ってわかりやすくご説明します。なお、ご夫婦での参加はもちろん、当院に通院されていない方も参加可能です。

Tokyo Access 京王線・京王井の頭線 明大前駅 徒歩５分

https://www.meidaimae-art-clinic.jp

明大前アートクリニック

東京都杉並区和泉 2－7-1　甘酒屋ビル 2F
TEL: 03-3325-1155

参加予約▶ TEL ：03-3325-1155

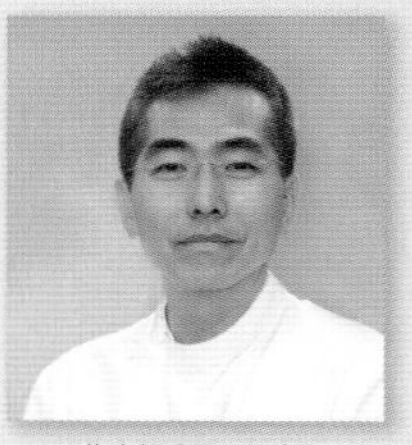

北村誠司 医師

■名称…………体外受精説明会
■日程…………毎月２回
■開催場所……クリニック内
■予約…………必要
■参加費用……無料
■参加…………他院の患者様 OK
■個別相談……有り

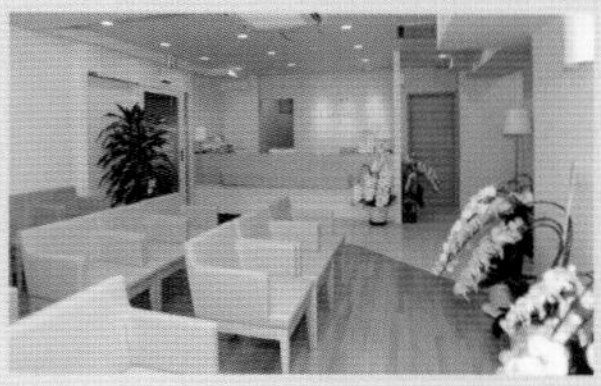

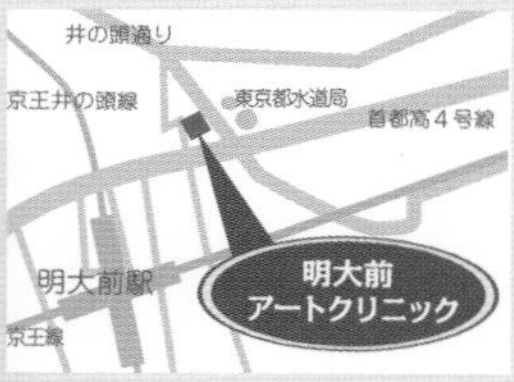

●この説明会は体外受精に対してご理解をいただき、不安や疑問を解消していく目的で行っております。
また、当院で実際行われている体外受精をスライドと動画を用いて詳しく説明しております。

Kanagawa Access みなとみらい線みなとみらい駅 ４番出口すぐ

https://www.mm-yumeclinic.com

みなとみらい夢クリニック

神奈川県横浜市西区みなとみらい3-6-3 MMパークビル2F・3F(受付)
TEL: 045-228-3131

参加予約▶ ホームページの
申込みフォームより

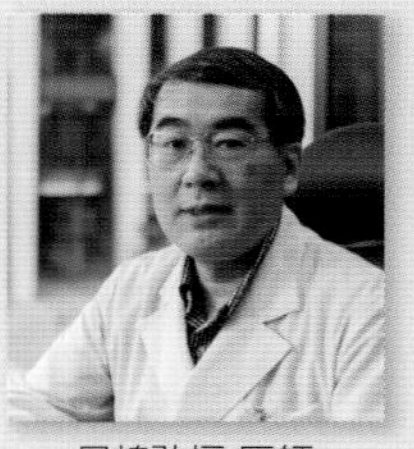

貝嶋弘恒 医師

■名称…………患者様説明会
■日程…………毎月１回開催
■開催場所……MM パークビル
■予約…………必要
■参加費用……無料
■参加…………他院患者様 OK
■個別相談……有り

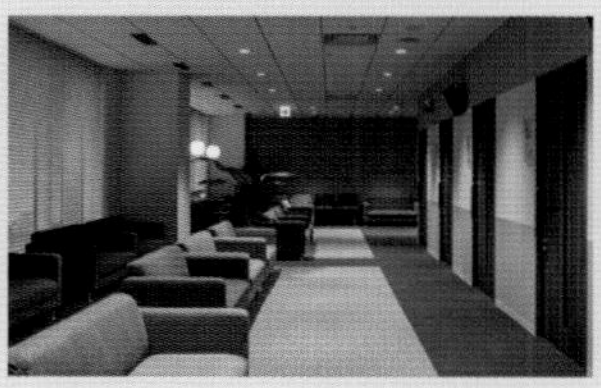

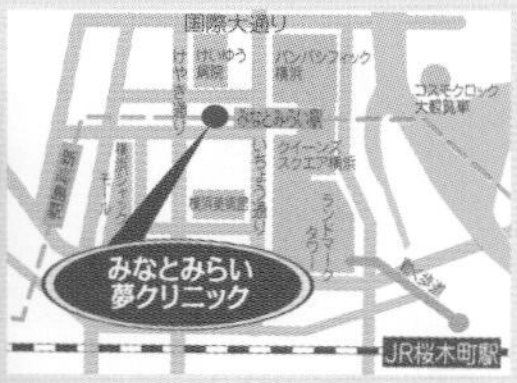

●一般の方（現在不妊症でお悩みの方、不妊治療中の方）向け説明会を開催しております。当院の体外受精を中心とした治療方法・方針をスライドやアニメーションを使ってわかりやすく説明し、終了後は個別に質問にもお答えしております。
詳細はホームページでご確認下さい。

Kanagawa Access JR 東海道線・横浜線東神奈川駅 徒歩５分、東急東横線東白楽駅 徒歩７分、京急本線仲木戸駅 徒歩８分

http://www.klc.jp

神奈川レディースクリニック

神奈川県横浜市神奈川区西神奈川 1-11-5 ARTVISTA 横浜ビル
TEL: 045-290-8666

参加予約▶ TEL ：045-290-8666

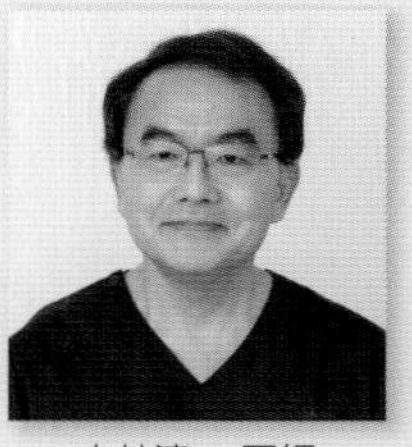

小林淳一 医師

■名称…………不妊・不育学級
■日程…………毎月第1日曜14：00～15：00
■開催場所……当院 6F 待合室
■予約…………必要
■参加費用……無料
■参加…………他院患者様 OK
■個別相談……有り

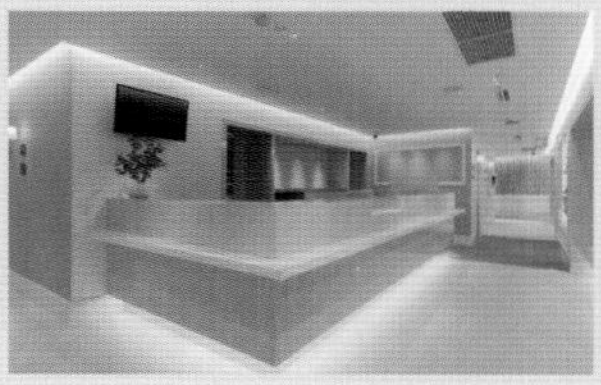

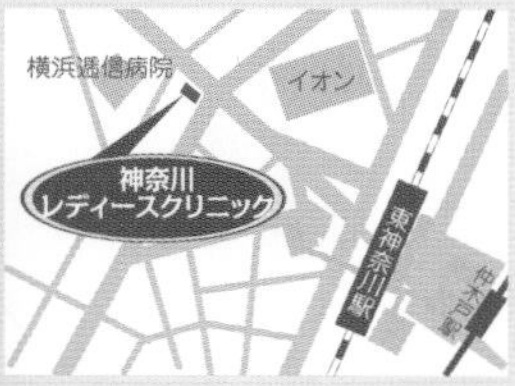

●「不妊／不育症とは」「検査／治療の進め方」「当クリニックの治療」について直接院長が説明します。不妊治療をこれから始めたいと考えている方、治療を始めてまだ間もない方などお気軽にご参加ください。体外受精のお話もあります。

Kanagawa Access JR 関内駅北口 徒歩５分、横浜市営地下鉄関内駅９番出口 徒歩２分、みなとみらい線馬車道駅 徒歩２分

https://www.bashamichi-lc.com

馬車道レディスクリニック

神奈川県横浜市中区相生町 4-65-3 馬車道メディカルスクエア 5F
TEL: 045-228-1680

参加予約▶ TEL ：045-228-1680

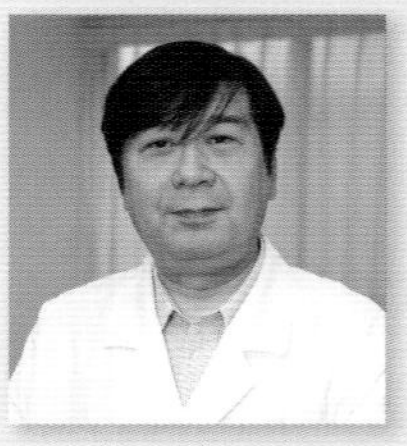
池永秀幸 医師

■名称…………不妊学級
■日程…………毎月第４土曜日
■開催場所……当院４F 待合室
■予約…………必要
■参加費用……無料
■参加…………他院患者様 OK
■個別相談……有り

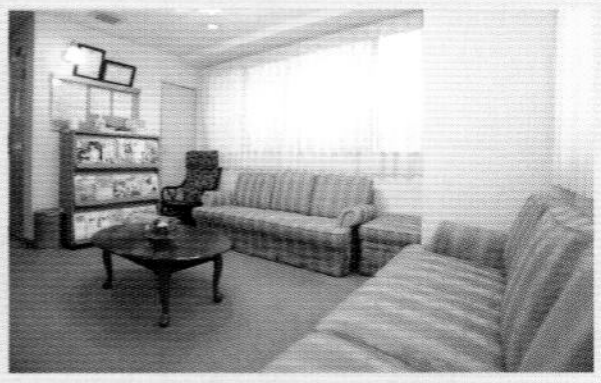

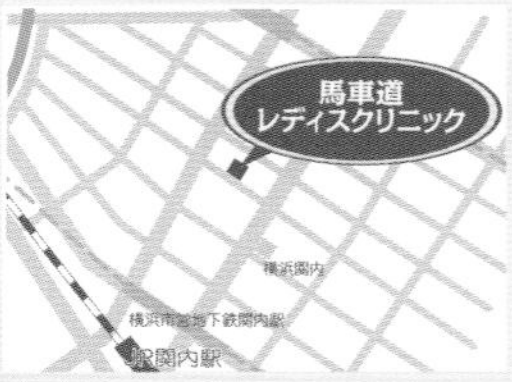

●当院では初診時に面接をし、個々の意向をお伺いした上で治療を進めています。ART 希望の方にはご夫婦で「不妊学級」に参加していただき、院長から直接、実際当院で行っている ART の流れや方法・院長の考えなどを聞いていただいています。
詳しい話やご相談希望がある方は、院長の「個別相談」または看護師・培養士・カウンセラーによる「面接」の時間を設けています。

Kanagawa Access JR 根岸線・横浜市営地下鉄ブルーライン 桜木町駅 北口より徒歩３分

https://medicalpark-yokohama.com

メディカルパーク横浜

神奈川県横浜市中区桜木町 1-1-8 日石横浜ビル 4F
TEL: 045-232-4741

参加予約▶ ホームページより仮 ID を取得後、
申込みフォームより

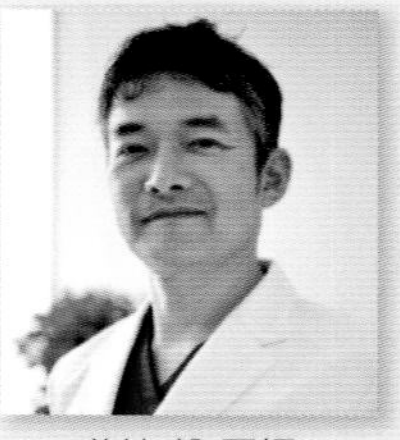
菊地 盤 医師

■名称…………体外受精説明会
■日程…………月１回
■開催場所……クリニック内
■予約…………必要
■参加費用……無料
■参加…………他院の患者様 OK
■個別相談……有り

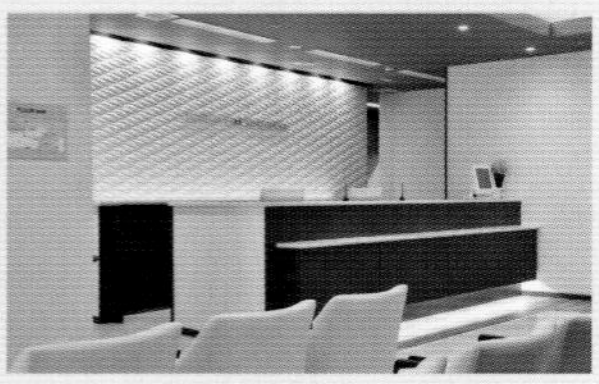

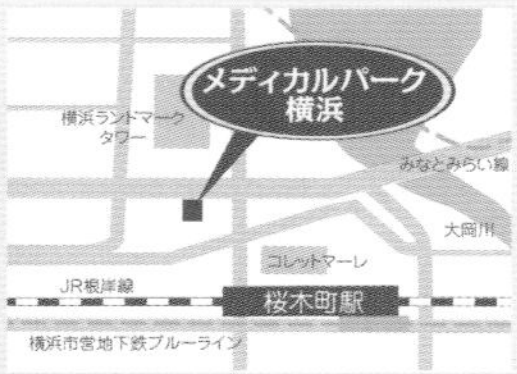

●当院では体外受精・胚移植法についての理解を深めていただくことを目的として不妊治療についての説明会を開催しております。説明会では、治療の実際、成功率、副作用、スケジュールや費用、助成金などについてスライドプロジェクターや資料を使って具体的にわかりやすく説明いたします。最後に疑問点などの質疑にお答えします。

Kanagawa Access JR 東海道線藤沢駅南口 徒歩４分 、小田急江ノ島線藤沢駅南口 徒歩４分、江ノ島電鉄線藤沢駅 徒歩３分

https://www.ysyc-yumeclinic.com

山下湘南夢クリニック

神奈川県藤沢市鵠沼石上 1 - 2 -10 ウェルビーズ藤沢４ F
TEL: 0466-55-5011

参加予約▶ ホームページの
申込みフォームより

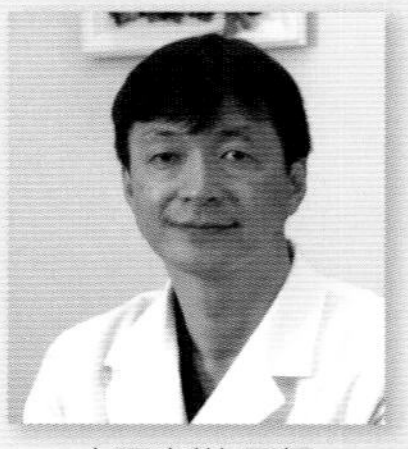
山下直樹 医師

■名称…………不妊治療説明会
■日程…………隔月
■開催場所……藤沢リラホール
■予約…………必要
■参加費用……無料
■参加…………他院患者様 OK
■個別相談……有り

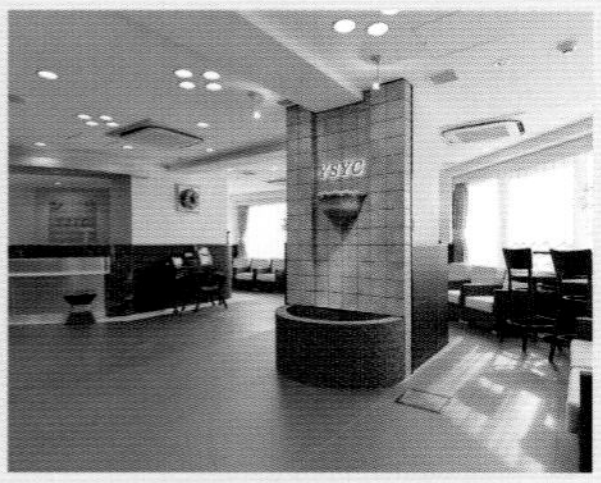

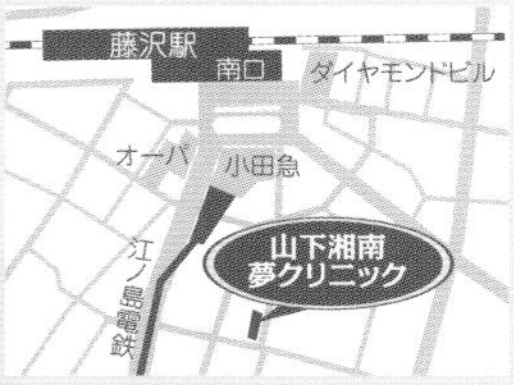

●約２ヵ月に１度不妊治療説明会を開催しています。（会場は院外/予約制/16:00～18:15）医師、胚培養士、研究部、経理部より当院の、体外受精の特徴や成績、料金体制について説明を行っています。説明会終了後に個別の質問にもお答えしております。日程は HP にてご確認ください。

Osaka Access 地下鉄堺筋線・京阪本線「北浜駅」タワー直結/南改札口４番出口

https://www.lc-kitahama.jp

レディースクリニック北浜

大阪府大阪市中央区高麗橋１-７-３ ザ・北浜プラザ３Ｆ
TEL: 06-6202-8739

参加予約▶TEL：06-6202-8739

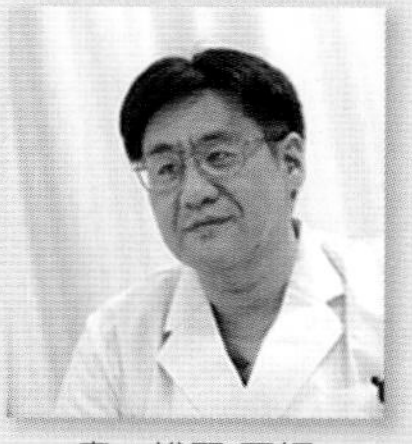

奥　裕嗣 医師

■名称…………体外受精(IVF)無料セミナー
■日程…………毎月第2土曜16：30～18：00
■開催場所……クリニック内
■予約…………必要
■参加費用……無料
■参加…………他院患者様 OK
■個別相談……有り

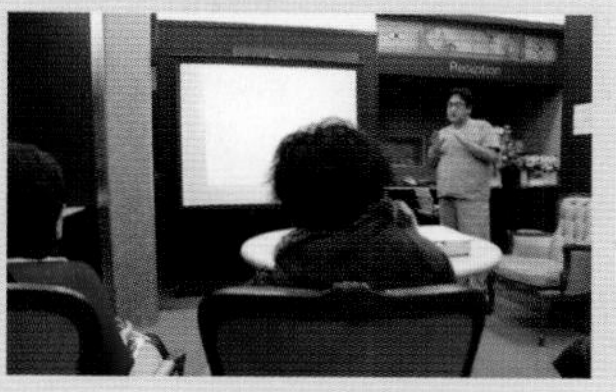

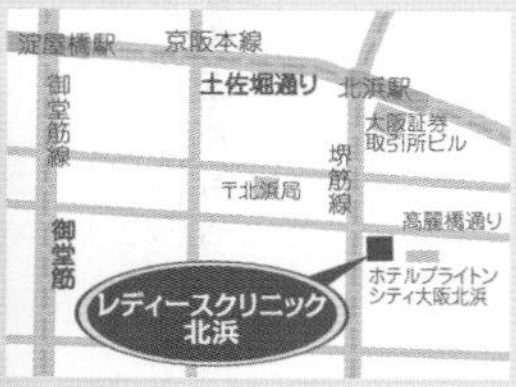

●毎月第２土曜日に体外受精教室を開き、医師はじめ胚培養士、看護師による当院の治療説明を行っています。会場は院内で、参加は予約制です。他院に通院中の方で体外受精へのステップアップを考えられている患者さんの参加も歓迎しています。ぜひ、テーラーメイドでフレンドリーな体外受精の説明をお聞きになって、基本的なことを知っていってください。

Osaka Access 大阪メトロ 四つ橋線玉出駅　徒歩０分、 南海本線岸里玉出駅 徒歩10分

https://www.oakclinic-group.com

オーク住吉産婦人科

大阪府大阪市西成区玉出西２-７-９
TEL: 0120-009-345

参加予約▶TEL：0120-009-345

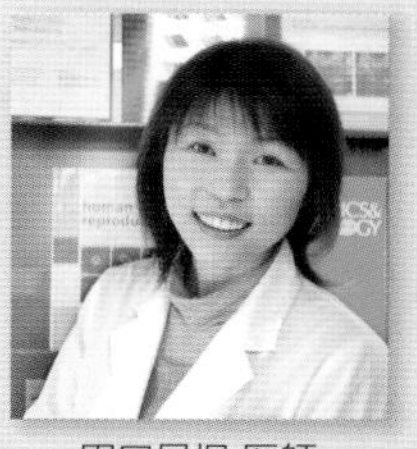

田口早桐 医師

■名称…………体外受精セミナー
■日程…………偶数月第２土曜 15～17 時
■開催場所……クリニック内
■予約…………必要
■参加費用……無料
■参加…………他院患者様 OK
■個別相談……有り

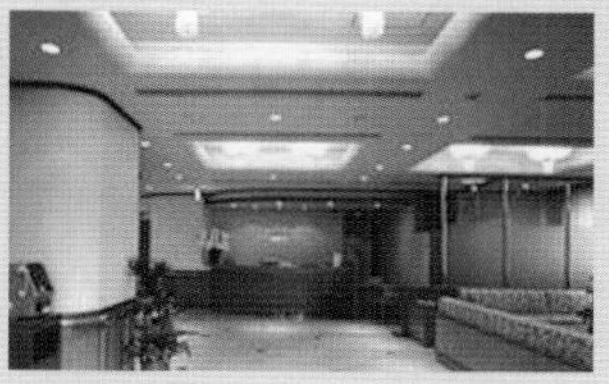

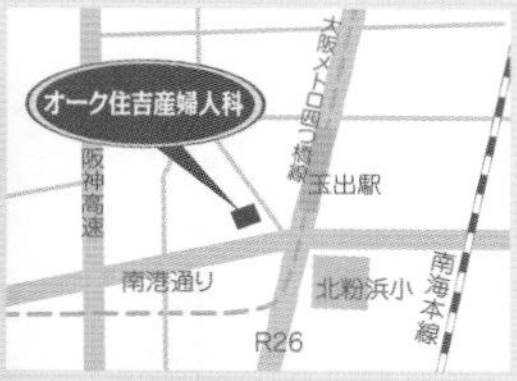

●自らも治療経験のある田口早桐先生のお話や、船曳美也子先生による不妊症の説明、エンブリオロジストによる培養室の特殊技術の解説、体外受精をされたご夫婦の体験談など、盛りだくさんの内容です。セミナーの後は、ご質問にお答えしたり、同じ悩みを持つ方々とお話しできるよう、ラウンジでのお茶会を設けています。

Hyogo Access 地下鉄海岸線旧居留地・大丸前駅 徒歩１分、JR 神戸線・阪神本線 元町駅 徒歩３分、JR 神戸線三宮駅 徒歩８分

https://www.yumeclinic.or.jp

神戸元町夢クリニック

兵庫県神戸市中央区明石町４４ 神戸御幸ビル３F
TEL:078-325-2121

参加予約▶TEL：078-325-2121

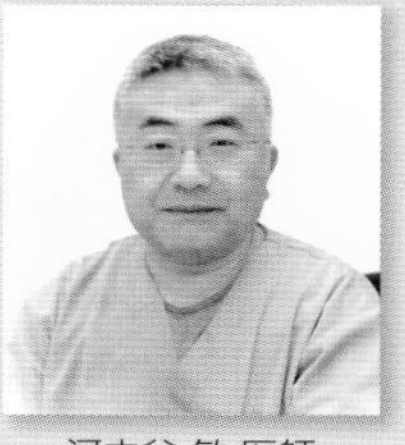

河内谷 敏 医師

■名称…………体外受精説明会
■日程…………不定期 毎月１回
■開催場所……スペースアルファ三宮
■予約…………必要
■参加費用……無料
■参加…………他院患者様 OK
■個別相談……有り

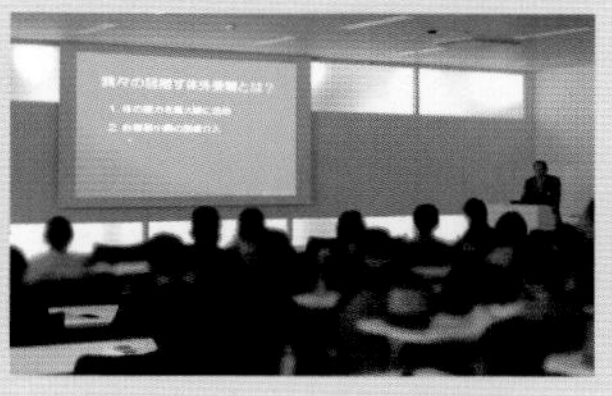

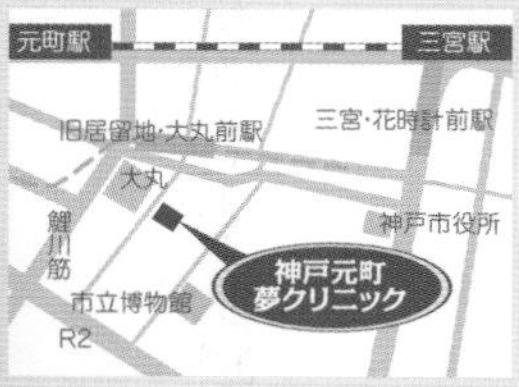

●定期的（月１回ほど）に不妊治療説明会を行っております。医師はじめ培養士、受付事務による当院の治療方法・方針、料金体系をご説明いたします。

Hyogo Access JR・山陽電車姫路駅 徒歩 6 分

https://www.koba-ladies.jp

Kobaレディースクリニック

兵庫県姫路市北条口 2-18 宮本ビル 1 F
TEL: 079-223-4924

参加予約▶ TEL ：079-223-4924

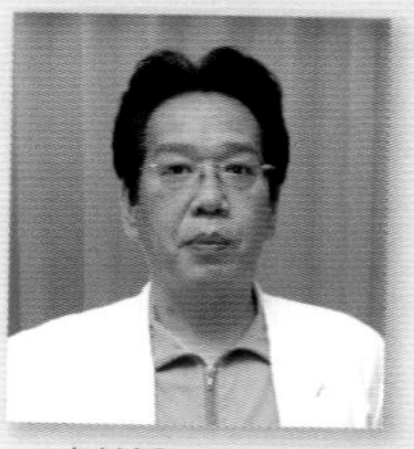

小林眞一郎 医師

■名称…………体外受精セミナー
■日程…………原則第 3 土曜 14：00～15：40
■開催場所……宮本ビル 7 F
■予約…………必要
■参加費用……無料
■参加…………他院患者様 OK
■個別相談……有り

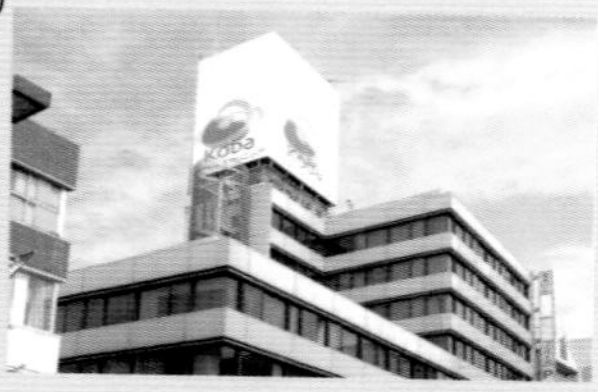

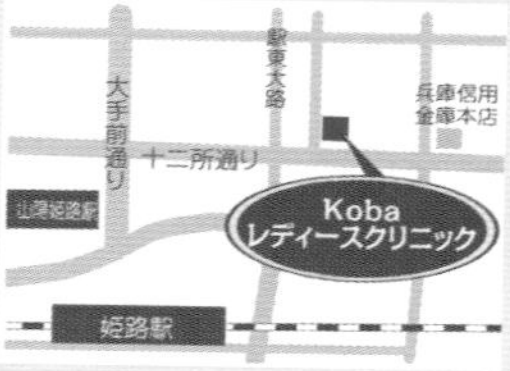

●体外受精（顕微授精）の認識度を UP すること。そして正しい情報を伝えること。一般の患者さんへ　ご主人は、はっきり言って体外受精というものを正しく把握されていませんので、歴史的な流れ、システム、料金、自治体のサポート、合併症などすべてお話しています。

Kagoshima Access 鹿児島 IC より 車で 7 分、鹿児島中央駅より鹿児島交通又は鹿児島市営バス「天神南」バス停下車 徒歩 5 分

https://tokunaga-lc.jp

徳永産婦人科

鹿児島県鹿児島市田上 2-27-17
TEL: 099-202-0007

参加予約▶ TEL ：099-202-0007

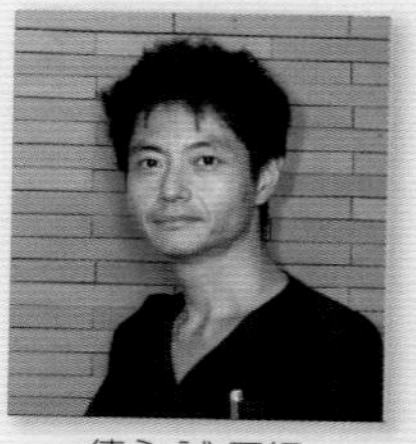

徳永 誠 医師

■名称…………体外受精説明会
■日程…………個別で行っております
■開催場所……クリニック内
■予約…………必要
■参加費用……2,000 円
■参加…………他院患者様 OK
■個別相談……有り

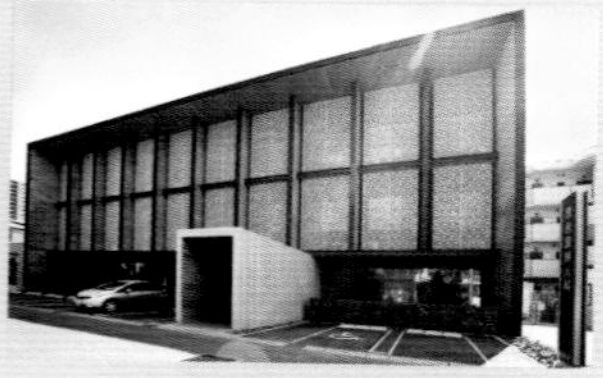

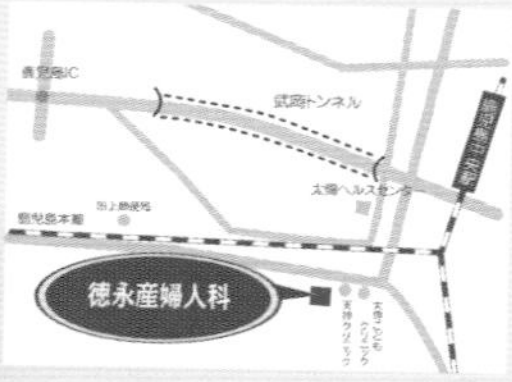

●医師、看護師、胚培養士により、当院の治療方法などについて詳しく説明をさせて頂きます。
また、最後に皆様からの質問もお受けしています。

ふたりで勉強会に行くメリットは？

★ 妊娠や出産、不妊治療に関する知識を一緒に深めることができます。
★ 不妊治療を進めるうえで、情報を共有しやすくなります。
★ ふたりが協力しあって治療に取り組みやすくなり、治療にかかるストレスの軽減につながります。

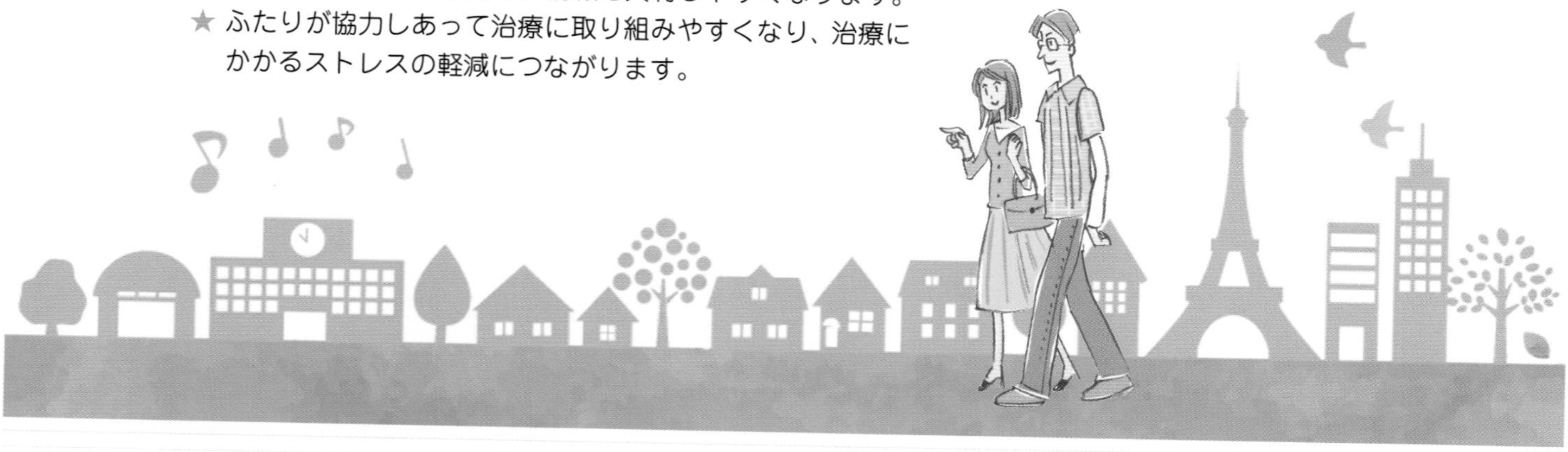

赤ちゃんがほしい！　ママ＆パパになりたい！

見つけよう！
私たちにあったクリニック

なかなか妊娠しないなぁ。どうしてだろう？
心配になってクリニックへ相談へ行こうと思っても、「たくさんあるクリニックから、どう選べばいいの？」と悩むこともあるかもしれませんね。
ここでは、クリニックからのメッセージと合わせて基本的な情報を紹介しています。
お住いの近く、職場の近く、ちょっと遠いけど気になるクリニックが見つかったら、ぜひ、問い合わせてみてください。 (P.93 の全国の不妊治療病院＆クリニックも、ぜひご活用ください)

紹介のクリニック

中野レディースクリニック	千葉	オーク銀座レディースクリニック	東京	木場公園クリニック・分院	東京
芝公園かみやまクリニック	東京	小川クリニック	東京	菊名西口医院	神奈川
神奈川レディースクリニック	神奈川	佐久平エンゼルクリニック	長野	田村秀子婦人科医院	京都
オーク住吉産婦人科	大阪	オーク梅田レディースクリニック	大阪	オークなんばレディースクリニック	大阪
つばきウイメンズクリニック	愛媛				

体外受精・顕微授精・不妊症　**東京都・中央区**

オーク銀座レディースクリニック

TEL. 0120-009-345　URL. https://www.oakclinic-group.com/

お子様を迎えるという目標に向かって、高度生殖補助医療による治療を提供しています。

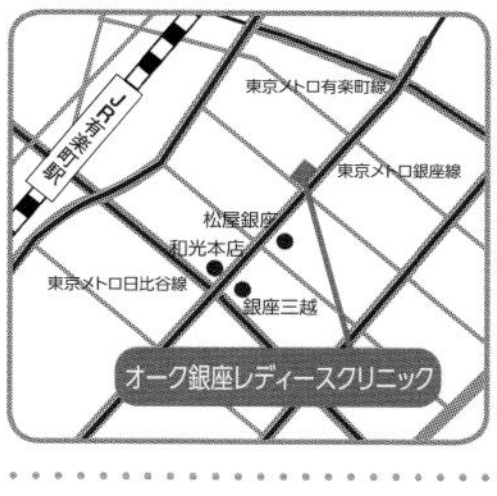

患者様のお話をうかがい、お一人おひとりに合わせた治療プランをご提案します。男性不妊にも対応しており、ご夫婦で受診していただくことも可能です。また、週に3日は大阪の本院（オーク住吉産婦人科）から経験豊富な専門医が来院し、診療にあたっています。

体外受精周期の注射には365日対応しており、病院ではなく、患者様本位のスケジュールで治療を進めていただけます。

学会認定の胚培養士が在籍する国際水準の培養ラボラトリーを備え、院内の基準をクリアした胚培養士が、患者様に採卵した卵子や受精後の胚の状態をご説明しています。

患者様が一日も早く赤ちゃんを迎えられるよう、経験と技術に裏打ちされた治療でサポートして参ります。

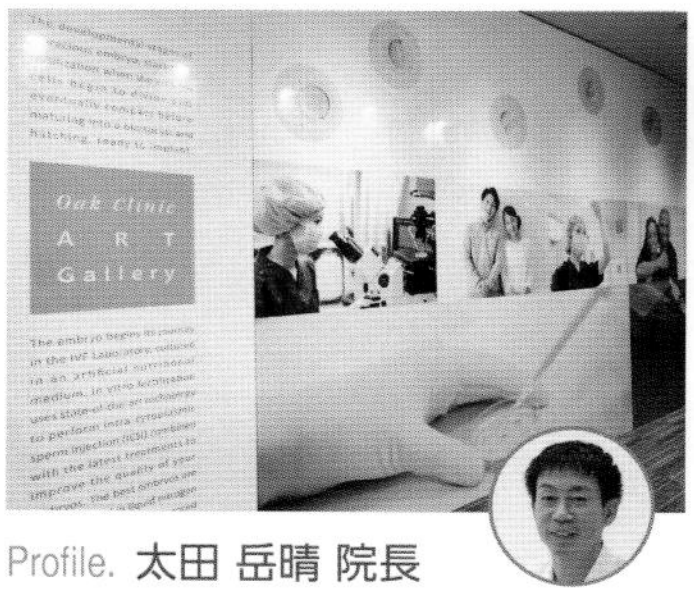

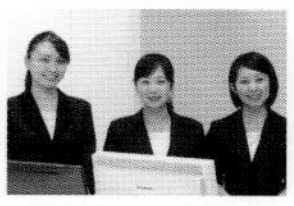

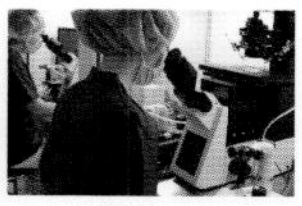

○ 診療時間

	月	火	水	木	金	土	日
午前	○	○	○	○	○	○	△
午後	○	○	○	○	○	○※	—
夜間	○	○	○	○	○	—	—

午前 9:00～13:00、午後 14:00～16:30
※土曜午後14:00～16:00、夜間 17:00～19:00
△日·祝日は 9:00～15:00

Profile. 太田 岳晴 院長

福岡大学医学部卒業。
福岡大学病院、飯塚病院、福岡徳洲会病院を経て、オーク銀座レディースクリニック院長。

東京都中央区銀座 2-6-12　Okura House 7F

○ JR 山手線・京浜東北線有楽町駅 徒歩5分、東京メトロ銀座駅 徒歩3分、東京メトロ有楽町線 銀座1丁目駅 徒歩2分

●人工授精 ●体外受精 ●顕微授精 ●凍結保存 ●男性不妊
●漢方 ●カウンセリング ●女性医師

不妊症・婦人科一般・更年期障害・その他　**千葉県・柏市**

中野レディースクリニック

TEL. 04-7162-0345　URL. http://www.nakano-lc.com

エビデンスに基づいた、イージーオーダーの不妊治療

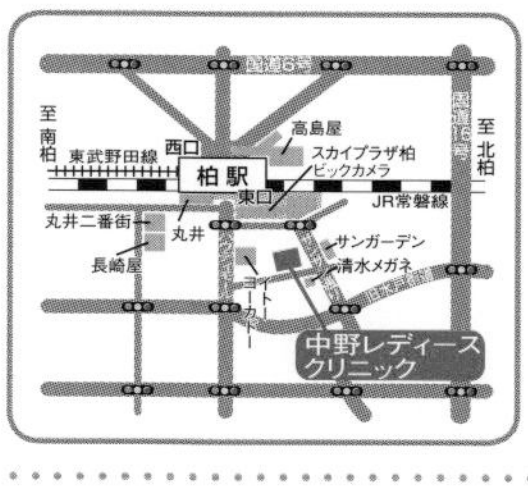

患者様お一人おひとりの治療効果が高いレベルで実現できるよう、エビデンス（症状に対して効果があることがわかっている治療法）に基づいた治療を行っています。そして、最終的に一人でも多くの方が妊娠できるよう、それぞれの方に合った細やかな対応ができるようイージーオーダーの不妊治療をご提供しております。

不妊治療は、加齢とともに条件が悪くなりますから、みなさま、早めに私たちクリニックをお訪ねください。

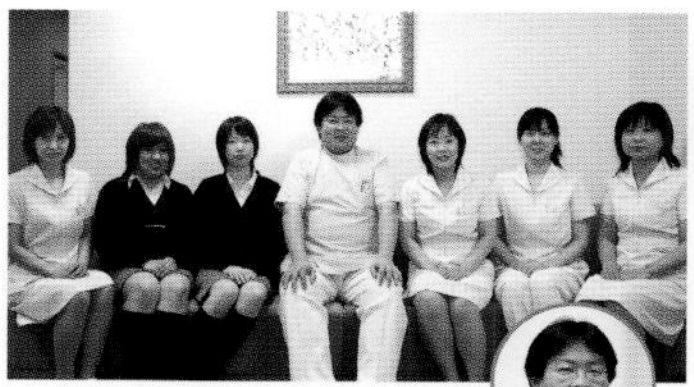

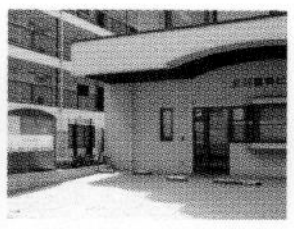

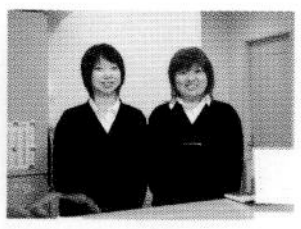

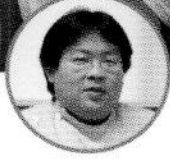

Profile. 中野 英之 院長

平成4年 東邦大学医学部卒業、平成8年 東邦大学大学院修了。この間、東邦大学での初めての顕微授精に成功。平成9年 東京警察病院産婦人科に出向。吊り上げ式腹腔鏡の手技を習得、実践する。
平成13年 宗産婦人科病院副院長。平成17年 中野レディースクリニックを開設。医学博士。
日本生殖医学会認定生殖医療専門医。

○ 診療時間 (9:00～12:30、15:00～19:00)

	月	火	水	木	金	土	日
午前	○	○	○	○	○	○	—
午後	○	○	○	○	○	—	—
夜間	○	—	○	—	○	—	—

午後 15:00～17:00、夜間 17:00～19:00
※土曜午後、日・祝日は休診。
※初診の方は、診療終了1時間前までにご来院下さい。

千葉県柏市柏 2-10-11-1F

○ JR 常磐線柏駅東口より徒歩3分

●人工授精 ●体外受精 ●顕微授精 ●凍結保存
●男性不妊 ●カウンセリング

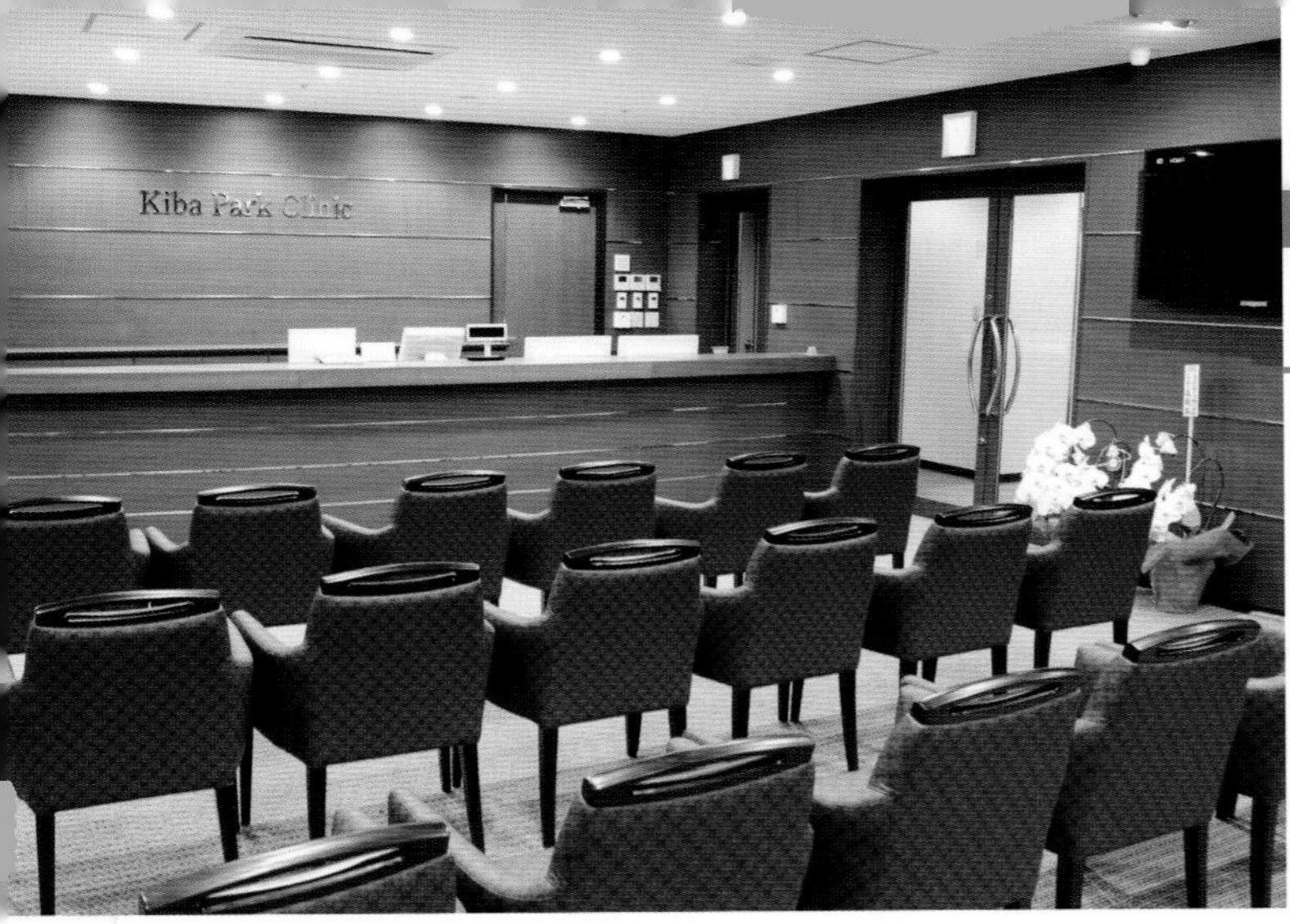

一般不妊症・体外受精・顕微授精・不育症　東京都・江東区

木場公園クリニック・分院

TEL. 03-5245-4122　URL. http://www.kiba-park.jp

世界トップレベルの医療を提供させていただきます

不妊症の治療は長時間を要することもあり、今後の治療方針や将来のことに不安を抱いている方も多く、心のケアを大事にしていかなければなりません。

当クリニックでは、心理カウンセラー、臨床遺伝専門医が患者様の心の悩みをバックアップさせていただきます。

一般の不妊症治療で妊娠されない方には、生殖補助技術を用いた体外受精・顕微授精を実施いたします。

ご夫婦の立場に立った生殖専門医による大学病院レベルの高品位な技術と、欧米スタイルの心の通った女性・男性不妊症の診察・検査・治療を行わせていただきます。

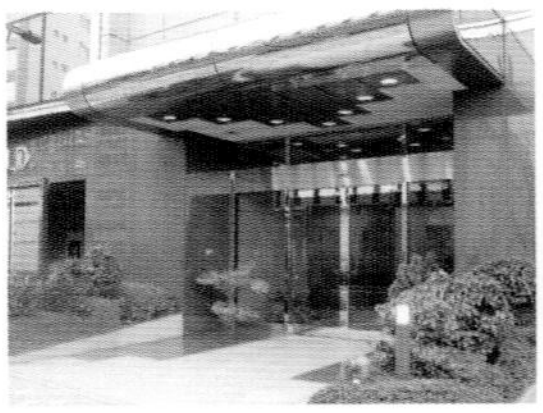

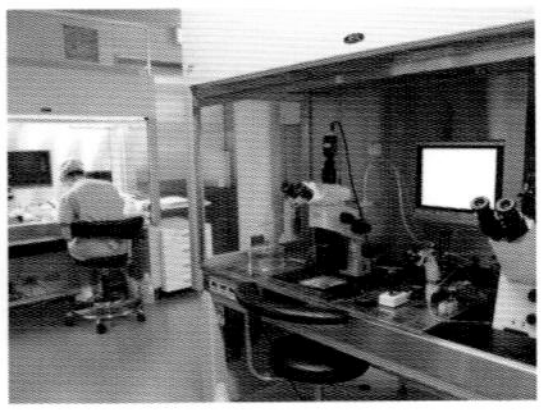

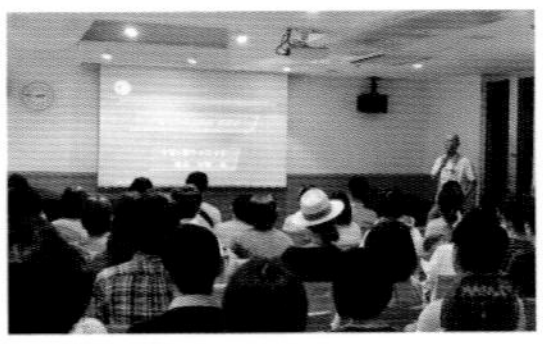

「不妊症はカップルの病気」

木場公園クリニック・分院は、カップルで受診しやすいクリニックを目指して、設計・運営しています。エントランスの雰囲気はごくシンプルで、男性だけでも入りやすいです。カップルで診察を待つ人が多いので、待合室に男性がいてもなんの違和感もありません。また、多目的ホールではセミナーなどを行っています。

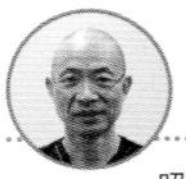

Profile. 吉田 淳 理事長

ISO 9001 Registered　UKAS　JISART Japanese Institution for Standardizing Assisted Reproductive Technology

昭和61年愛媛大学医学部卒業。同年5月より東京警察病院産婦人科に勤務。平成3年より池下チャイルドレディースクリニックに勤務。平成4年日本産婦人科学会専門医を取得。その後、女性不妊症・男性不妊症の診療・治療・研究を行う。平成9年日本不妊学会賞受賞。平成11年1月木場公園クリニックを開業。「不妊症はカップルの問題」と提唱し、日本で数少ない女性不妊症・男性不妊症の両方を診察・治療できるリプロダクション専門医である。

○ 診療時間 (8:30～12:00、13:30～16:30)

	月	火	水	木	金	土	日
午前	○	○	○	○	○	○※	—
午後	○	●	○	●	○	○※	—

● 6Fのみ火曜日と木曜日の午後13:30～18:00
※ 土曜日 午前 9:00～14:00、午後 14:30～16:00
　祝日の午前は 8:30～13:00

東京都江東区木場 2-17-13 亀井ビル2F･3F･5～7F
○東京メトロ東西線木場駅 3番出口より徒歩2分

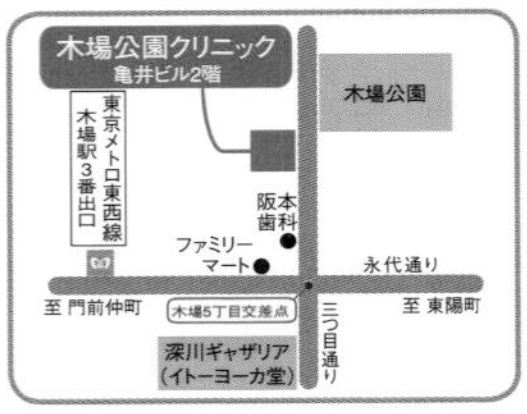

●人工授精 ●体外受精 ●顕微授精 ●凍結保存 ●男性不妊 ●漢方 ●カウンセリング ●運動指導 ●女性医師 ●鍼灸 ●レーザー

不妊症・婦人科一般・産科・更年期障害・その他　東京都・豊島区

小川クリニック

TEL. 03-3951-0356　URL. https://www.ogawaclinic.or.jp

希望に沿った治療の提案で、無理のない妊娠計画が実現

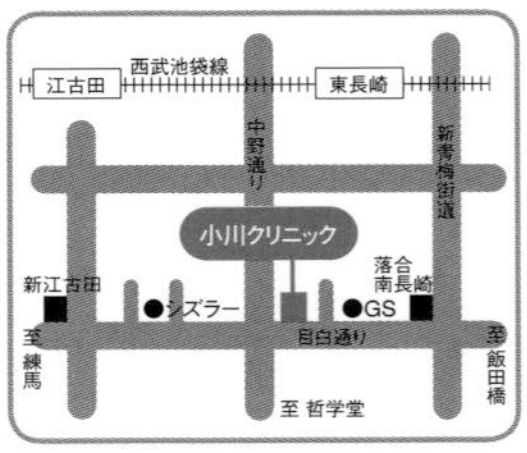

不妊治療の基本は、なるべく自然状態に近い形で妊娠を計ることです。やみくもに最新治療の力を借りることは、避けなければなりません。

まず、タイミング法より始め、漢方療法、排卵誘発剤、人工授精などその人の状態により徐々にステップアップしていきます。

当院では開院以来、高度生殖医療（体外受精、顕微授精など）の治療に到達する前に多くの方々が妊娠されています。

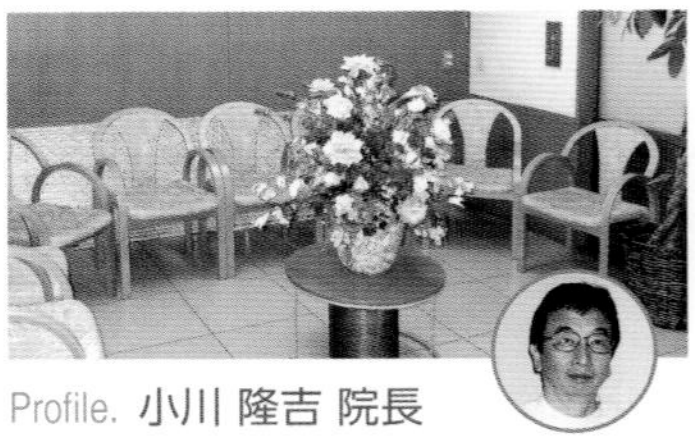

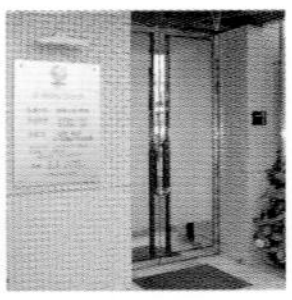

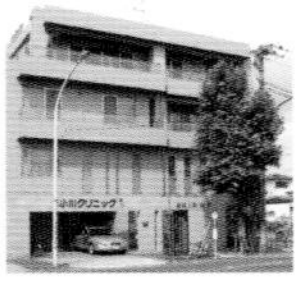

Profile. 小川 隆吉 院長

医学博士。元日本医科大学産婦人科講師。1975年日本医科大学卒業後、医局を経て1995年4月まで都立築地産院産婦人科医長として勤務。セックスカウンセラー・セラピスト協会員。日本生殖医学会会員。1995年6月不妊症を中心とした女性のための総合クリニック、小川クリニックを開院。著書に「不妊の最新治療」「ここが知りたい不妊治療」「更年期を上手に乗り切る本」「30才からの安産」などがある。

○ 診療時間 (9:00～12:00、15:00～18:00)

	月	火	水	木	金	土	日
午前	○	○	○	○	○	○	—
午後	○	○	—	○	○	—	—

※水･土曜の午後、日･祝日は休診。緊急の際は、上記に限らず電話連絡の上対応いたします。

東京都豊島区南長崎 6-7-11
○ 西武池袋線東長崎駅、地下鉄大江戸線落合南長崎駅より徒歩8分

●人工授精 ●男性不妊 ●漢方 ●カウンセリング

不妊症・婦人科一般　東京都・港区

芝公園かみやまクリニック

TEL. 03-6414-5641　URL. http://www.s-kamiyamaclinic.com

不妊症はご夫婦の問題です。ご夫婦に合った最適な治療をご提供いたします

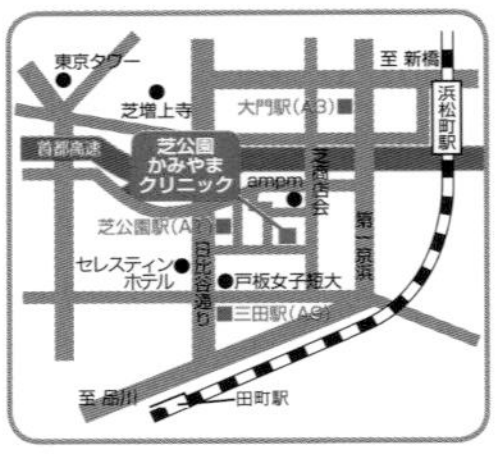

医療不信や医療の質が問題となる現在、我々は患者様が何を一番求められているかを見極める事が大切だと考えています。当院では、排卵誘発剤の使用や人工授精、体外受精を画一的に行うのではなく、ご夫婦のご希望に添えるよう、段階を追って進めて参ります。

不妊症の原因の半数近くは、男性にも原因があるといわれています。しかし、不妊症は女性の問題とする考え方が、広く認められています。そこで当院では、ご夫婦を同時に診療して、お二人の問題として考えていきます。男性不妊症、性機能障害の治療にも、積極的に取り組んでいます。

月に1回、妊娠準備学級（無料）を行っていますので、何でもお気軽にご相談下さい。詳しくはHPをご覧下さい。

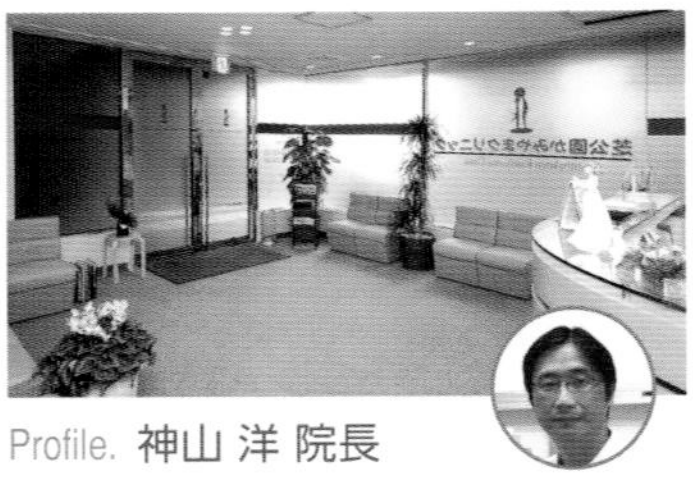

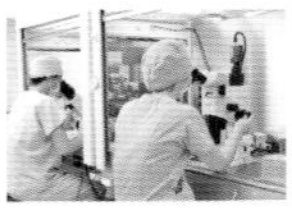

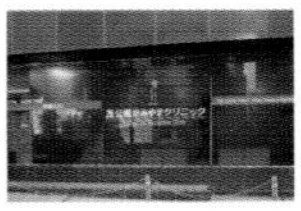

Profile. 神山 洋 院長

昭和大学医学部卒業。昭和大学医学部大学院医学研究科外科系産婦人科修了。医学博士授与。
平成13年7月 米国 Diamond Institute infertility and Menopause にて体外受精の研修。平成14年10月虎の門病院産婦人科医員不妊外来担当。平成17年6月 芝公園かみやまクリニック院長に就任。

○ 診療時間 (10:00～13:00、16:00～19:00)

	月	火	水	木	金	土	日
午前	○	○	○	—	○	○	—
午後	○	○	○	○	○	—	—

※木曜午前、土曜の午後、日曜・祝日は休診。
※お電話にてご予約の上、ご来院下さい。

東京都港区芝 2-9-10 ダイユウビル1F
○ 都営三田線 芝公園駅 A1 出口より徒歩3分、JR 山手線田町駅 三田口･浜松町駅 南口より徒歩9分、都営大江戸線･都営浅草線大門駅 A3 出口より徒歩9分

●人工授精 ●体外受精 ●顕微授精 ●凍結保存 ●男性不妊 ●漢方

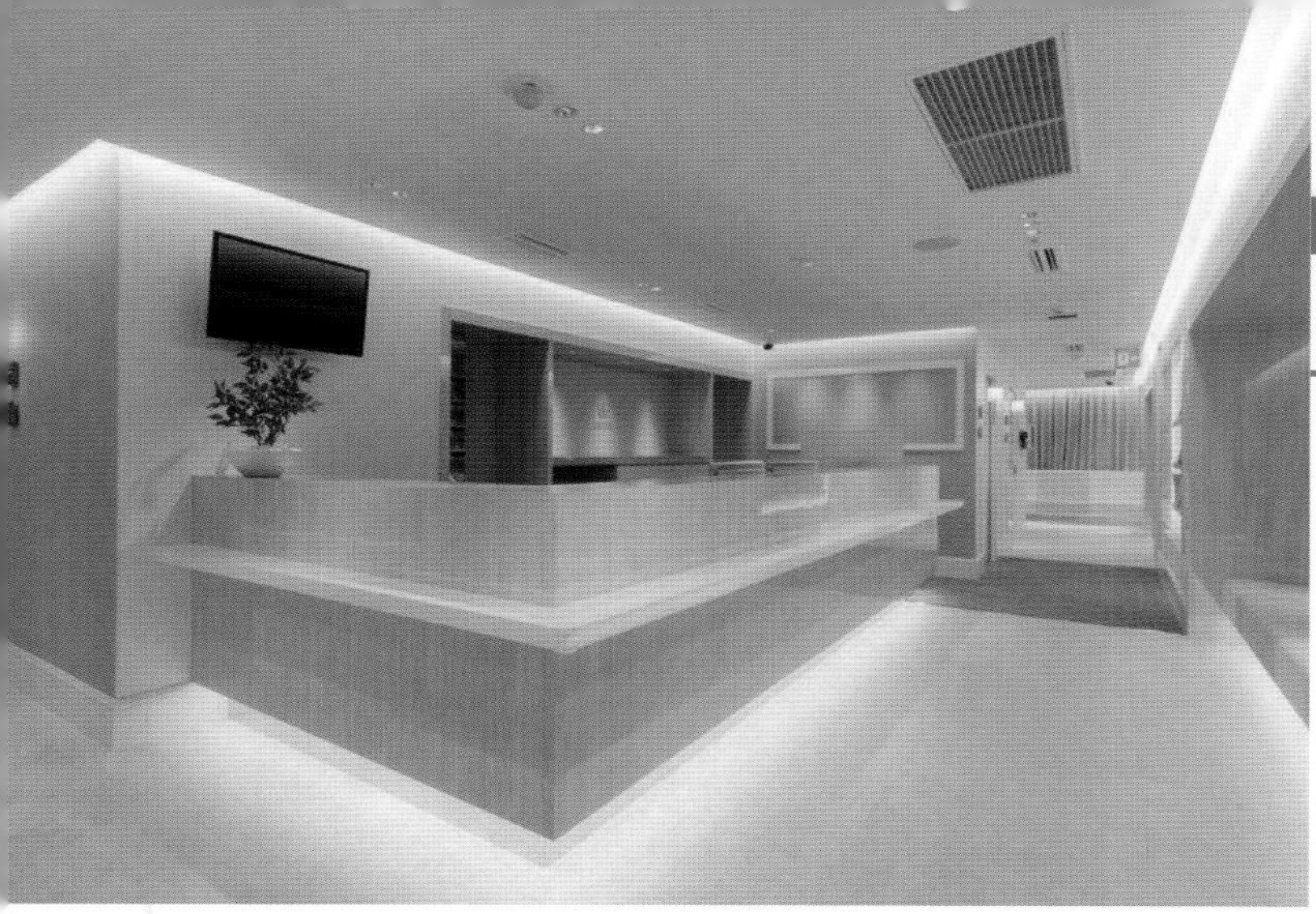

不妊不育 IVF センター・婦人科一般　　神奈川県・横浜市

神奈川レディースクリニック

TEL. 045-290-8666　URL. http://www.klc.jp

患者様お一人おひとりのお気持ちを大切に納得のいく治療を進めていきます

不妊・不育の治療をされている患者様の身近な存在として、気軽に活用できるクリニックでありたいというのが当クリニックのモットーです。不妊治療は、患者様の体調やお気持ちにいかに寄り添うかが大切となります。治療へのストレスや不安を少しでもとり除いて治療に臨んでいただくための多くの相談窓口を設けており、疑問や悩みをお気軽に相談できるようになっています。

不妊・不育症の原因は様々あり、複雑です。患者様のお気持ちを大切に医師・培養士・看護師がチームとして治療を進めてまいります。

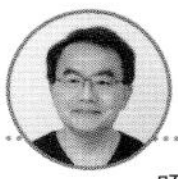

Profile. 小林 淳一 院長

昭和 56 年慶應義塾大学医学部卒業。慶應義塾大学病院にて習慣流産で学位取得。昭和 62 年済生会神奈川県病院にて、IVF・不育症を専門に外来を行う。平成 9 年新横浜母と子の病院にて、不妊不育 IVF センターを設立。平成 15 年 6 月神奈川レディースクリニックを設立し、同センターを移動する。医学博士。日本産科婦人科学会専門医。母体保護法指定医。日本生殖医学会、日本受精着床 学会、日本卵子学会会員。

○ 診療時間 (8:30〜12:30、14:00〜19:00)

	月	火	水	木	金	土	日
午前	○	○	○	●	○	△	△
午後	○	○	○※	●	○	ー	ー

△土・日(第2・第4)・祝日の午前は8:30〜12:00、午後休診
※水曜午後は14:00〜19:30
●木曜、第1・第3・第5日曜の午前は予約制

神奈川県横浜市神奈川区西神奈川1-11-5 ARTVISTA横浜ビル

○ JR東神奈川駅より徒歩5分、京急仲木戸駅より徒歩8分、東急東白楽駅より徒歩7分

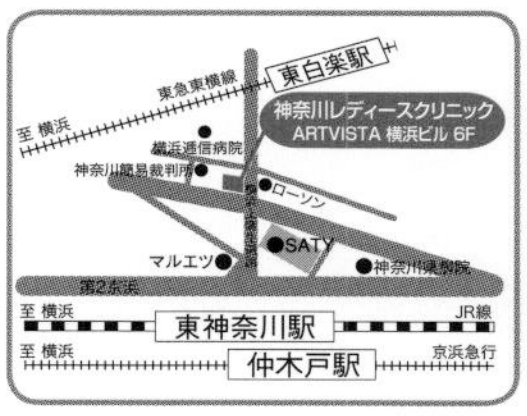

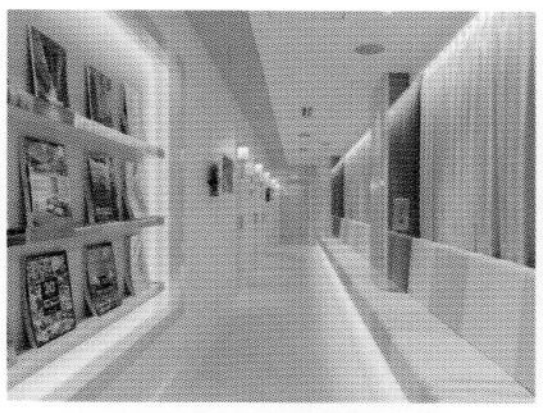

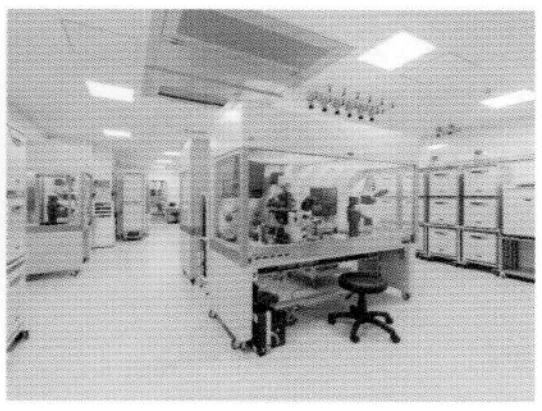

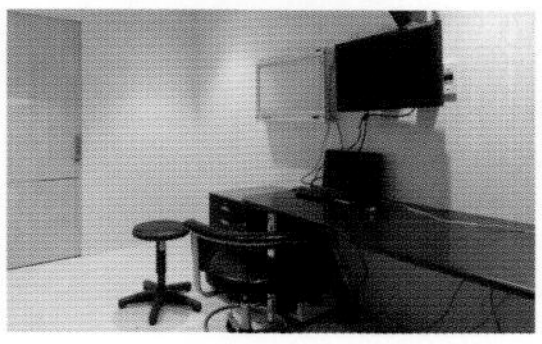

緊急時や入院の必要な方は、近隣の医療機関と提携し、24 時間対応にて診療を行っております。また、携帯電話から診察の順番がわかる、受付順番表示システムを導入しております。

●人工授精 ●体外受精 ●顕微授精 ●凍結保存 ●男性不妊 ●漢方 ●カウンセリング ●食事指導

不妊症・産婦人科　　長野県・佐久市

佐久平エンゼルクリニック

TEL. 0267-67-5816　URL. https://www.sakudaira-angel-clinic.jp/

元気な赤ちゃんを産み育てていくためのベースとなる体作りを重視した不妊治療を行っています

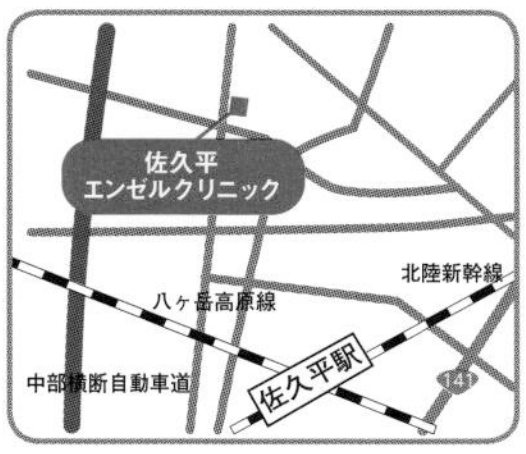

元気な赤ちゃんを産むためには母体が健康でなくてはなりません。一般に健康とは〝病気でない状態〟を指しますが、不妊治療を進める上での健康とは、〝母体に胎児を育てるために十分な栄養が満たされている状態〟と、考えています。胎児の発育には、母体から十分な栄養供給が必要です。

不妊治療を、これから赤ちゃんを産み育てるための準備期間と考え、妊娠しやすい体作りや不足する栄養素の補充を行い、単に妊娠するだけでなく、元気な赤ちゃんを産むことを最大の目標としています。

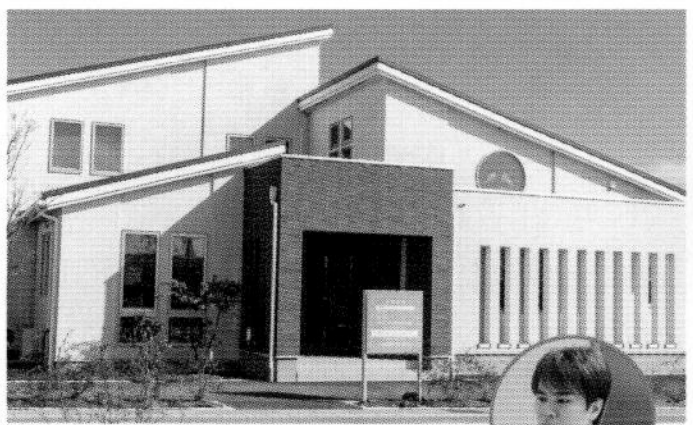

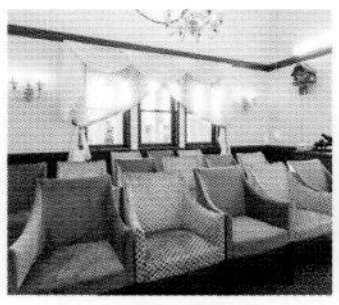

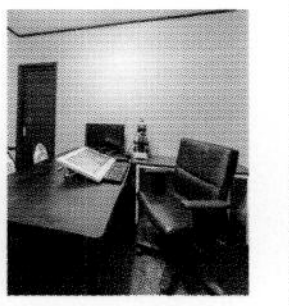

Profile. 政井 哲兵 院長

鹿児島大学医学部卒業、東京都立府中病院(現東京都立多摩医療センター)研修医。2005 年 東京都立府中病院産婦人科、2007 年 日本赤十字社医療センター産婦人科、2012 年 高崎 ART クリニック、2014 年 佐久平エンゼルクリニック開設。
産婦人科専門医、生殖医療専門医。

○ 診療時間 (8:30〜12:00、14:00〜17:00)

	月	火	水	木	金	土	日
午前	○	○	○	○	○	○	ー
午後	○	○	ー	○	○	ー	ー

※水曜、土曜の午後、日・祝日は休診。
動画配信にて体外受精説明を行っています。

長野県佐久市長土呂1210-1

○ 佐久北IC・佐久ICより車で約5分
JR佐久平駅より徒歩約10分

●人工授精 ●体外受精 ●顕微授精 ●凍結保存 ●男性不妊 ●漢方 ●カウンセリング

不妊症・産科・婦人科・小児科・内科　　神奈川県・横浜市

菊名西口医院

TEL. 045-401-6444　URL. https://www.kikuna-nishiguchi-iin.jp

約6割の方が自然妊娠！プラス思考で妊娠に向けてがんばってみませんか？

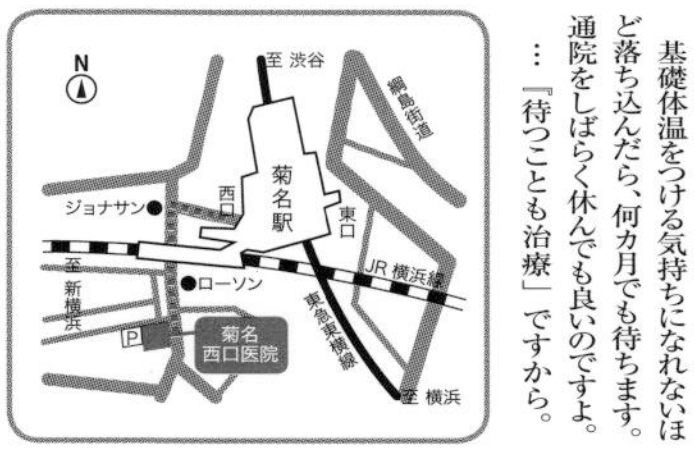

できる限り、自然に近い妊娠につながる不妊治療を心がけ、妊娠後のアフターフォローまで責任を持って診ることが、私たち菊名西口医院のモットーです。

そのため、外来の妊婦さんも約半数は不妊治療を経た妊娠成功者ですし、小児科の約3割はそのご夫婦のお子さんです。

「妊婦がいる外来は通院したくない」「子どもがいる外来は通院したくない」というお気持ちは十分に受け止めています。だからこそ、そのご夫婦のように「妊娠できるんだ！」と、プラス思考で妊娠に向けてがんばってみませんか。

無理のない範囲で、根気強く。

基礎体温をつける気持ちになれないほど落ち込んだら、何カ月でも待ちます。通院をしばらく休んでも良いのですよ。…『待つことも治療』ですから。

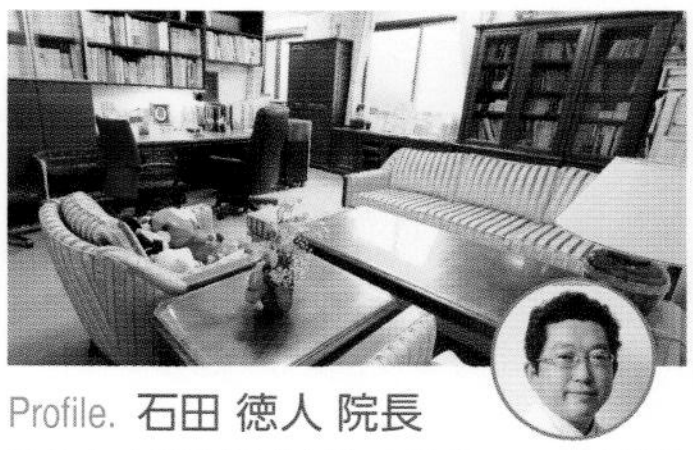

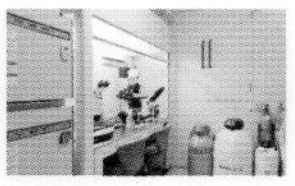

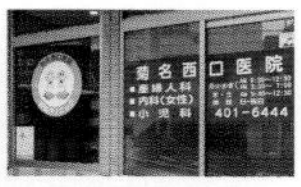

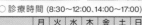

Profile. 石田 徳人 院長

平成2年 金沢医科大学卒業。同年聖マリアンナ医科大学産婦人科入局。平成8年 聖マリアンナ医科大学大学院修了。平成8年 カナダ McGill 大学生殖医学研究室客員講師。平成9年 聖マリアンナ医科大学産婦人科医長。平成13年 菊名西口医院開設。
日本産科婦人科学会専門医。日本生殖医学会会員。日本受精着床学会会員、高度生殖技術研究所会員。男女生み分け研究会会員。母体保護法指定医。医学博士。

○ 診療時間 (9:30〜12:30、15:30〜19:00)

	月	火	水	木	金	土	日
午前	○	○	○	○	○	○	ー
午後	○	○	○	ー	○	ー	ー

※木・土曜午後、日曜・祝日は休診。
※土曜午後、日曜・祝日は体外受精や顕微授精などの特殊治療を行う患者さんのみを完全予約制にて行っています。
※乳房外来、小児予防接種は予約制。

神奈川県横浜市港北区篠原北 1-3-33

○ JR横浜線・東急東横線 菊名駅西口より徒歩1分
医院下に駐車場4台有り。（車でお越しの方は、その旨お伝え下さい。）

●人工授精 ●体外受精 ●顕微授精 ●凍結保存 ●男性不妊 ●漢方 ●カウンセリング ●食事指導 ●運動指導

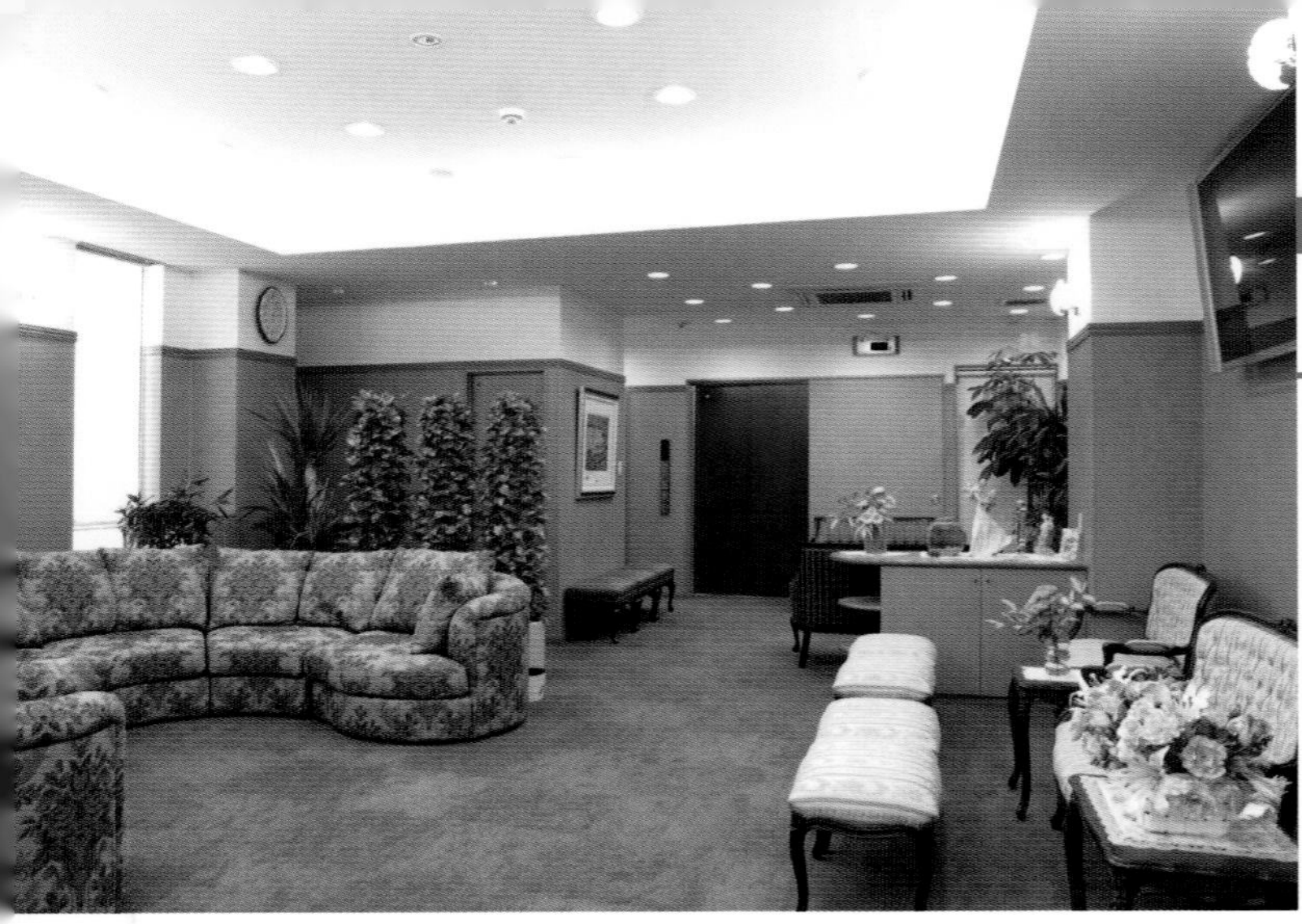

不妊症専門　京都府・京都市

田村秀子婦人科医院

TEL. 075-213-0523　URL. https://www.tamura-hideko.com/

心の持ち方や考え方、生活習慣などを聞き、その人だけのオーダーメイドな治療の提案

『これから病院に行くんだ』という気持ちでなく、もっとリラックスした気持ちで、たとえばレストランに食事に行く時やウィンドウショッピングの楽しさ、ホテルでお茶をする時の心地良さで来ていただけるような病院を目指しています。

また、不妊症は子どもが欲しくても自分ではどうしようもなく、かつ未体験のストレスとの戦いでもありますから、できればここに来たら、お姫さまのように自分主体でゆとりや自信を持てる雰囲気を作るよう心がけています。

我々は皆様が肩の力を抜いて通院して下さってこそ、治療の最大の効果を発揮できるものと思っております。ですから、そんな雰囲気作りに、これからも力を注いでいきたいと思っています。

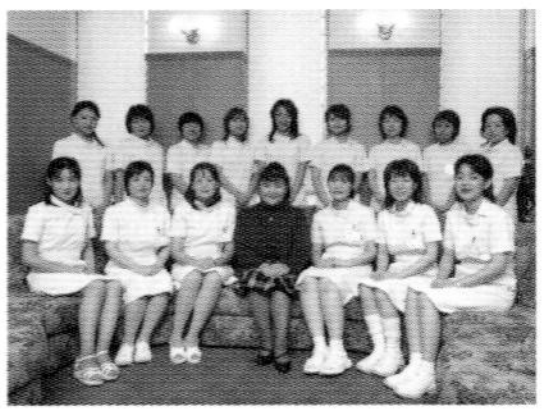

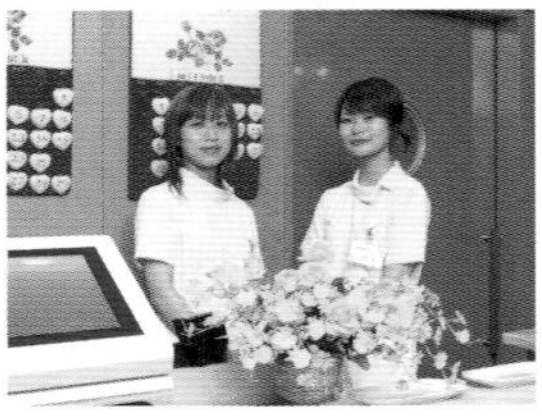

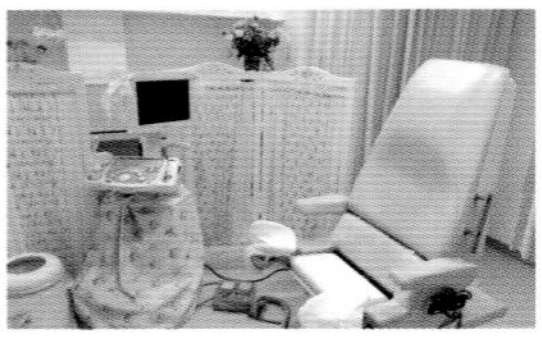

やわらかくあたたかいカラーリング。アロマテラピーによる心地よい匂い。さらに、冷たさを感じないようにと医療機器に覆いかけられたクロスなど、院内には細かな配慮がなされている。体外受精のあとに安静室（個室）でもてなされる軽食も好評。

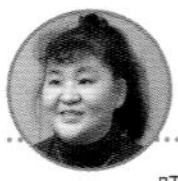

Profile. 田村 秀子 院長

昭和 58 年、京都府立医科大学卒業。平成元年同大学院修了。同年京都第一赤十字病院勤務。平成 3 年、自ら治療し、妊娠 13 週での破水を乗り越えてできた双子の出産を機に義父の経営する田村産婦人科医院に勤務して不妊部門を開設。平成 7 年より京都分院として田村秀子婦人科医院を開設。平成 15 年 8 月、現地に発展移転。現在、自院、田村産婦人科医院、京都第二赤十字病院の 3 施設で不妊外来を担当。専門は生殖内分泌学。医学博士。

○ 診療時間 (9:30～12:00、13:00～19:00)

	月	火	水	木	金	土	日
午前	○	○	○	○	○	○	―
午後	○	○	○	○	○	―	―
夜間	○	○	○	○	○	―	―

午後 13:00～15:00、夜間 17:00～19:00
※日･祝祭日休診

京都府京都市中京区御池高倉東入ル御所八幡町 229

○市営地下鉄烏丸線 御池駅 1 番出口 徒歩 3 分

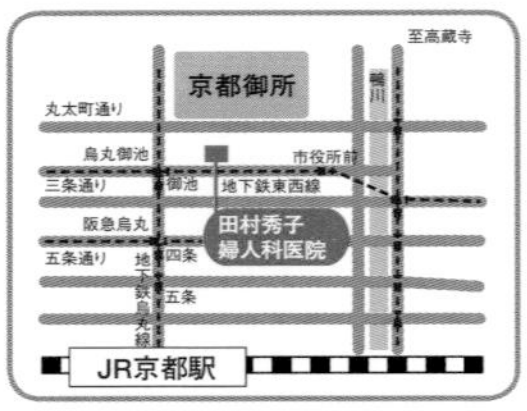

●人工授精 ●体外受精 ●顕微授精 ●凍結保存 ●男性不妊 ●漢方 ●カウンセリング ●女性医師

不妊症・体外受精・顕微授精　大阪府・大阪市

オーク梅田レディースクリニック

TEL. 0120-009-345　URL. https://www.oakclinic-group.com/

患者様の妊娠に向けた診療に、不妊治療の専門院として全力で取り組んでいます。

多数のオリジナル・メソッドを含む検査と治療をメニューに用意しています。

高度生殖補助医療は、本院のオーク住吉産婦人科と連携して提供しています。体外受精は患者様のお話をうかがい、お一人お一人に合わせたプランをご提案しています。採卵や胚移植、特殊な検査や処置は、本院での実施となりますが、何度も通院が必要となる卵胞チェックや注射は梅田で行いながらの治療が可能です。

患者様とともに、妊娠という目標に向かって治療を進めて参ります。

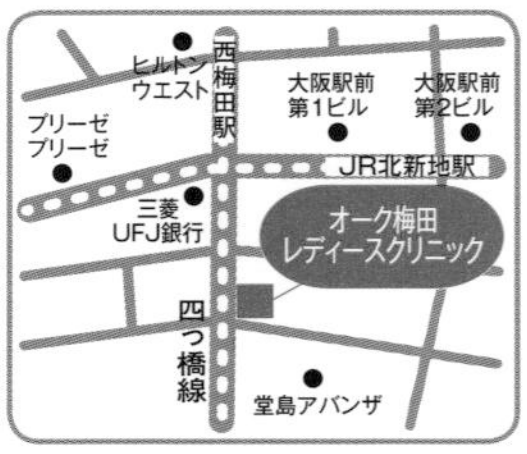

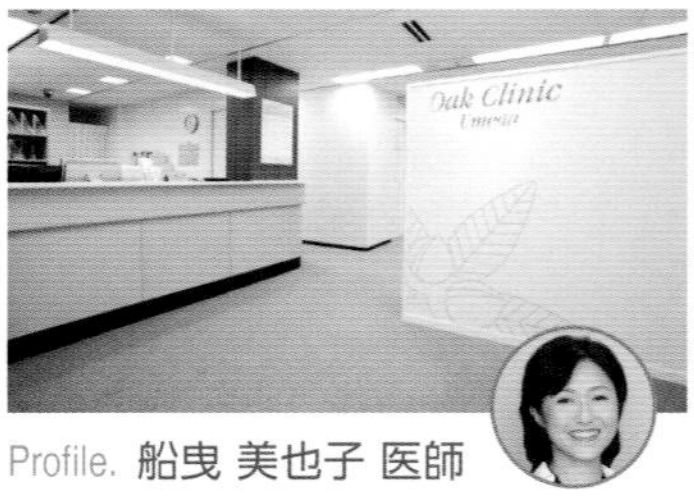

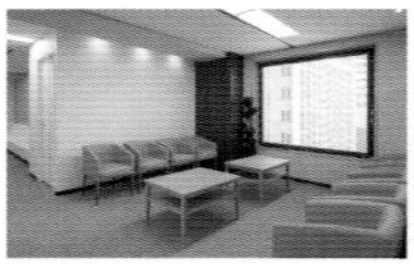

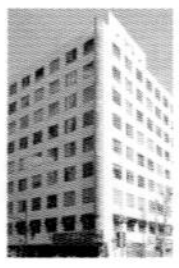

Profile. 船曳 美也子 医師

神戸大学文学部心理学科、兵庫医科大学卒業
兵庫医科大学、西宮中央市民病院、パルモア病院を経て当院へ。エジンバラ大学で未熟卵の培養法などを学んだ技術と自らの不妊体験を生かし、当院・オーク住吉産婦人科で活躍する医師。産婦人科専門医、生殖医療専門医。

○ 診療時間

	月	火	水	木	金	土	日
午前	○	○	○	○	○	○	―
午後	―	○	○	―	○	―	―
夜間	○	○	○	○	○	―	―

午前 10:00～13:00、午後 14:30～16:30
夜間 17:00～19:00

大阪府大阪市北区曽根崎新地1-3-16 京富ビル 9F

○ 大阪メトロ四つ橋線西梅田駅､JR 東西線北新地駅　C60 出口すぐ。JR 大阪駅より徒歩7分

●人工授精 ●体外受精 ●顕微授精 ●凍結保存 ●男性不妊 ●漢方 ●カウンセリング ●女性医師

不妊症･リプロダクションセンター･体外受精ラボラトリー･サージセンター　大阪府・大阪市

オーク住吉産婦人科

TEL. 0120-009-345　URL. https://www.oakclinic-group.com/

高度生殖補助医療の専門クリニック。年中無休の体制で最先端の治療を提供します。

24時間365日体制の高度生殖補助医療実施施設です。働きながら不妊治療を受けていただきやすい体制を整えています。

生殖医療に長年携わっている専門医が、患者様お一人お一人のお話をうかがった上で治療プランをご提案いたします。男性不妊にも対応し、ご夫婦での受診も可能です。

国際水準の培養ラボラトリーには、学会認定の胚培養士が多数在籍し、日々技術の習得や研究にあたっています。

患者様が納得して治療を受けて頂けるようドクター、スタッフが一丸となって治療に取り組んでいます。

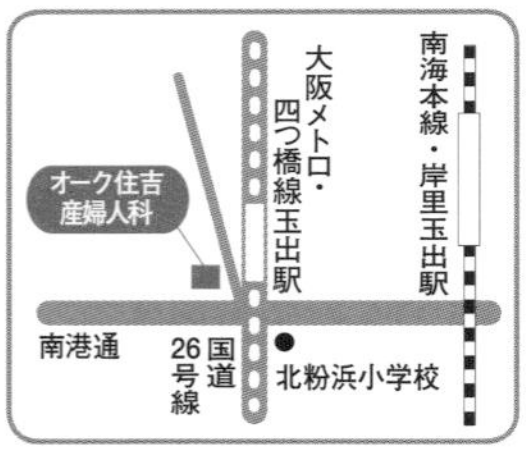

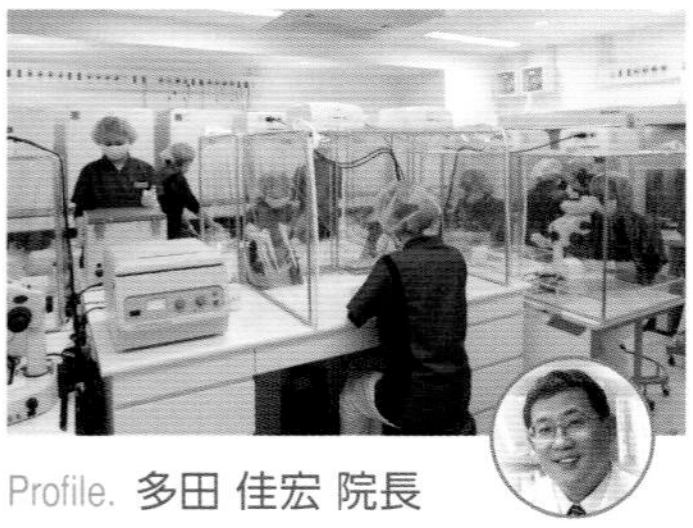

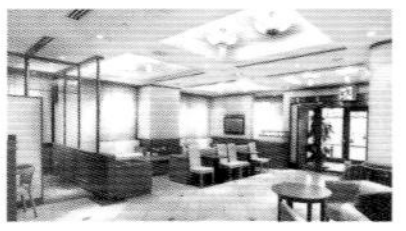

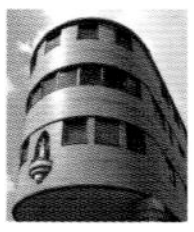

Profile. 多田 佳宏 院長

京都府立医科大学卒業。同大学産婦人科研修医、国立舞鶴病院、京都府立医科大学産婦人科修練医、京都市立病院、松下記念病院などを経て当院へ。女性の不妊治療の診察とともに、男性不妊も担当。医学博士。産婦人科専門医、生殖医療専門医。

○ 診療時間

	月	火	水	木	金	土	日
午前･午後	○	○	○	○	○	●	△
夜間	○	○	○	○	○	―	―

午前･午後 9:00～16:30、夜間 17:00～19:00
● 土は9:00～16:00、△ 日･祝日は9:30～15:00
卵巣刺激のための注射、採卵、胚移植は日･祝日も行います。

大阪府大阪市西成区玉出西 2-7-9

○ 大阪メトロ四つ橋線玉出駅５番出口徒歩０分
南海本線岸里玉出駅徒歩 10 分

●人工授精 ●体外受精 ●顕微授精 ●凍結保存 ●男性不妊 ●漢方 ●カウンセリング ●女性医師

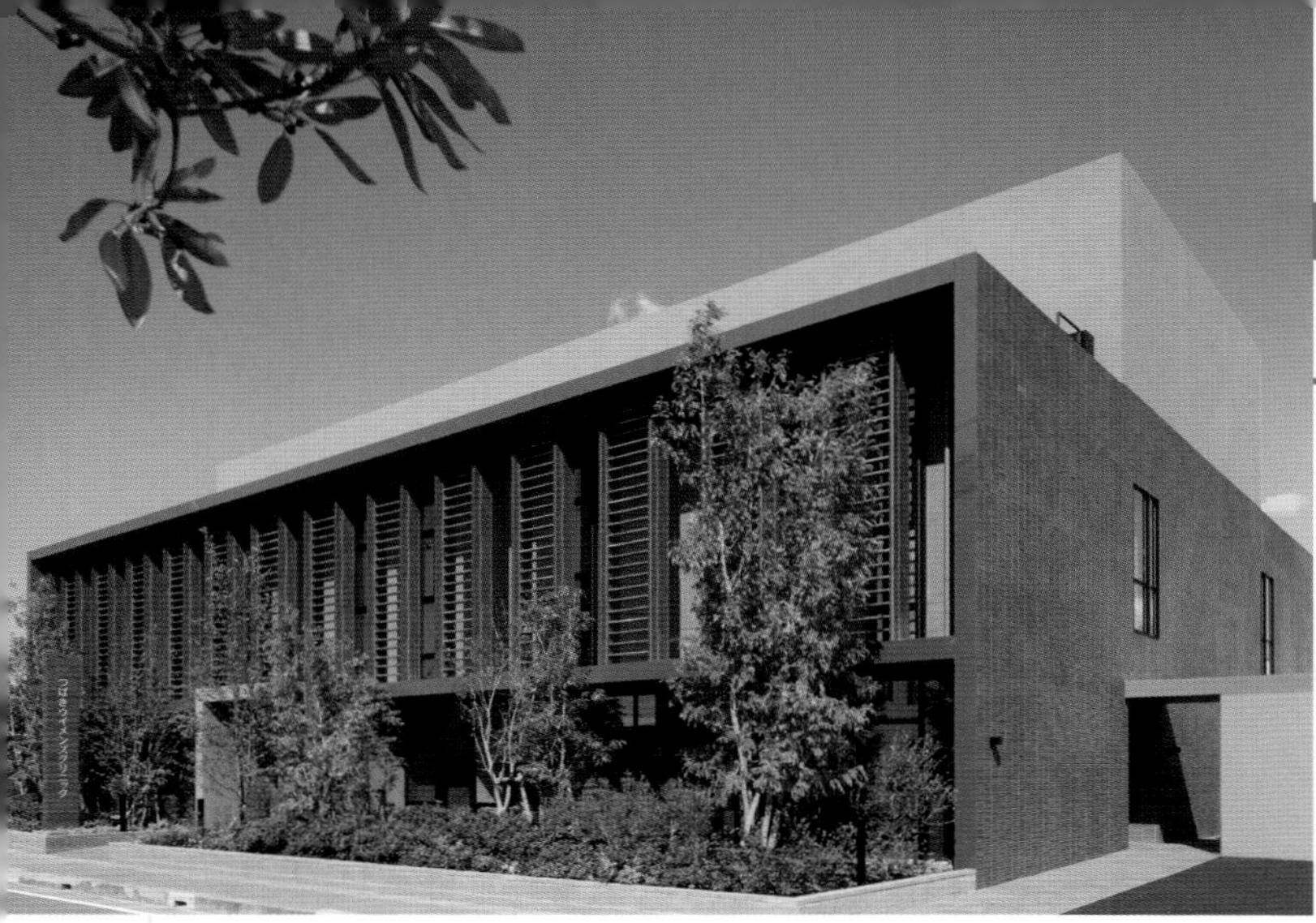

不妊症・産婦人科・新生児内科・麻酔科

愛媛県・松山市

つばきウイメンズクリニック

TEL. 089-905-1122　URL. http://www.tsubaki-wc.com/

生殖医療、無痛分娩、ヘルスケアを中心に地域に根差した「かかりつけ産婦人科」

不妊症の原因を十分に調べたうえで、効果的な治療を積極的に行う「テーラーメイドな生殖医療」を信念としています。産婦人科医による女性不妊だけでなく、男性不妊を専門とする泌尿器科医による診療も重要です。当院は男性不妊に特化した専門外来を開設し、男女双方からのアプローチも可能にしています。男性不妊の分野で先駆的な治療や研究を実践し、国内外でも著名な獨協医科大学埼玉医療センターの岡田弘主任教授が診療・手術を担当しています。高度生殖医療の核とも言える培養部門は、高水準の培養技術を日夜追求しています。

妊娠後も当院での管理が可能で、無痛分娩も提供し、感動的な理想分娩を追求しています。また女性医学の見地から、女性の生涯にわたるヘルスケアをサポートしています。

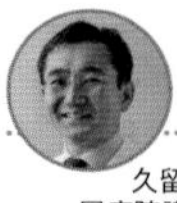

Profile. 鍋田 基生 院長

久留米大学医学部卒業。愛媛大学医学部附属病院講師、外来医長を経て現職。大学病院での診療、研究により生殖医療の発展、向上に寄与する。理論的かつ迅速、適切な治療により速やかな妊娠を目指す。医学博士。愛媛大学非常勤講師。兵庫医科大学非常勤講師。産婦人科専門医・指導医。生殖医療専門医。管理胚培養士。女性ヘルスケア専門医・指導医。漢方専門医。日本卵子学会代議員。日本レーザーリプロダクション学会評議員。生殖バイオロジー東京シンポジウム世話人。JISART理事。日本生殖医学会学術奨励賞、中四国産科婦人科学会学術奨励賞、愛媛医学会賞受賞。

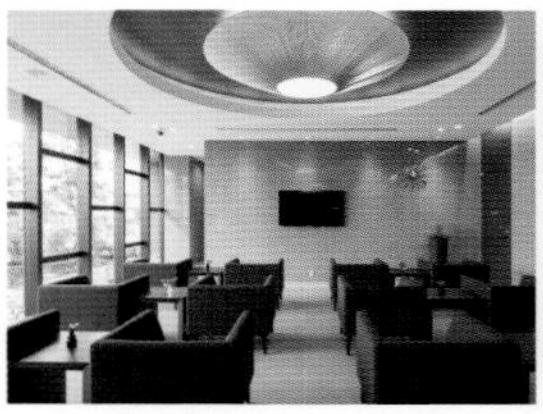

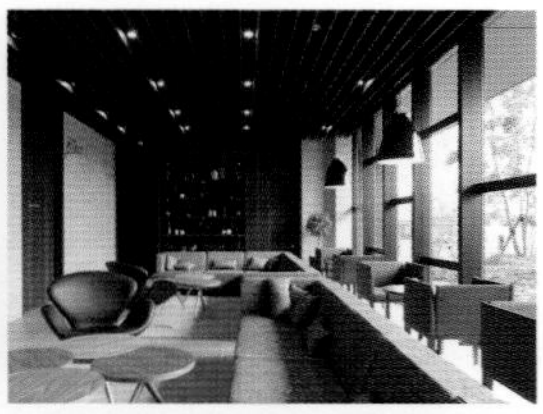

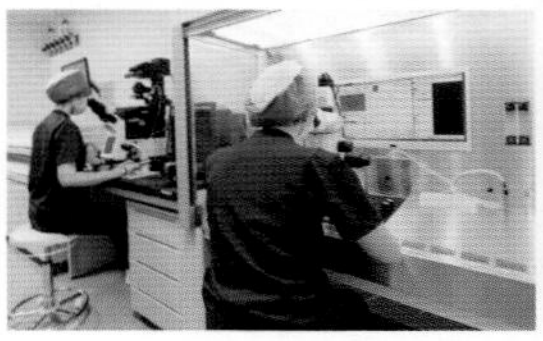

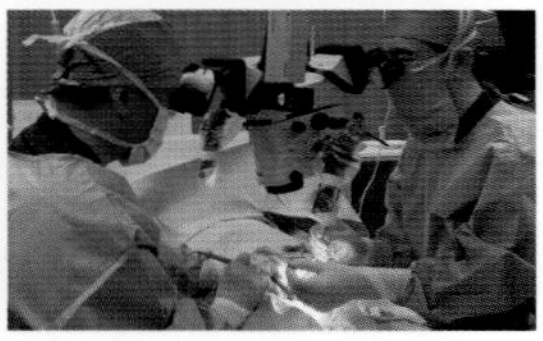

○ 診療時間 (9:00～12:00、15:00～18:00)

	月	火	水	木	金	土	日
午前	○	○	○	○	○	○	―
午後	○	○	―	○	○	△	―

※水曜の午後、日・祝日は休診。△土曜午後は15:00～17:00
※男性不妊外来：月1回完全予約制
［土曜］15:00～17:00［日曜］9:00～11:00

愛媛県松山市北土居 5-11-7

○ 伊予鉄道バス「椿前」バス停より徒歩約4分、「椿神社前」バス停より徒歩約9分

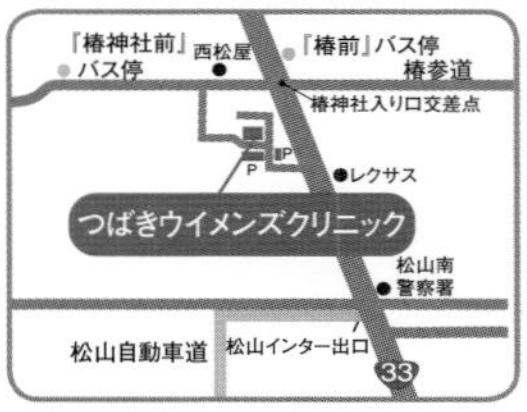

●人工授精 ●体外受精 ●顕微授精 ●凍結保存 ●漢方 ●男性不妊 ●カウンセリング

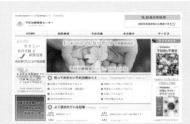

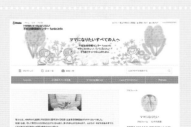

Let's try!

おうちでレッスン「ママなり教室」Vol.2

夫婦でセルフお灸にチャレンジしよう♪ 自宅で簡単お灸教室

今回のママなり教室は、自宅で簡単にできる「セルフお灸教室」です。

現代社会に生きるわたしたちは、日常的にストレスに晒されています。たとえば、満員電車に乗ったり、デスクワークで長時間パソコンと向き合ったり。近所づきあいや会社での人間関係もそうでしょう。

小さなことでも、それらが積み重なるとストレスだけでなく、疲れが蓄積し、体内機能の低下へとつながります。カラダの機能が正常に働かなくなると、胃腸の働きが弱くなったり、眼精疲労や肩こり、頭痛など様々な不調が起こりやすくなります。

お灸は、程よい温熱でツボをあたため血行をよくし、カラダのバランスを整える東洋医学です。人間がもともと持っている自然治癒能力を高め、自律神経を整えたり、ストレスや疲れなどで低下した体内の機能を正常に戻すことで体質改善へと促します。リラックス効果も高く、カラダにやさしい医療として世界的にも関心が高まりつつあります。

妊娠も本来自然に起こることです。カラダの状態を良い方向へと導くことは、妊娠しやすいカラダづくりにとっても重要です。女性特有の生理痛や生理不順、冷え、男性機能の低下などの改善も期待できるため、近頃では、妊活に特化したお灸コースを提供している鍼灸サロンも多く、夫婦で通う方も少なくないそうです。

お灸というと鍼灸サロンに通ったり、特別な技術が必要なイメージがあるかもしれません。けれど、最近では、火を使わないお灸や煙が少ないお灸など自宅で使えるタイプのお灸が市販されています。ネット通販や薬局などで入手できるので、夫婦ふたりでチャレンジしてみましょう。夫婦のコミュニケーションにもなりますし、お互いのカラダの状態を把握することもできます。

妊娠しやすいカラダづくりにつながる妊活ツボや、ツボの探し方、自宅で簡単に行えるセルフお灸の手順などをご紹介します。セルフお灸で癒しのリラックスタイムを♪

妊活ツボ　妊娠しやすい健康なカラダづくりを目指せる！

神門（しんもん）

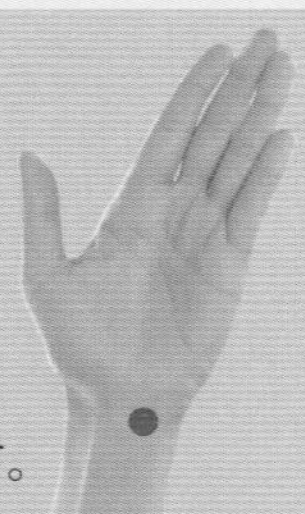

掌を上にして、
手首の小指側手前。
骨の出っ張りの下の
へこんでいるところにあります。

リラックス効果の高いツボで、自律神経を整えてくれます。通常自律神経は意識しなくても自然に働くもので、呼吸や排せつもその働きにより、行われます。自律神経を整えることは、月経周期の乱れや便秘の解消にもつながります。

三陰交（さんいんこう）

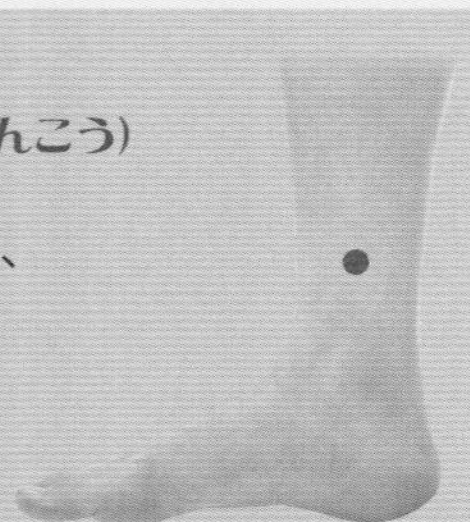

内くるぶしの中心から、
指幅４本上がったところにあります。

三陰交は、肝経、脾経、腎経と３つの陰経が交わるツボで、女性ホルモンのバランスを整えてくれる効果があります。月経のリズムを整えたり、栄養のある血液をつくるサポートをしたり、冷えの改善にもつながるとされ、古くから婦人病のツボ、近年では妊活の基本のツボとして知られています。

腰陽関（こしようかん）

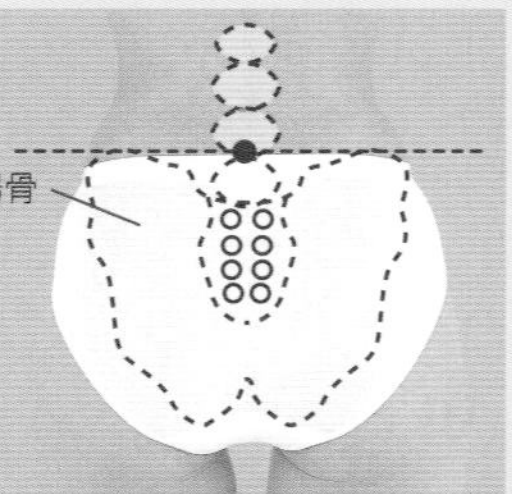

腸骨の一番上の線を
結んだ中央に
あります。

骨盤の働きを調整してくれるツボです。腰を温めることは、骨盤周りを温めることで、子宮や卵巣を良い状態へと導いてくれます。自分で探すのは難しい場所にあるツボなので、お灸を据えるときは、パートナーにツボを探してもらいましょう。

関元（かんげん）

おへそから指幅
４本下にあります。

中極（ちゅうきょく）

おへそから指幅
５本下にあります。

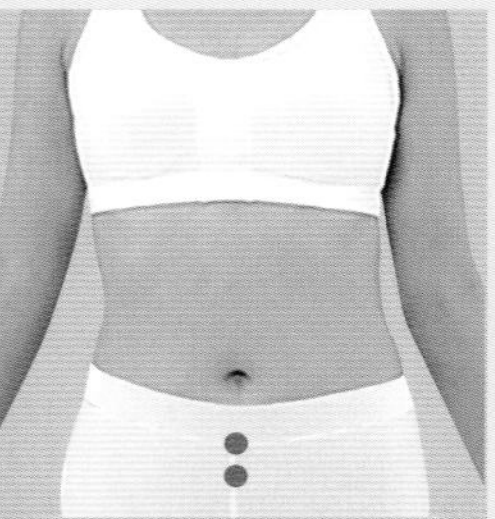

骨盤内の血液循環を良くするツボで、どちらもカラダの中心に位置しています。この中心が弱くなると、骨盤を支える力も弱くなり、骨盤が緩んでしまうこともあるそうです。そのため、子宮や卵巣に負担がかかってしまいます。それらのトラブルを解消してくれるツボとして注目されています。

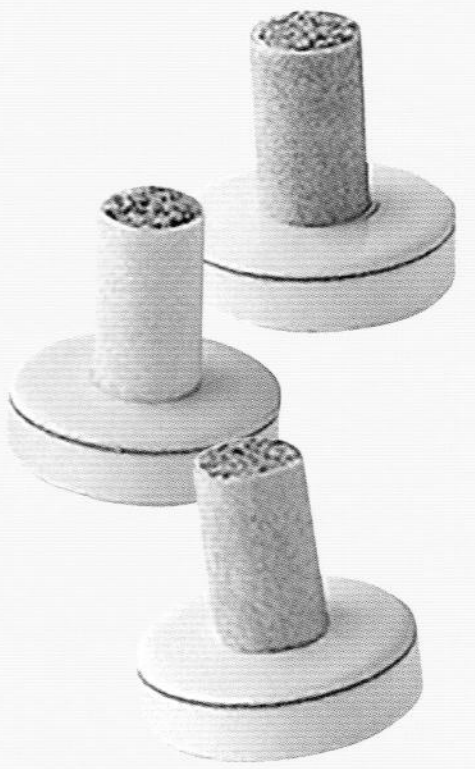

初めてのセルフお灸におすすめのラインナップ♪

いざ自分でお灸を据えてみようと思っても、どんなお灸を選んだらよいのかわからないという方も多いでしょう。火を使わないタイプや、煙の出ないタイプ、シール式のお灸など、誰でも手軽に扱えるセルフお灸デビューのおすすめを紹介します。

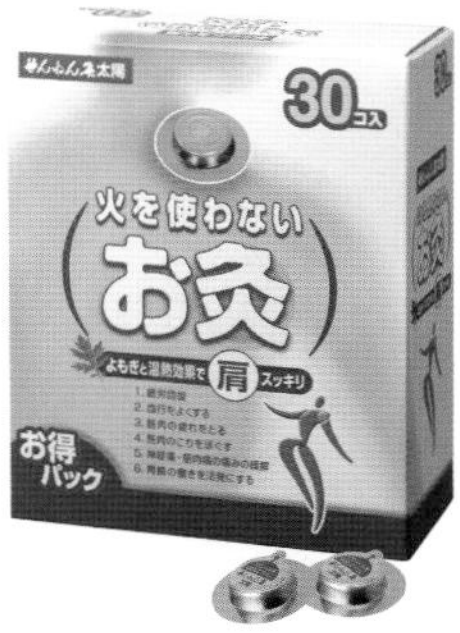

火を使わないお灸 太陽

衣服の下に貼り、そのまま外出できるので通勤やお出かけ中も使えるスグレモノ。

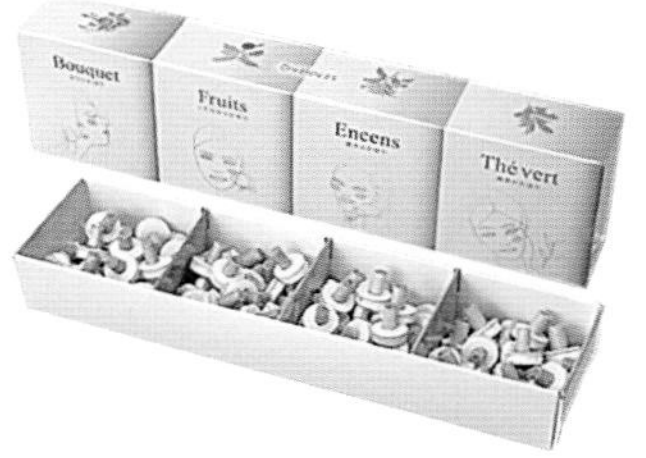

はじめてのお灸 moxa 4つの香り

はな、くだもの、香木、緑茶、その日の気分で香りが選べるお灸。お好みの香りで癒しのひとときを。

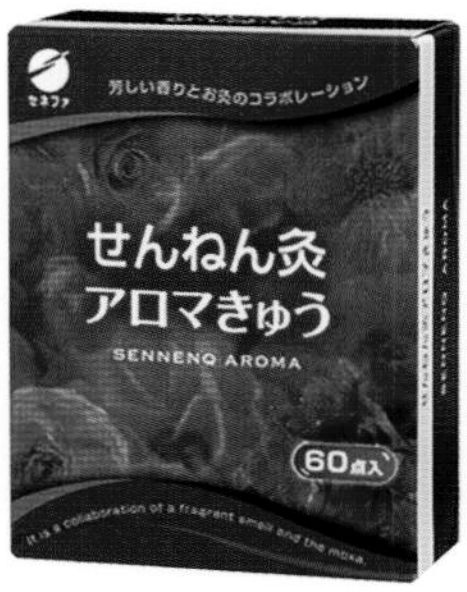

せんねん灸 アロマきゅう

お灸にリッチな香りを配合。温熱と香りでリラックスできる女性に人気のお灸。

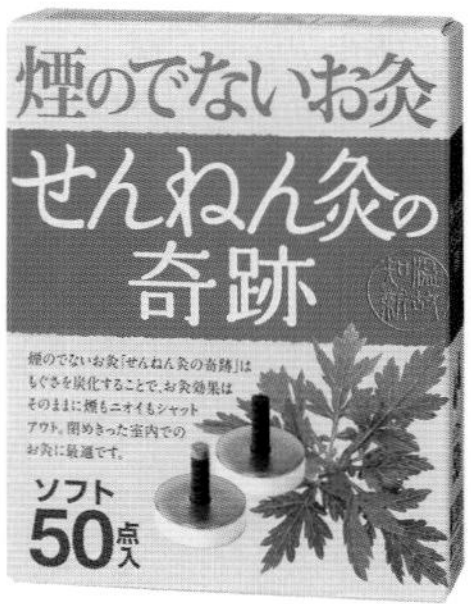

煙のでないお灸 せんねん灸の奇跡

お部屋にお灸のにおいが充満しない煙の少ないお灸。もぐさの香りが苦手な人におすすめです。

用意するもの

- 市販のシール式のお灸
- ライター
- サインペン
- 水を入れた容器

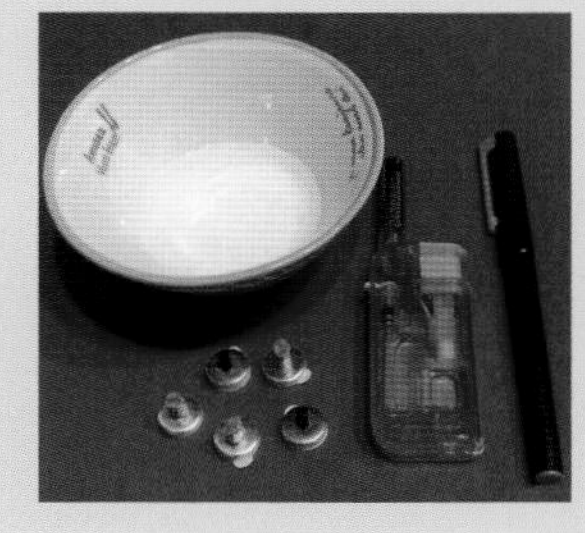

セルフお灸の手順

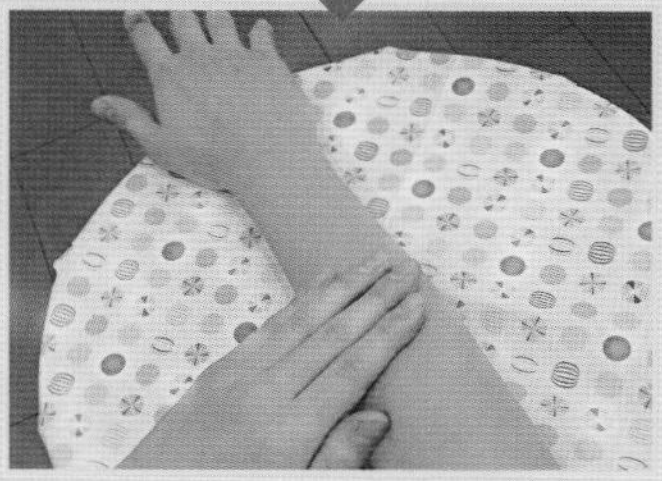

はじめにツボを探します。ここでは、前腕からツボを見つけてみます。指の腹で肌を撫でてへこみやかさつきで指が引っかかる箇所がツボです。

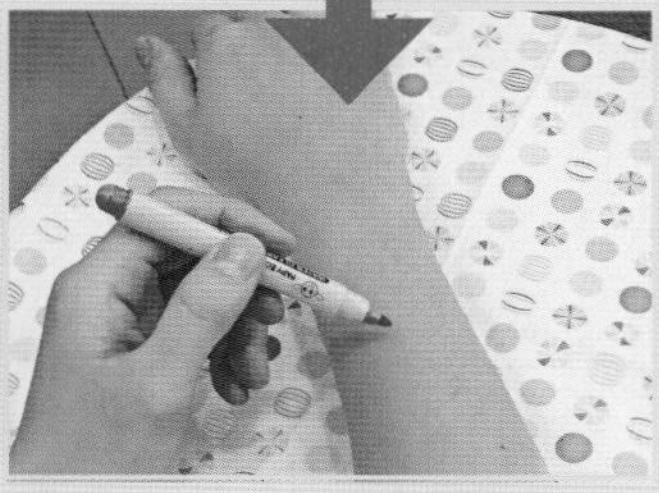

ツボを見つけたら、見失わないようにサインペンでしるしをつけましょう。

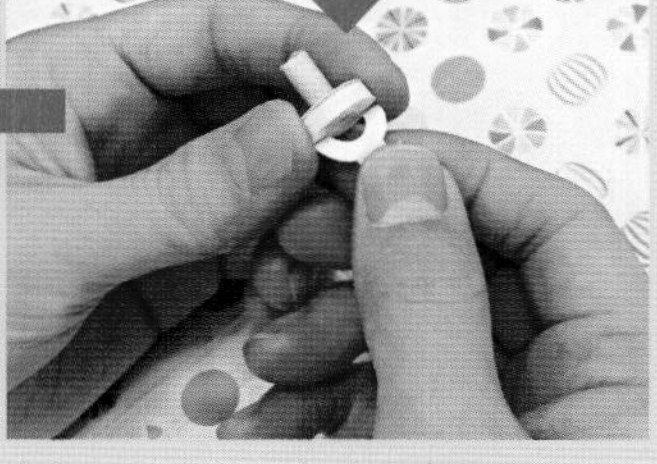

火をつける前に台座の裏のシールをはがします。

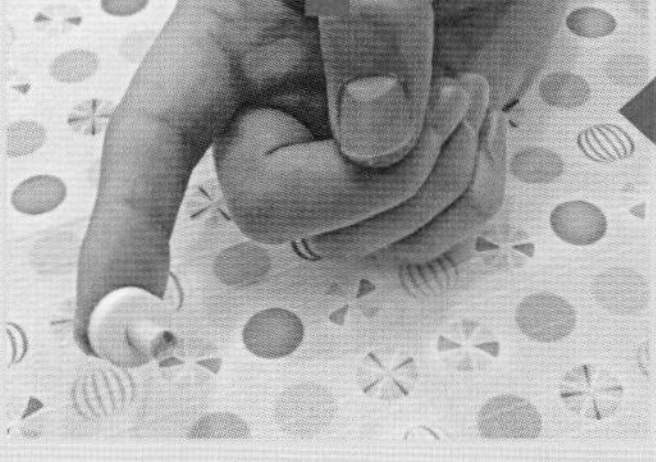

シールをはがしたらいったん指先にお灸をつけてください。

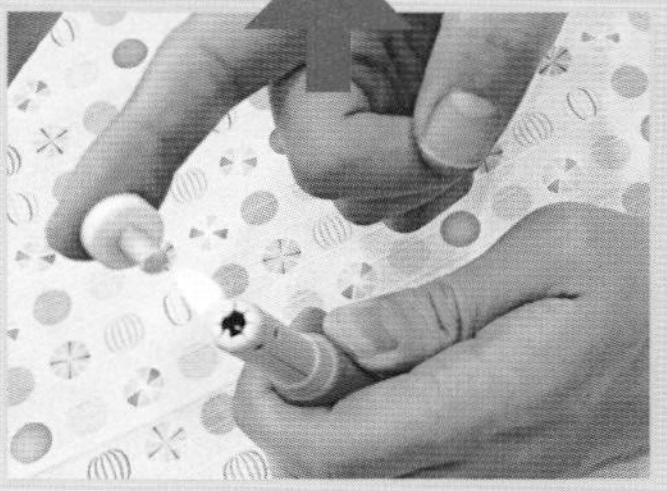

指先につけたお灸の筒部分にライターで火をつけます。

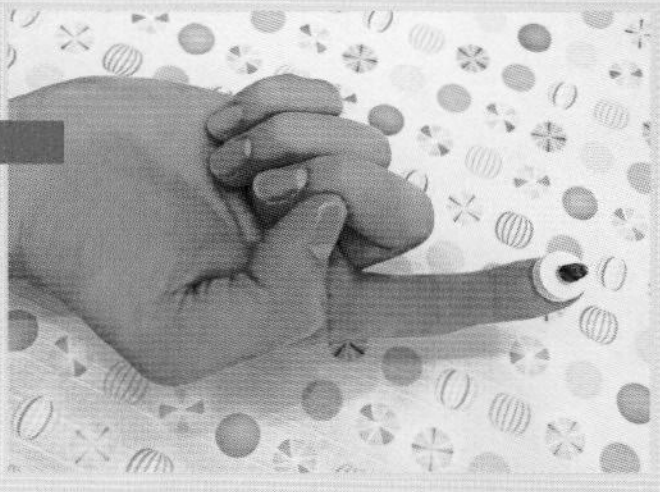

火がついたら、親指と人差し指で台座を持ち、指先からはずします。

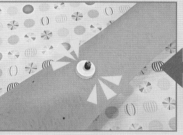

サインペンでマーキングした部分にお灸をつけます。少したつとじんわりと温かくなり、徐々に温度が上がっていきます。

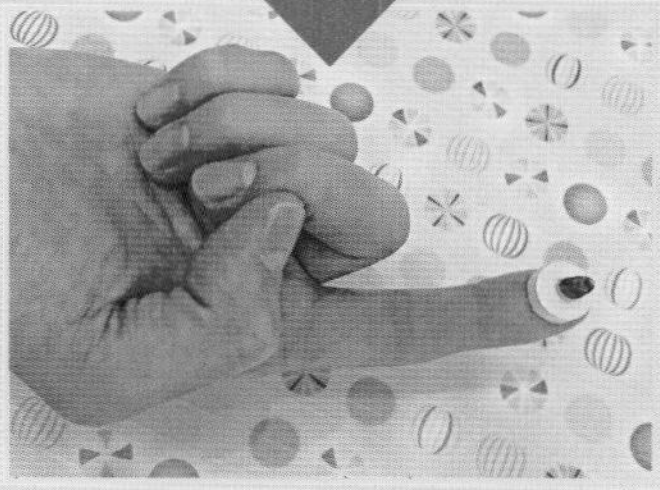

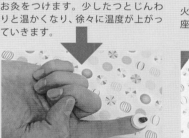

もぐさが燃え尽きた後、台座が冷めたらはずします。ただし、熱いと感じたら無理せず、その時点ではずしてください。

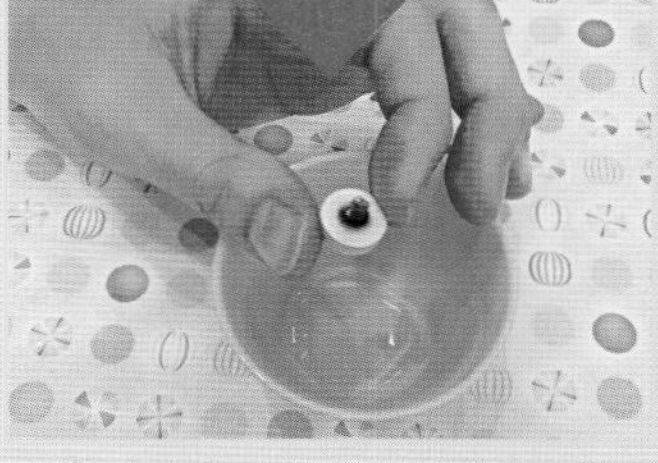

はずしたお灸は水の入った容器に捨てます。そのまま捨てるのはNGですよ！

セルフお灸 ワンポイントアドバイス♪

- お灸は、熱ければ熱いほど効果があるわけではありません。熱いと感じたらその時点で取り除きましょう。約５分から７分程度が目安です。
- 初めての方は１つのツボに１日１回、１個から。心地よいと感じる範囲内で行ってください。
- 入浴前後、食事直後や飲酒後、発熱時は全身の血行がよくなり、水ぶくれしたり火傷につながることがあるので避けましょう。
- その他、商品の取扱説明書をよく読んで正しくお使い下さい。

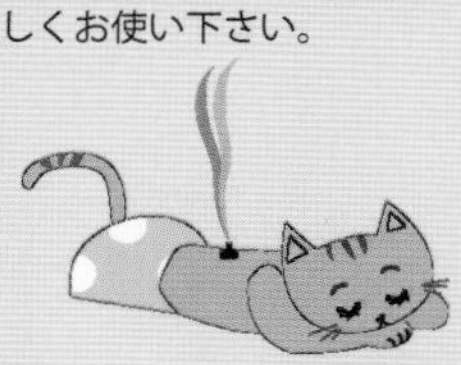

ママなり 応援レシピ

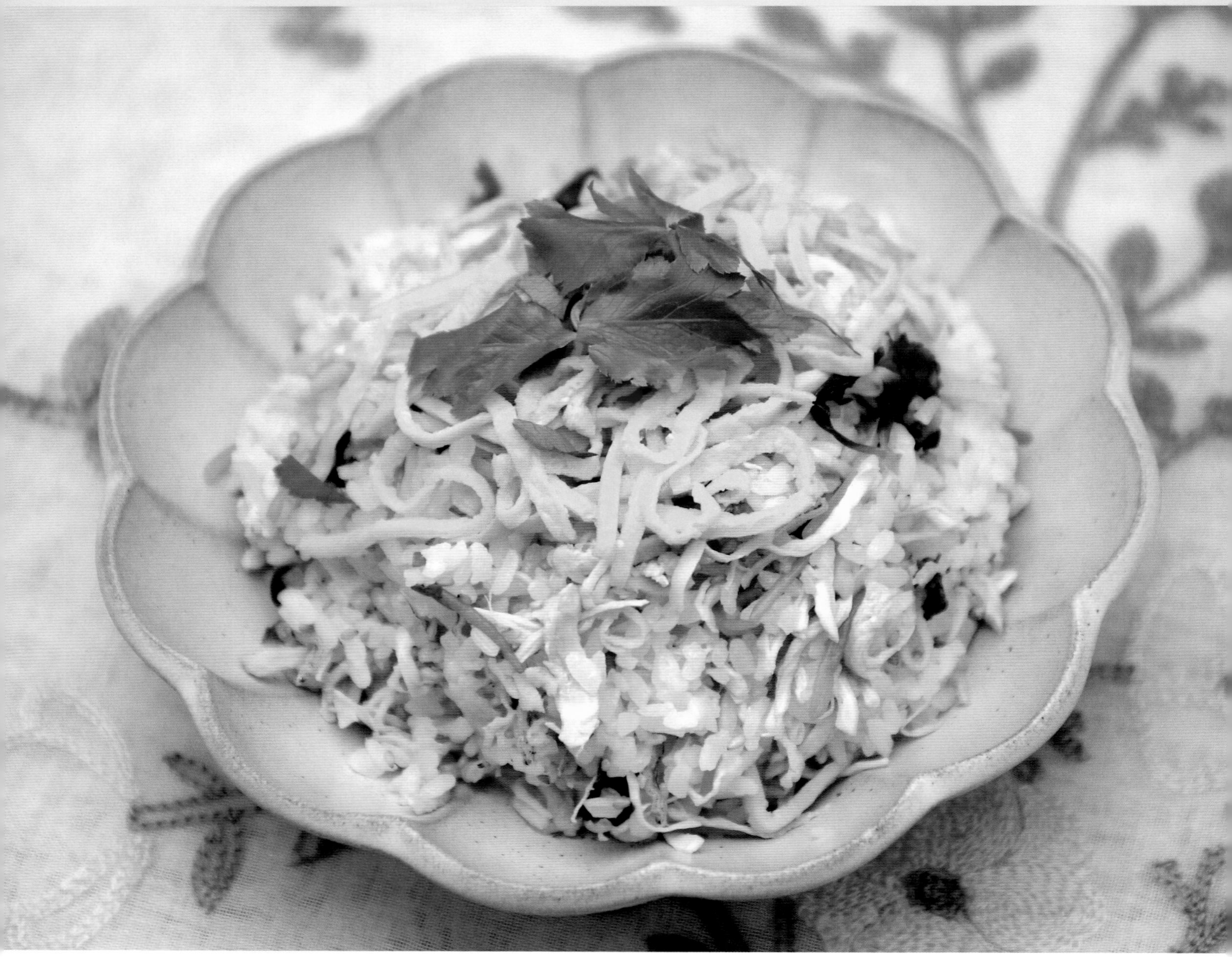

recipe 01 まぜ寿司

材料 [2人分]

米	1合
昆布	5cm
鶏ささみ	1本
卵	1個
三つ葉	3～4本
ちりめんじゃこ	大さじ1
白いりごま	適量
合わせ酢	
米酢	大さじ2
砂糖	小さじ1
塩	小さじ1/2

作り方

1. 米は普通に水加減し、昆布を加えて炊く。炊き上がったら、昆布を取り除く。
2. ささみは塩を加えた湯で火が通るまでゆで、手で割いて合わせ酢につける。
3. 卵は金糸卵にする（いり卵でもよい）。
4. 三つ葉はさっとゆがき、2cm程度に切る。
5. ちりめんじゃこと白ごまは、から炒りしておく。
6. 1に2～5をざっくり混ぜる。

Recipe Memo

調味料の中でも古い歴史を持つ酢は、様々な原料から作られ味もそれぞれ違います。お米を原料とした米酢は、まろやかな甘みとコクが特徴です。特に、お寿司との相性は抜群です。今回は手軽にできる混ぜ寿司をご紹介します。具材はお好みでアレンジも。

免疫力をアップさせたり自律神経を整えたりすることに
腸内フローラが関与していることは、だいぶ知られるようになってきました。
妊娠しやすいからだづくりのためにも、
腸内フローラのバランスを良い状態に保つことが大切です。
そこで、発酵食品を毎日の食事に取り入れ、腸内環境を整えましょう。

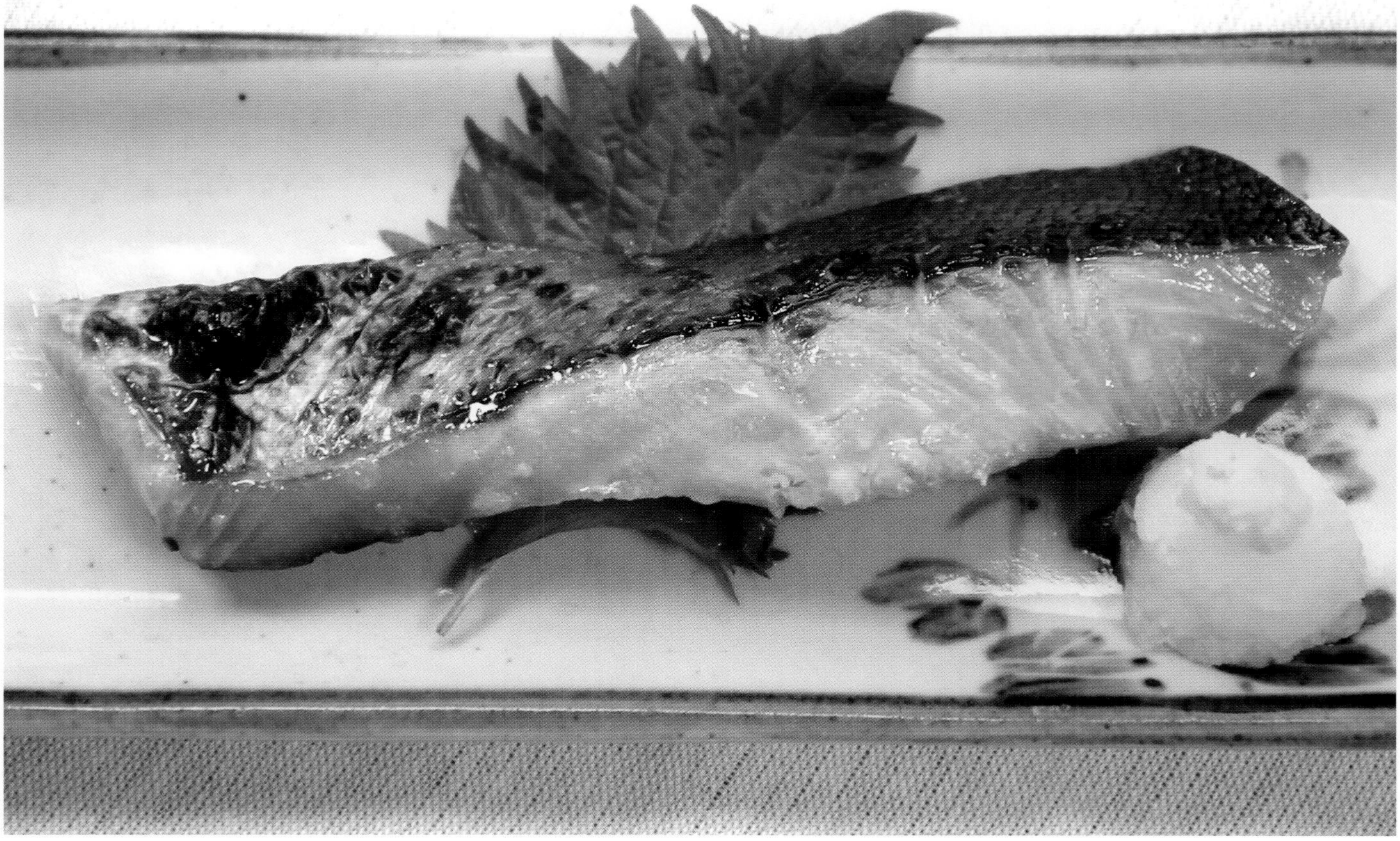

recipe 02 鮭の塩麹焼き

材料 [2人分]

生鮭 ………………………… 2切
塩麹 ………………………… 大さじ2

作り方

1. 鮭はキッチンペーパーで軽く表面の水分をふき取る。1に塩麹をまんべんなく塗り、30分ほど置く。
2. 塩麹を軽く除く。フライパンに油（分量外）を熱し、
3. 鮭を表になる部分から焼く。焼き色がついたら、裏返し、弱火で中に火が通るまで、じっくり焼く。

※テフロン加工のフライパンを使うと簡単です。
※ 2の際、ジップ袋やビニール袋に入れて一晩冷蔵庫で寝かせるとさらにおいしくなります。長時間置く場合は、塩麹の量を少し減らしてください。

Recipe Memo

万能調味料の塩麹。うま味を増して味を良くするだけでなく、魚や肉などの素材を柔らかくしてくれる働きもあります。焼く際には、焦げつかないように注意しましょう。

発酵食品のいろいろ

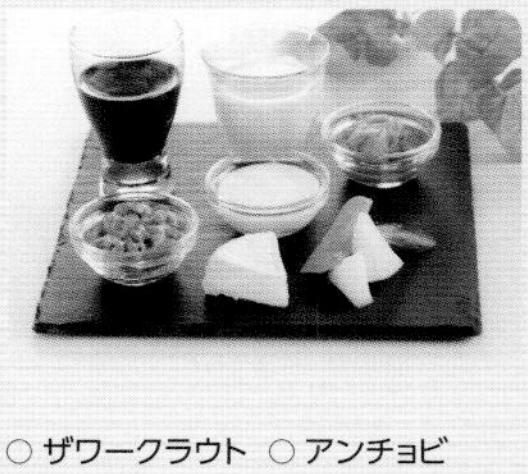

［ 国産品 ］

○ 漬物（ぬか漬け、奈良漬け、べったら漬けなど）
○ 調味料（味噌・醤油・酢）○ かつお節
○ 塩辛 ○ 甘酒 ○ 納豆 ○ 日本酒

［ 舶来品 ］

○ チーズ・ヨーグルト ○ 発酵バター ○ キムチ ○ ザワークラウト ○ アンチョビ
○ナンプラーなどの魚醤 ○ 紅茶・烏龍茶（烏龍茶は半発酵）○ ワイン・ビールなど

簡単！

塩麹を手作りしてみよう！

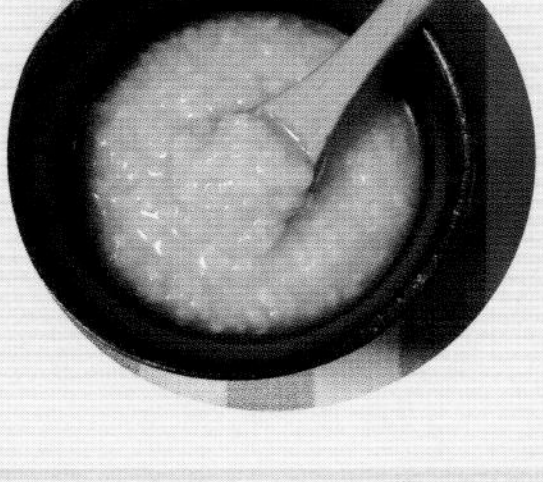

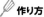

1. 麹 200 gはよくもみほぐしておく。熱湯 300cc に塩 60g を入れて溶かし、60℃まで冷ます。
2. ここに麹を入れて混ぜ、タオルなどに包んで 2 ～ 3 時間保温する。
3. 毎日 1 回かき回しながら発酵を確かめ、1 週間ほどで出来上がり。冷蔵庫に保存し、使う分だけ容器に取り出す。保存期間の目安は6カ月。

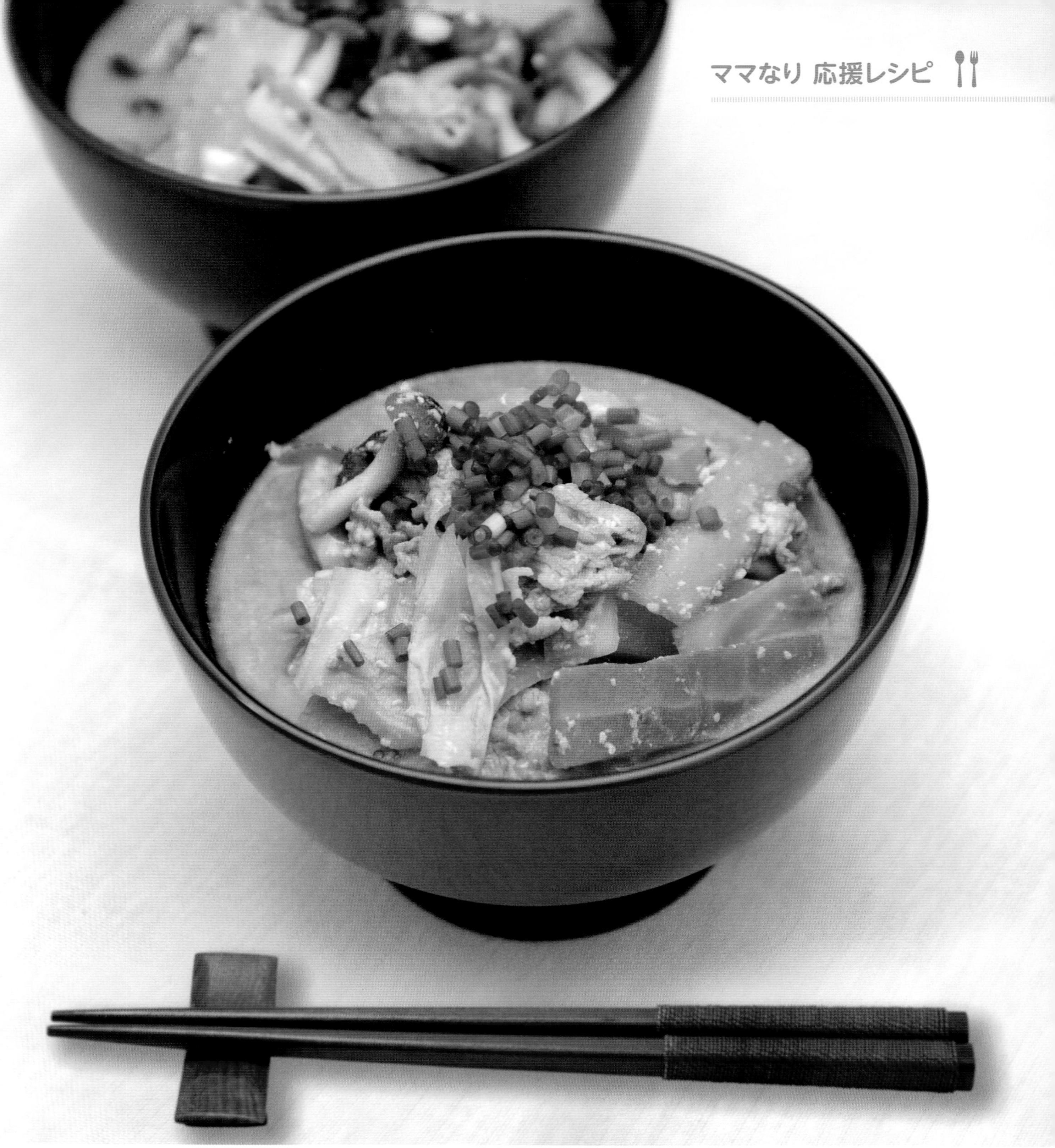

recipe 03 豚肉の粕汁

材料 [2人分]

豚小間切れ肉	70g
大根	3cm
にんじん	3cm
キャベツ	1枚
しめじ	1/2パック
だし汁	2カップ
酒粕	40g
みそ	大さじ1と1/2
しょうゆ	小さじ1

作り方

1. 大根とにんじんは、短冊に切る。キャベツは食べやすくざく切りにする。しめじは石づきを除き、バラバラにする。
2. 酒粕はちぎって、だし汁のうちの 1/2 カップでふやかし、溶きのばす。
3. だし汁を沸かして豚肉を入れ、ほぐす。あくを除き、野菜を加えて中火で煮る。
4. 野菜に火が通ったら 2 の酒粕とみそを溶き入れる。
5. しょうゆで味をととのえる。

※酒粕のアルコールが気になる方は、溶かす際によく沸騰させてください。

Recipe Memo

体を芯から温めてくれる粕汁。寒い冬の料理のイメージがありますが、季節の変わり目にもぴったりです。酒粕には、葉酸などのビタミンB群や食物繊維などが豊富に含まれています。アルコールに弱い方は、しっかり加熱してアルコール分を飛ばしてください。

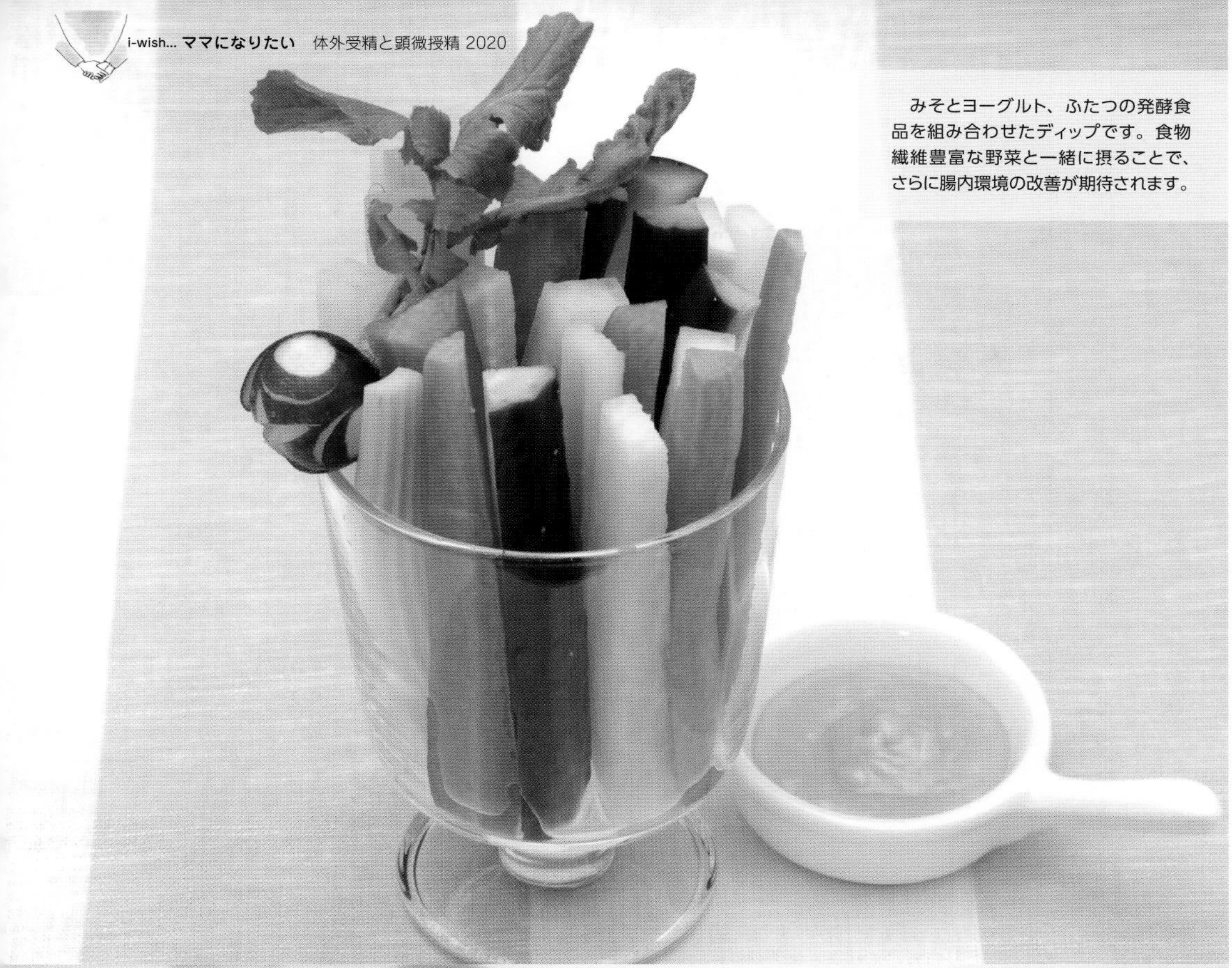

みそとヨーグルト、ふたつの発酵食品を組み合わせたディップです。食物繊維豊富な野菜と一緒に摂ることで、さらに腸内環境の改善が期待されます。

recipe
04
野菜スティックとみそディップ

材料 [2人分]

きゅうり …………………………… 1～2本
大根 ………………………………… 8cm
にんじん …………………………… 6cm
セロリ ……………………………… 1本
白みそ ……………………………… 大さじ1
ヨーグルト ………………………… 小さじ2
オリーブオイル …………………… 小さじ2
おろしにんにく …………………… 少々

作り方

1. 野菜は棒状に切り、塩少々（分量外）を入れた氷水につけてパリッとさせる。
2. 1の水気を切って、コップなどに盛り付ける。
3. 調味料をよく混ぜ合わせる。食べるときに野菜につける。
   ※いもや温野菜ともよく合います。野菜の種類はお好みでどうぞ。

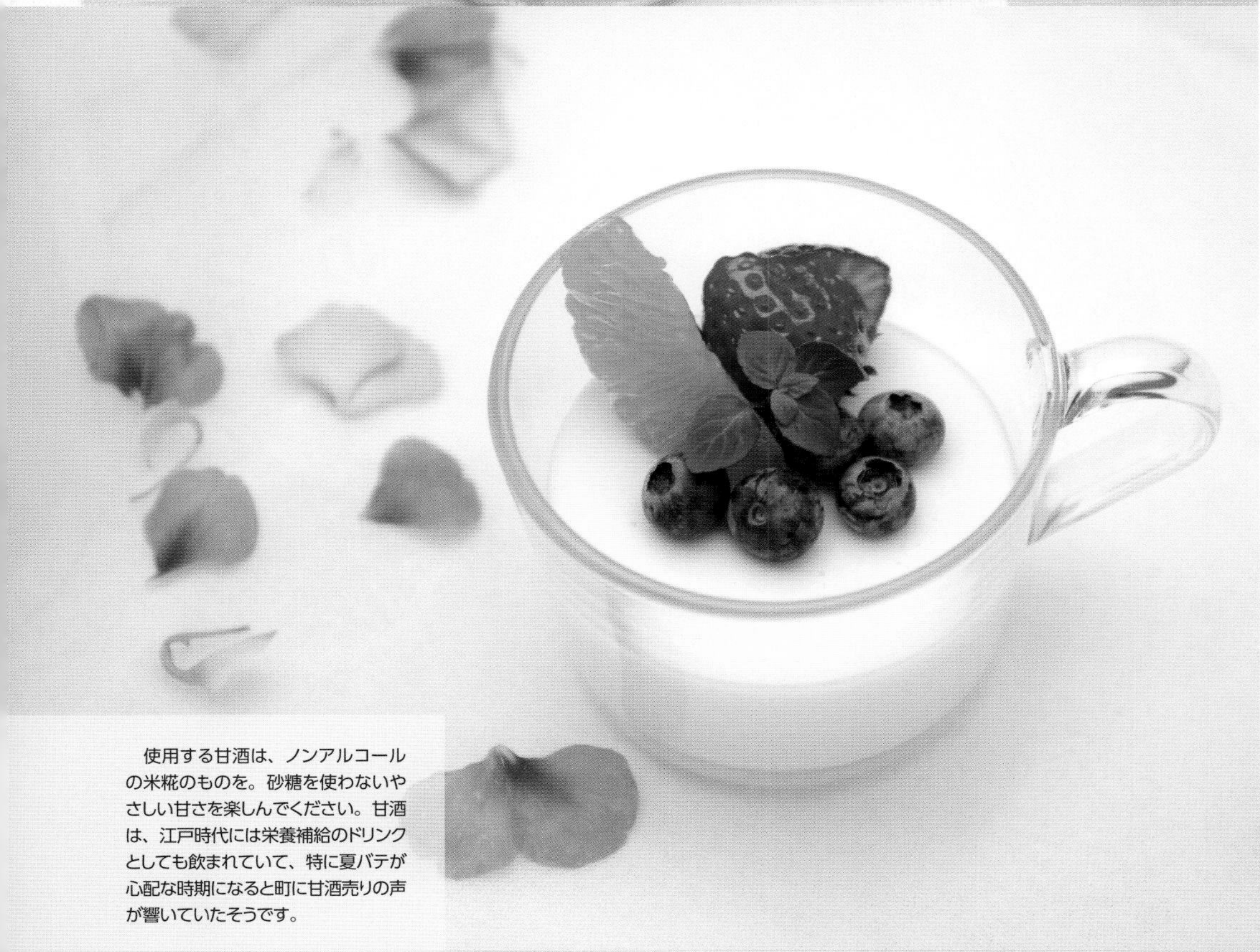

使用する甘酒は、ノンアルコールの米糀のものを。砂糖を使わないやさしい甘さを楽しんでください。甘酒は、江戸時代には栄養補給のドリンクとしても飲まれていて、特に夏バテが心配な時期になると町に甘酒売りの声が響いていたそうです。

recipe
05
甘酒のレアチーズケーキ

材料 [2人分]

甘酒 ………………………………… 100cc
クリームチーズ …………………… 100g
ヨーグルト ………………………… 30g
はちみつ …………………………… 小さじ2
粉ゼラチン ………………………… 3g
水 …………………………………… 大さじ2
果物 ………………………………… 適宜

作り方

1. ゼラチンは水を加えふやかしておく。
2. クリームチーズは室温に戻しておく。
3. ボウルにクリームチーズを入れてなめらかになるまで練り、甘酒・ヨーグルト・はちみつを3回に分けて加え、そのつどよく混ぜる。
4. 1のゼラチンを溶かし（500wレンジ30秒程度・溶け残りがあれば少しずつ時間を足す）3に加えて全体に混ぜる。
5. 器に流し、冷蔵庫で冷やし固める。
6. 果物を飾る。
   ※果物の代わりに、ジャムなどと一緒に食べるのもおすすめです。

Profile

管理栄養士 日高圭子

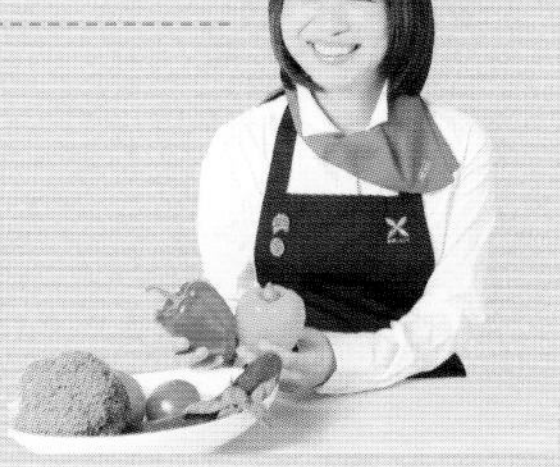

平成7年4月～平成28年3月 東京都職員として、学校給食の運営や食育全般に携わる。 現在は、食事指導や講演、執筆などを行う。また、ウォーキング教室の講師も務める。
野菜ソムリエプロ、薬膳コーディネーター。
日本栄養士会会員、日本スポーツ栄養学会会員。

i-wish...
パパになりたい

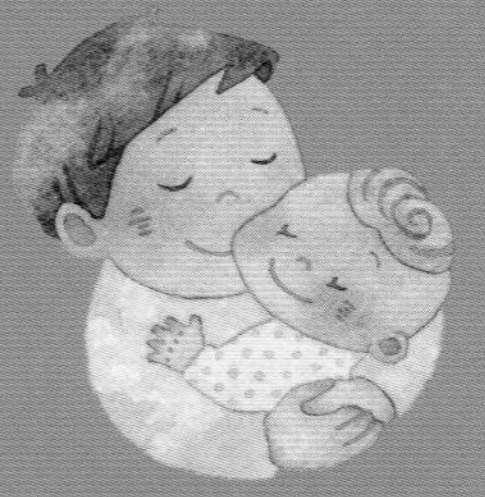

妊娠しやすいからだづくり パパになるための 精子力アップ！

まずは基本の「き」

精子力アップを知るためには、まずは、精液と精子についてのおさらいです。

精液とは、精嚢や前立腺の分泌液の混合物である精漿98～99％と精子1～2％からできています。

この精子は、大変特殊な細胞です。なぜなら、持ち主となる男性の体を離れても生きることができ、その上自力で動くことができるからです。

精子の役割は、卵子に人となる遺伝子を届けることにあります。

その精子の構造を、頭部、中間部、尾部に分けて説明をしたのが、下の図です。

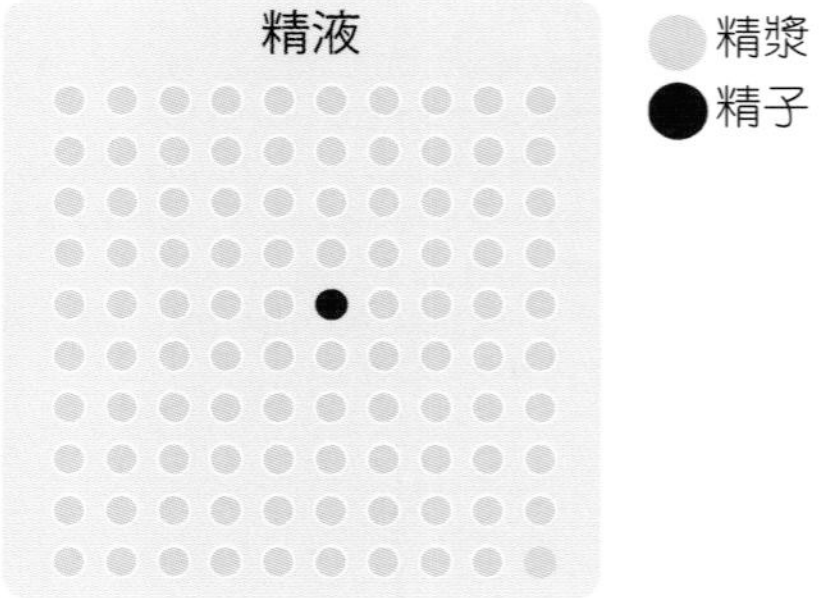

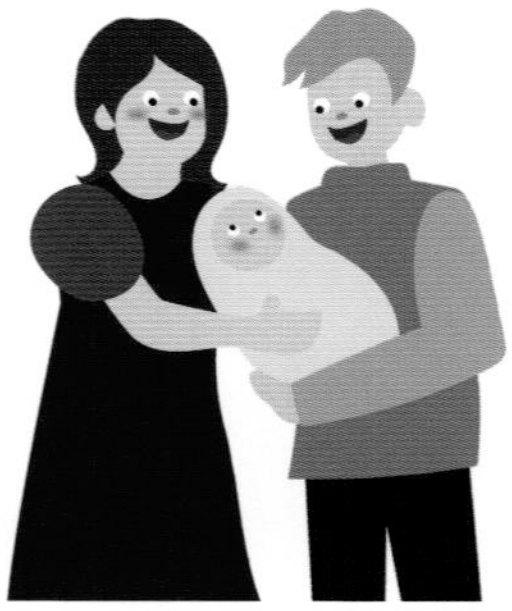

精子の構造

頭部 → コンピューター

頭部には、遺伝情報のつまった核が入っています。

また、帽子状の先体が核を取り囲むようにあります。先体は、卵子の透明帯を破るために使う酵素が入っています。

中間部 → エンジン

精子の動力を発生させるのが中間部です。

ミトコンドリアがエネルギーを発生させます。

尾部 → 運動

運動を担うのが尾部です。

ミトコンドリアから発生するエネルギーが長い鞭毛を振動させ前進運動をさせます。

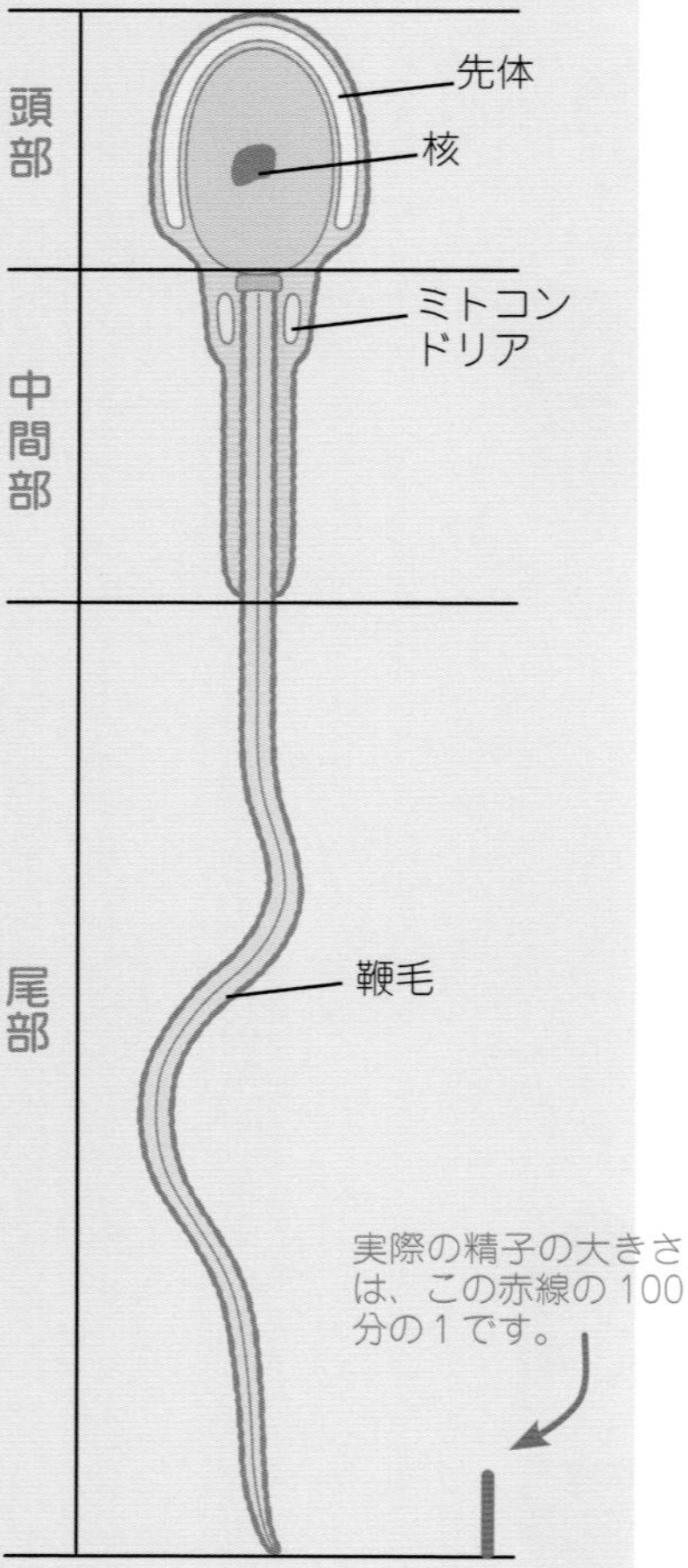

精液量や精子数の変動は激しい

精液量、また精子数は、大きく変動します。精液量も多く、精子数も多い時もあれば、精液量は少ないけれど精子は多いという時もあり、その差は2～4倍以上になることも珍しくありません。この変動には、体調やストレスなどが関係していることもあります。

本来、精液検査は病院（泌尿器科、妻が通う産婦人科）で受けるものですが、最近では自宅などでスマートフォンのアプリと専用キットを使って、精子を観察、測定することができます。病院に検査へ行くのは、なかなか勇気が出ないという人は、これらを使って自分の精子を観察、測定をしてみましょう。

観察することで、精子が確認できれば一安心ではありますが、それが妊娠させることができる、また赤ちゃんにつながる精子であるかは、また別な問題です。

精液があるから大丈夫、精子があるから大丈夫ではないのです。

夫婦が子どもを望んでいるのであれば、まずは、精液検査を受けてみましょう。

精液量	1.5ml 以上
pH	7.2 以上
精子濃度	1ml 中に 1,500 万個以上
精子運動率	運動精子が 40％以上、 前進運動精子が 32％以上
正常形態精子	4％以上
生存率	58％以上
白血球	1ml 中に 100 万個未満

正常精液所見（ WHO の下限基準値 2010 年 ）

どうやって検査する?

検査に使う精液は、自宅で病院から提供される専用の容器に採取したものを持ち込むか、あるいは病院内で採取します。どちらの結果も、大きな差は出ないとされていますが、通院に1～2時間以上かかる場合には、院内での採精を勧められるかもしれません。また、病院の方針で、検査は自宅採取が可能でも、人工授精や体外受精の場合には、院内採取でというところもありますので、これは指示に従いましょう。

検査は、まず精液の粘性、色調、量を調べます。射精されたばかりの精液は粘稠度が高いため、サラサラな状態になるまで室温で30分ほど放置し、その後、検査技師、または胚培養士が顕微鏡で精子の数をカウントし、そのうち、生きている精子の数、運動する精子の数、正常形態精子の数などをカウントします。

このカウントには、マクラーチャンバーという器具を使用します。マクラーチャンバーには、1マス0.1×0.1mmの10×10マスがあり、この中にある精子をカウントし、精子数や運動精子数、生きている精子数、正常形態精子数をカウントすることで、精液量との割合を計算して結果を出します。

検査結果は、WHOが発表する正常精液所見に照らし合わせて知らされます。検査結果は変動が大きく、特によい結果でない人は、数回検査を行い、その中央値や平均値で判断します。

精巣の大きさと精子をつくる力

精巣の大きさは、造精機能を反映しています。つまり、精巣が大きければ精子をつくる能力も高く、精巣が小さいと精子をつくる能力が低いということにつながります。

成人男性の精巣の大きさは、15～20mlで、縦約4cmで横約3cmが目安です。ただし、大きければ大きいほどいいというわけではありません。

精巣が大き過ぎる場合、また左右の大きさに差がある場合には、精索静脈瘤や精巣腫瘍、陰嚢水腫などの病気が関係していることもあります。男性不妊の原因としても多い精索静脈瘤は、精巣内の温度が上がることで精子をつくる力が弱まり、射精精液中の精子の数が少ない、または見つからないということが起こるため、一度、夫婦で確認をしてみるのもいいでしょう。

夫婦でチェック！精索静脈瘤！

1 チェック方法

入浴後、ご主人は裸のまま仁王立ち
下半身にグッと力を入れる
たまたまを触って奥さんがチェック

2 チェックポイント

左右の大きさは同じくらいかな？
たまたまにミミズ腫れは出ていないかな？
フワフワと柔らかい腫瘤がないかな？

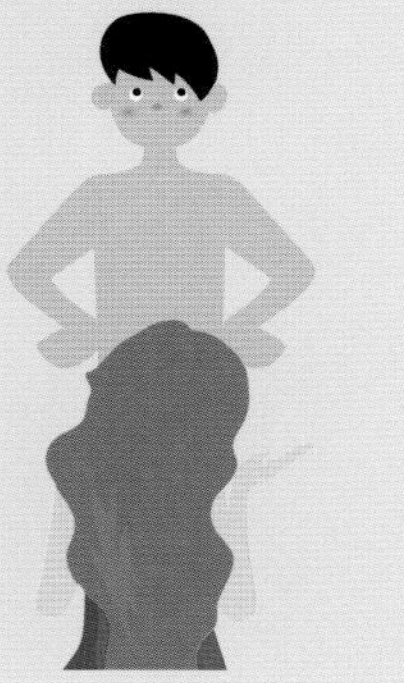

健康なカラダづくりが元気な精子をつくる

今日、射精精液中にある精子は、3カ月前につくられ始めました。

精巣には、精子のおおもととなる精祖細胞があり、この精祖細胞は、体細胞分裂によって細胞を増やすことができます。そのため、精祖細胞が精巣にある限り、精子をつくり出すことができ、それは一生涯、続きます。ただ、年齢とともに精子をつくる能力（造精能力）が衰えてくるため、射精精液中の精子の数は少なくなっていくのが一般的です。

けれど、妊活期の精子は、数が多く元気であることが一番で、そのために健康なカラダづくりが元気な精子へとつながっていきます。では、特に「元気な精子」を考えたときに、どのようなことをしたら良いか紹介しましょう。

食事について

栄養豊かな食生活、安全で新鮮な食品から栄養を摂ることが重要です。ビタミンBやビタミンC、ビタミンD、ビタミンE、亜鉛など積極的に摂りましょう。

また、良質なたんぱく質の摂取も欠かせないことですが、男性の場合、大豆製品や大豆などを摂取し過ぎるとホルモンバランスが崩れて男性らしさが削がれてしまう心配がありますので、気をつけましょう。

不足しがちな栄養素は、サプリメントで補うことも大切です。

運動について

BMI値が25以上になると精子の状態が悪くなるといわれています。適正体重を保つためにも、食生活の改善とともに、適度な運動をしましょう。身体が疲れてしまう、負荷の高い運動は逆効果なケースもあるので、続けやすい運動から始めると良いでしょう。

また、デスクワークなどで長時間座っている時間が長い人は、仕事の合間に時々、身体を動かしましょう。

基本的には、女性と同じように妊娠しやすいカラダづくりに取り組むことが大切です。

健康なカラダづくりで、元気な精子をつくる。けれど、日々の生活の中で精子に対して良くないことをしていたら、元気だったはずの精子が結果的に元気が無くなってしまったとなっては大変です。

次に、精子を守る7つのポイントについて紹介しましょう。

精子を守るための7つのポイント

ヒトだけでなく、多くの哺乳類の精巣（通称：タマタマなど…）は、体の外にぶら下がっています。大切な臓器は、体の中に大切にしまってあるのに、タマタマだけ?!と思うかもしれませんが、タマタマは大事だから体の外にあるのです。

精巣の中で精子は日々作られていますが、この精巣内の温度は体温よりも2℃ほど低く35℃くらいです。精巣は熱に弱く、温度が上がると精子をつくる機能が弱まってしまいます。だから、ブラブラと体の外にぶら下がっているわけです。

精巣を包む陰嚢は、ラジエーターのような役割をしていて、寒くなると縮んで熱を逃がさないようにし、暑くなると伸びて熱を逃がしています。ですから、快適にタマタマが外に居られるように工夫することが精子を守ることにつながります。

このポイントは、7つあります。

ためらっている場合じゃない！

妊娠や出産に関して、男性にはわからないことはたくさんあります。

月経があるわけではないし、実際に妊娠するのも、出産するのも女性ですし、「不妊かな？」と思って受診するのも産婦人科ですから、なかなか自分のこととして捉えるのが難しくなります。

けれど、男性は自分の遺伝子半分を女性に預けて、自分の子どもを授かります。預けられた女性は、自分の体の中で子どもを宿すのですが、女性にも妊娠できるか、できないかはわかりません。

女性は、新しい命を宿すために、大好きな男性から精子を預かって妊娠を目指したのに、願いが叶わず月経が訪れることで失望や落胆、そして新しく生まれてくるはずだった子どもへの思いから喪失感を覚えることもあります。

妊娠の要は、卵子の質にあります。その卵子の質は、女性の年齢に関係し、歳を重ねれば重ねるほど質は低下し、妊娠は難しくなっていきます。

男性が精液検査を拒み、なかなか不妊治療が進まない間にも女性は年齢を重ね、妊娠が難しくなり、あなたの大切な女性は辛く悲しい思いをすることになるかもしれません。

精液検査は嫌だ！と拒んでいる場合ではありません。どうぞ、一歩を踏み出して、精液検査はお早めに！

精子を守るための７つのポイント

❶ 禁煙！ 禁煙！ 禁煙！

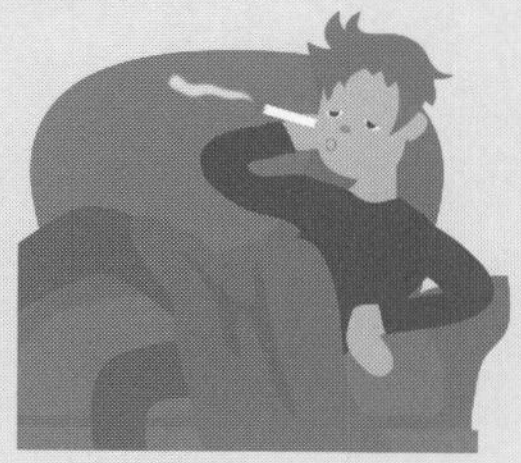

喫煙は、精液中の活性酸素を増やします。それが原因になって精子の数が減ったり、精子の運動能力の低下や正常な形の精子の減少につながり、またＤＮＡに傷を持つ精子が増えるといわれています。

❷ セックスは、本能のままに！

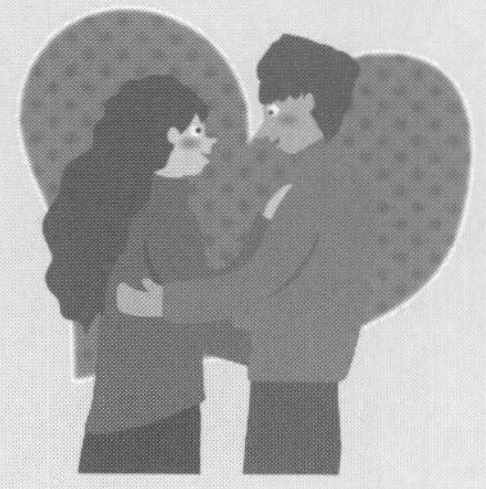

たくさん溜めてから射精したほうが精子の数が多いし、元気！ というのは、ひと昔前の話です。

精子が、体内で生きていられるのは約３日といわれています。禁欲が長びくと、精子は死んでしまいますし、新しい精子がつくられにくくなるといわれています。つまり禁欲期間が長ければ長いほど、射精精液中の精子の状態はよくない可能性が高くなります。

妊活時期は、毎日でも大丈夫です！ 本能のおもむくままに！

❸ ブリーフよりもトランクス

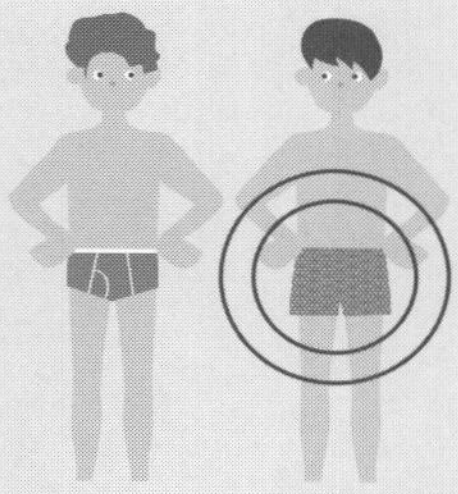

精子は熱に弱い。だから精巣は、外にブラブラしているのです。ですから、パンツもブリーフなどのピタッとしたものよりもトランクスがオススメです。

また、ボトムスもスキニーなタイプよりも、ゆったりとしたものがいいでしょう。

❹ カラスの行水でもよし！

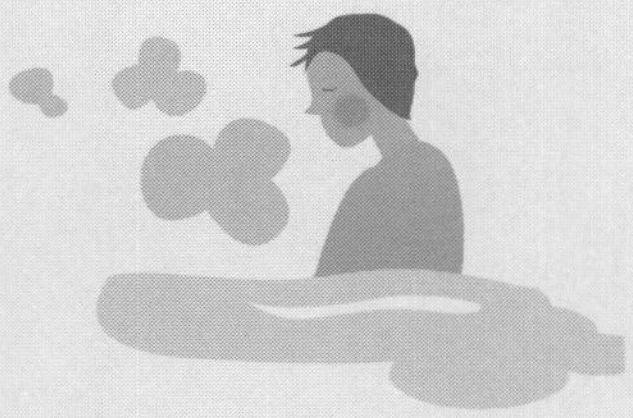

精子は熱に弱い。ですから、妊活中は、精巣はなるべく温めないことが大切です。お風呂は、熱いお湯に長時間浸からない、サウナは控えるなどもポイントになります。

妊活時期は、カラスの行水でもよし！ なのです。

❺ パソコンは、机の上に

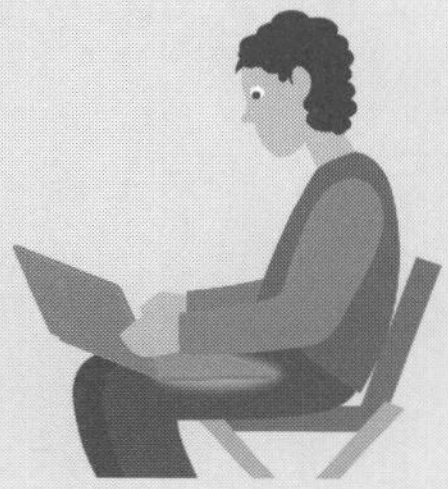

精子は熱に弱い。ですから、パソコンなどの熱くなる機器をヒザの上に置いて作業しないようにしましょう。精巣付近の温度が高くなり、精巣の機能が衰えてしまうことも考えられます。

ヒザの上に乗せるのは、奥様だけにしましょう。

❻ 自転車には気をつけて！

健康増進も兼ねて、自転車で出勤してます！ という人もいるでしょう。けれど、気をつけてほしいのがサドル部分の精巣への圧迫によって精巣の温度があがることです。また、勃起障害の要因にもなる？ という発表もあります。もちろん自転車がダメ！ということではなく、気をつけての範囲です。精巣を圧迫しないタイプのサドルもあるので、変えてみてはいかがでしょう。

❼ その育毛剤、ストップ！

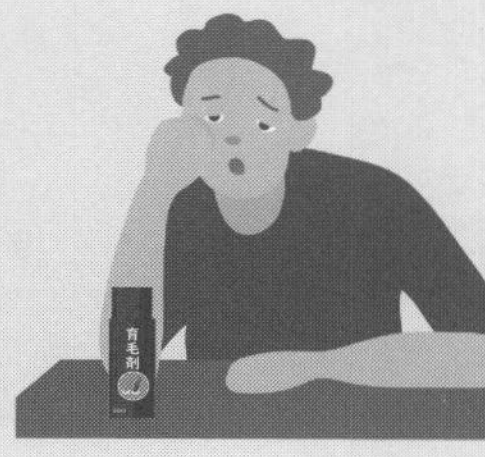

育毛剤に含まれるフィナステリドという成分は、男性ホルモンを抑えることによって脱毛を防ぐ作用があります。男性ホルモンが抑えられてしまうことにより、性欲減退や精子数の減少、勃起障害などの原因になるとされています。パパになるまでは、髪は薄くたっていい！ 子どもが授かって、パパになったら髪のことを考えましょう。

vol.59

i-wish ママになりたい　相談コーナー

相談とお返事

1 良好胚を移植しても着床できないのは、私に子宮腺筋症があるからでしょうか？

2 がんばっても赤ちゃんが来てくれない。毎日が辛いです。

3 不妊治療をするにも何を始めたらいいのか、どこの病院を受診すればいいのか悩んでます。

4 卵管が詰まっていたら、体外受精しか道はないの？

5 人工授精後に処方された薬は、低用量ピルでは？ 飲んでも大丈夫？

6 医師からは、体外受精を勧められていますが心配です。

7 今後の治療方針が決められず、迷っています。

8 卵巣年齢が実年齢よりも高くて良い卵胞が育っていないのではないかと不安です。

9 １年タイミングをあわせても妊娠しないのに、先生はこのままタイミングと言うのですが、疑問です。

10 卵子の老化が原因？ このまま同じクリニックで治療するか、転院するか悩んでいます。

11 そろそろ体外受精をしたほうがいいでしょうか？

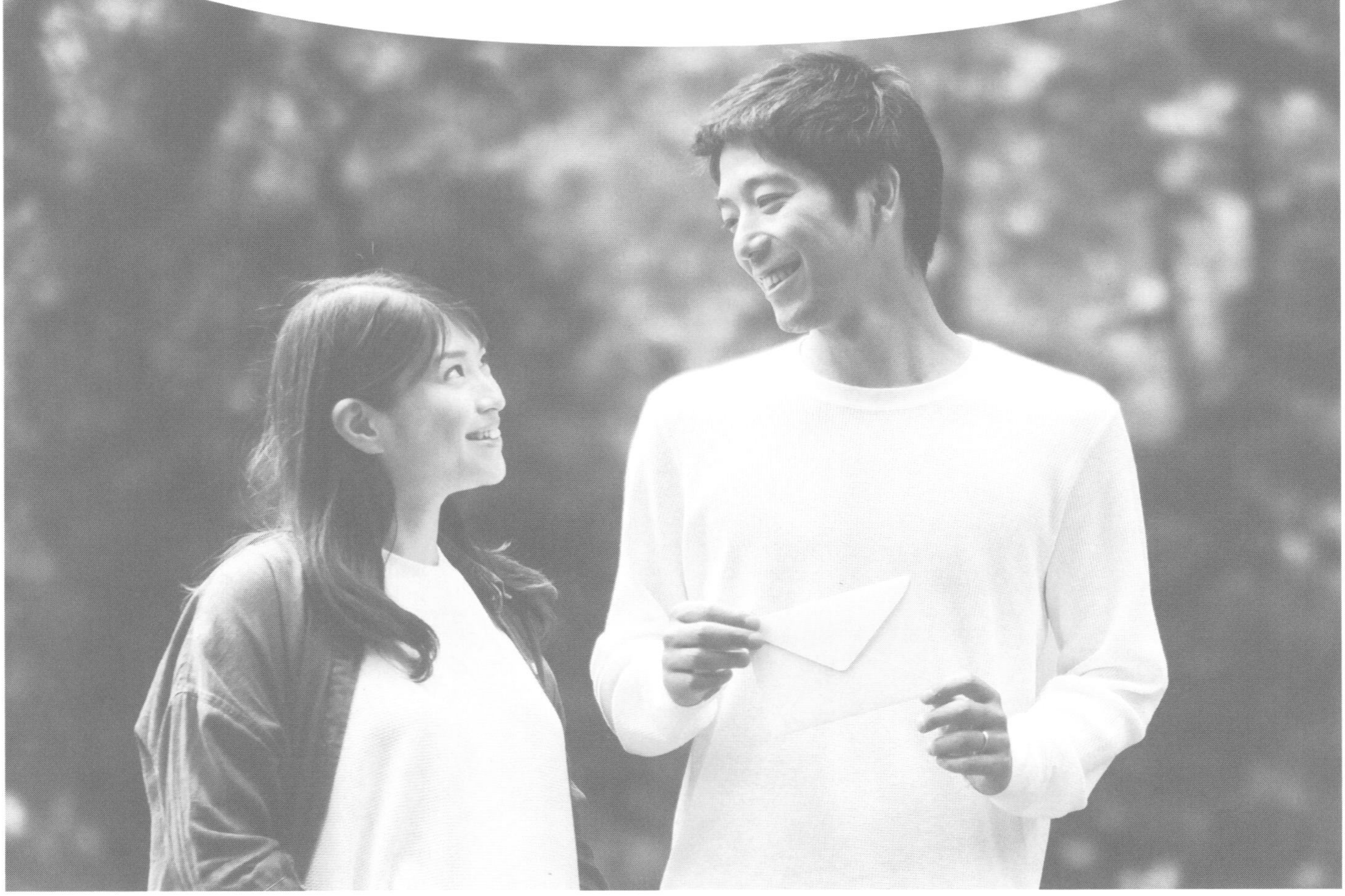

相談1　良好胚を移植しても着床できないのは、私に子宮腺筋症があるからでしょうか？

41～45歳・福岡県

今現在、不妊治療歴は4年で移植は10回以上行っております。

先月3BAの凍結胚を移植しましたが、着床せず陰性でした。

これまで5AAや5ABの良好胚を移植しても着床できないのは、私に子宮腺筋症があるからでしょうか？

子宮腺筋症は手術した方がいいのでしょうか？

年齢も41歳なので手術をするかどうか悩んでいます。（妊娠した時の子宮破裂の可能性を含めてのリスク）

ただ、1年前に3BBの凍結胚で着床をしましたが8週で流産をし、昨年には生化学的妊娠（化学流産）を経験しております。

もう少しこのまま採卵→移植を続けていった方がいいのでしょうか？

お返事

今後、体外受精を継続していくのか、手術をしたほうがよいのか悩みどころですね。

子宮腺筋症の病状はどのような状態なのでしょうか。医師からは手術を勧められているのですか？

手術が開腹手術になる場合には、子宮破裂の問題も否定はできませんが、最近では侵襲の少ない腹腔鏡手術が多いと思います。手術を選択する場合には、手術前後の不妊治療はお休みになりますので、手術の前に採卵して、受精卵の凍結をされるのが良いと思います。

また昨年、妊娠反応がでていますので、治療を継続し、よい受精卵に巡り合うことで、妊娠する可能性があるのではないでしょうか。

一度、主治医にご相談してみてはいかがでしょう。

相談2　がんばっても赤ちゃんが来てくれない。毎日が辛いです。

20～25歳・沖縄県

避妊をやめて3カ月しても授かりません。主人が泊まりの仕事なのですが、この3カ月排卵日付近はバッチリとあったタイミングがとれていて、のびおりや排卵出血なども確認済みです。

アプリで予測されている付近にいつも、のびおりや排卵出血もあり、排卵日付近以外でも、主人がいるときは仲良しできています。生理もアプリ通り誤差なく毎回来ます。

私は10代の頃、一度中絶経験があり、その後は定期的に婦人科を受診しています。癒着や感染症などもなく、排卵の経緯もみられるし、子宮内膜の厚さなども問題なく、性病などに罹ったこともありません。また、婦人科系の病気もありません。

今、22歳なので、すぐ授かれるだろうと思っていただけに、ショックです。ここまでくると、旦那に原因があるのでは？と、思っています。

今周期もまた生理になったら、旦那に病院を勧めてみても良いでしょうか？今周期は、排卵検査薬も使い、タイミングをとりました。

治療してまで赤ちゃんを望むのかと言われたら、まだその覚悟は出来てないです。

でも、できるだけ早く子供がほしいし、周りはすぐにできてる人たちばかりなので、3周期もできないのは、不妊なのでは？と思ってしまいます。

主人に病院を勧める前に、私がより詳しい不妊の検査（卵管の検査や血液検査）などしたほうがいいのでしょうか？

ちなみに、温活をしたり、食事に気をつけたり、ビタミンBやCのサプリをとったりと、妊娠しやすい体づくりを心掛けています。あとは、基礎体温をつけるべきか、また今周期からは、ヨガやストレッチなどもしてます。

何も気にせず赤ちゃんができる人もいるのに、なんでこんなに頑張っても来てくれないのかと、毎日が辛いです。

お返事

赤ちゃんが欲しいと考えると、いろいろ焦り、悩みますね。

不妊とは、避妊をしない性生活を1年間持っても妊娠しないことと定義しています。

なので、今の段階で言えることとしては、もう少し様子を見ながら夫婦でできる限り性生活を持つようにしたらいいのではないでしょうか。

ただ、できるだけ早く赤ちゃんを授かりたいという気持ちもわかりますので、不妊治療をするしないに関わらず、一度検査を受けられてみられてもいいと思います。最近では「不妊ドック」として、妊活に大切な検査を一通りしてくれる施設もあります。施設によって検査項目に違いはありますが、夫婦で受ける検査として検討してもいいでしょう。または、夫婦でしっかり検査を受けられてもよいと思います。検査は、ご主人の検査だけでなく、夫婦で受けるようにしましょう。

検査で、何も問題がなければ、1年間くらいはこれまでと同じような感じで性生活を持つようにすればいいですし、なにか問題が見つかれば、治療に取り組むことができると思います。治療であっても、女性の年齢が若いほうが結果が出やすいので、そうした意味でも検査を検討するのはいいのではないでしょうか。

あまりいろいろなことをすることで、それが必ずしも妊娠へ直結するということではありませんので、ストレスにならないように楽しんで続けましょう。

また、アプリは便利ですが、たくさんの女性のデータから計算された排卵日や月経予定日で、それがあなた個人に必ず当てはまるとは限りません。アプリでは排卵日となっていても、実際には、前後にズレていることがあるかもしれません。卵子の生存期間は約24時間といわれ、そのうち受精可能な期間は当然24時間よりも短いです。

また、アプリや排卵日検査薬で本当に排卵しているかどうかを知ることはできません。排卵が起こっていなくても、おりものがよく伸びるようになったり、排卵痛が起こったりすることはあります。排卵日検査薬では、尿からホルモンを検知して排卵の可能性を知ることができますが、それはあくまでホルモンを検出することが出来たか否かであって、実際には排卵が起こっていないこともあります。ですから、アプリや排卵日検査薬は、絶対ではありません、参考と考えましょう。

基礎体温も、排卵日がわかるわけではありません。排卵日を境としたホルモン分泌の変化があるかどうかを確認し、次の月経がいつくるかを予測することの参考になります。ただ、通院する施設によっては、基礎体温が必要となるところもありますので、紙に書いたグラフを用意し、受診する際に持参されるとよいでしょう。

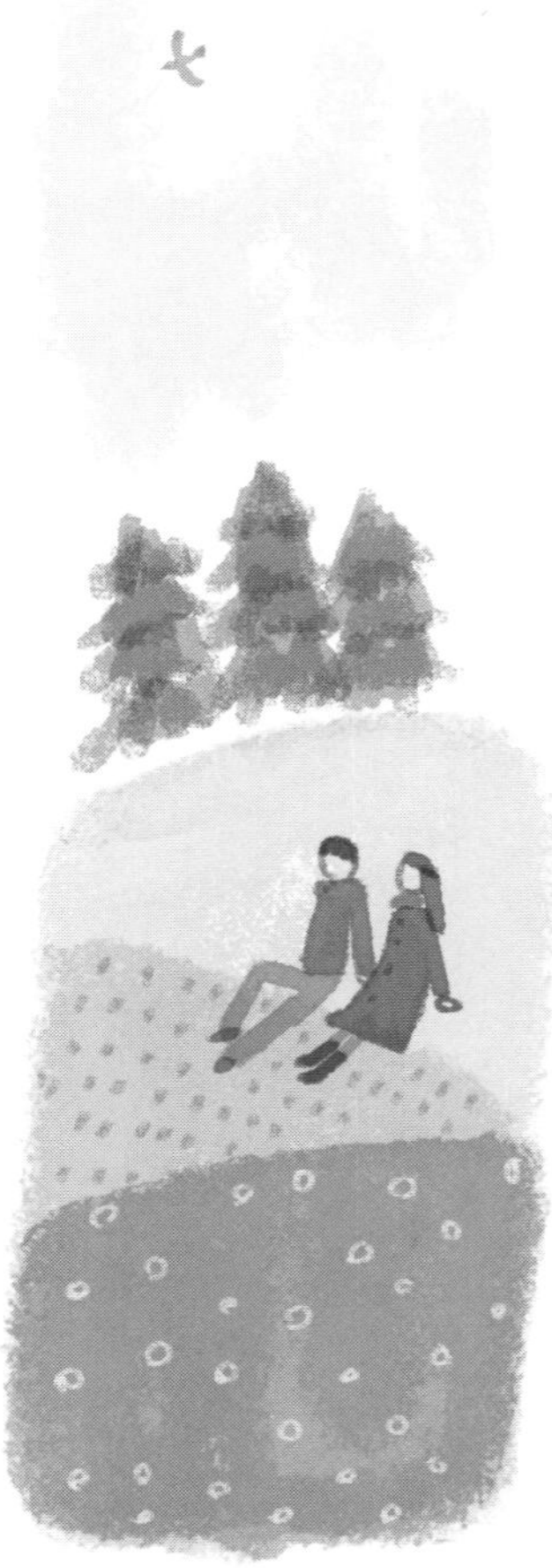

相談3

不妊治療をするにも何を始めたらいいのか、どこの病院を受診すればいいのか悩んでます。

36～40歳・愛知県

結婚して1年1カ月が経ちました。

昨年2月に妊娠の可能性がありましたが、6～7週で流産しました。

流産後の受診で排卵しているとのことで、すぐに子作りしても大丈夫と言われました。

それ以降、排卵日を確認しながらタイミングを図っていましたが、いまだに妊娠することができず、また、年齢も37歳になり焦り始めています。

私自身、過去に下垂体腺腫の手術を受けており、今現在もカバサールで治療中です。

不妊治療をするにも何を始めたらいいのか、どこの病院を受診すればいいのか悩んでます。

お返事

不妊治療はできれば、不妊専門クリニックが良いと思いますが、月に数回の通院が必要になるため、自宅や職場から通院しやすい場所にある施設か、口コミ情報などをみて、自分に合っていそうな施設を検索してもよいと思います。

また、最近では説明会や勉強会を開いている施設もありますので、ご夫婦で参加されてみるといいでしょう。

治療に臨むときには、施設でひと通りの検査をしてくれますので、今後の治療として、どのような方法がいいのかがわかります。

治療は毎月でなくて大丈夫ですので、無理せずに始めてください。

相談4
卵管が詰まっていたら、体外受精しか道はないの？

31〜35歳・愛知県

今、現在治療中で、昨年の7月にFTをしました。

その後、人工授精をしましたが、途中で甲状腺の治療が必要となり、不妊治療を中断していました。

また、卵管造影をして通過の確認をし、体外受精へのステップアップを勧められています。

卵管がもし詰まっていたら体外受精にそのままステップアップしか、道はないのでしょうか。

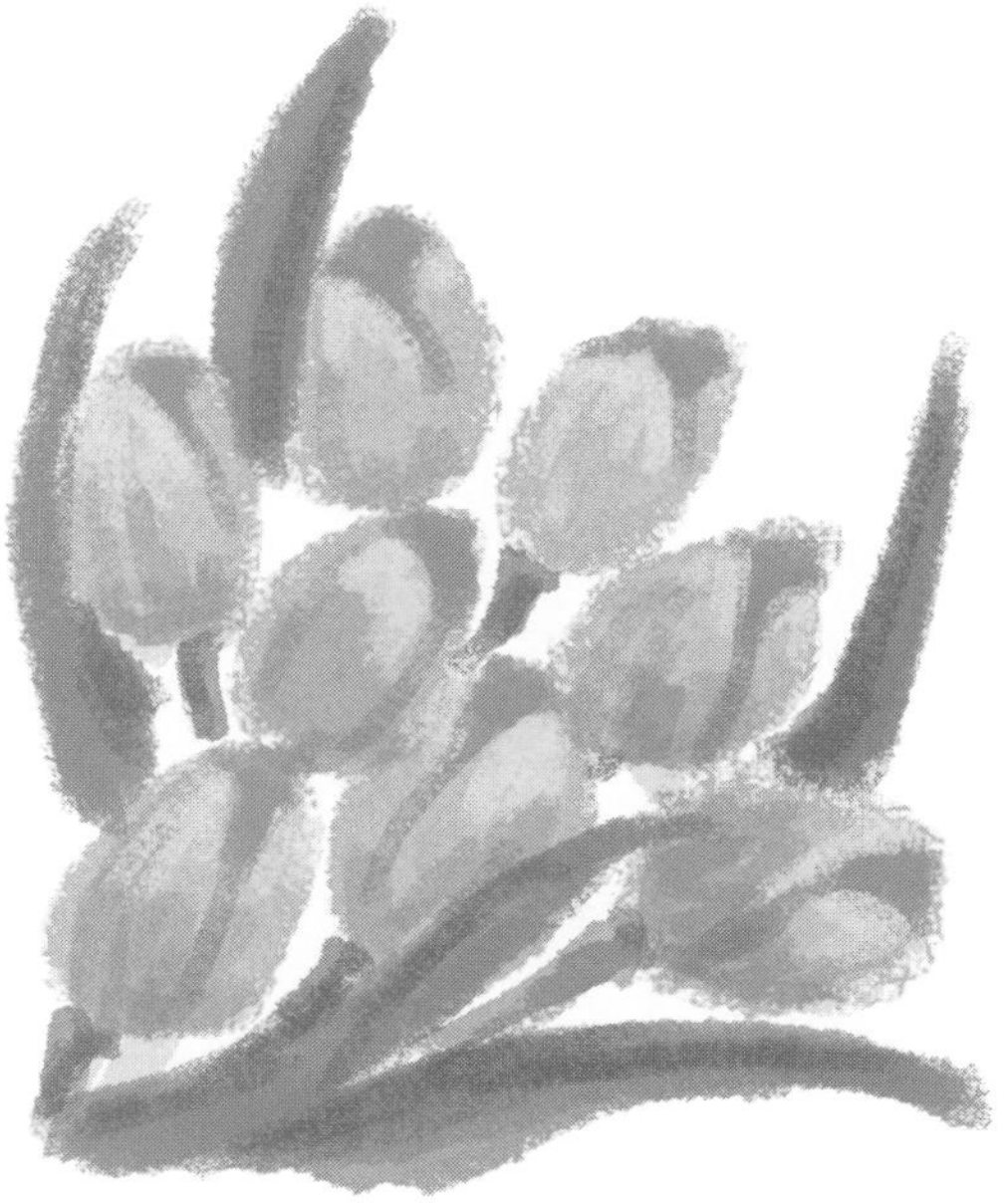

お返事

卵管は左右にあり、両側の卵管が閉塞している場合には卵子と精子が出会うことができないので受精が起こりません。そのため、体の外で卵子と精子の出会わせ、受精させた胚を育て、子宮内へ戻す体外受精治療が必要になります。

ただし、左右どちらかが閉塞している場合、疎通性のある卵管で受精卵ができる可能性がありますので、人工授精やタイミング療法での妊娠の可能性もあると思います。

FT後ということもありますので、もう少しの期間、人工授精やタイミング療法で様子をみられ、その後、体外受精を行うということでもよいのかもしれませんね。

ですが、卵管の先端にある卵管采があり、これが、卵子をキャッチすることができなければ、卵管が通過していても精子と出会うことができません。

また、FT後、卵管が再び閉塞することがあります。その期間は、個人差があります。

医師が、体外受精を勧める理由をよく聞いて、ご夫婦でよく話し合って、今後どうしたらよいのかを決めていきましょう。

相談5
人工授精後に処方された薬は、低用量ピルでは？飲んでも大丈夫？

26〜30歳・北海道

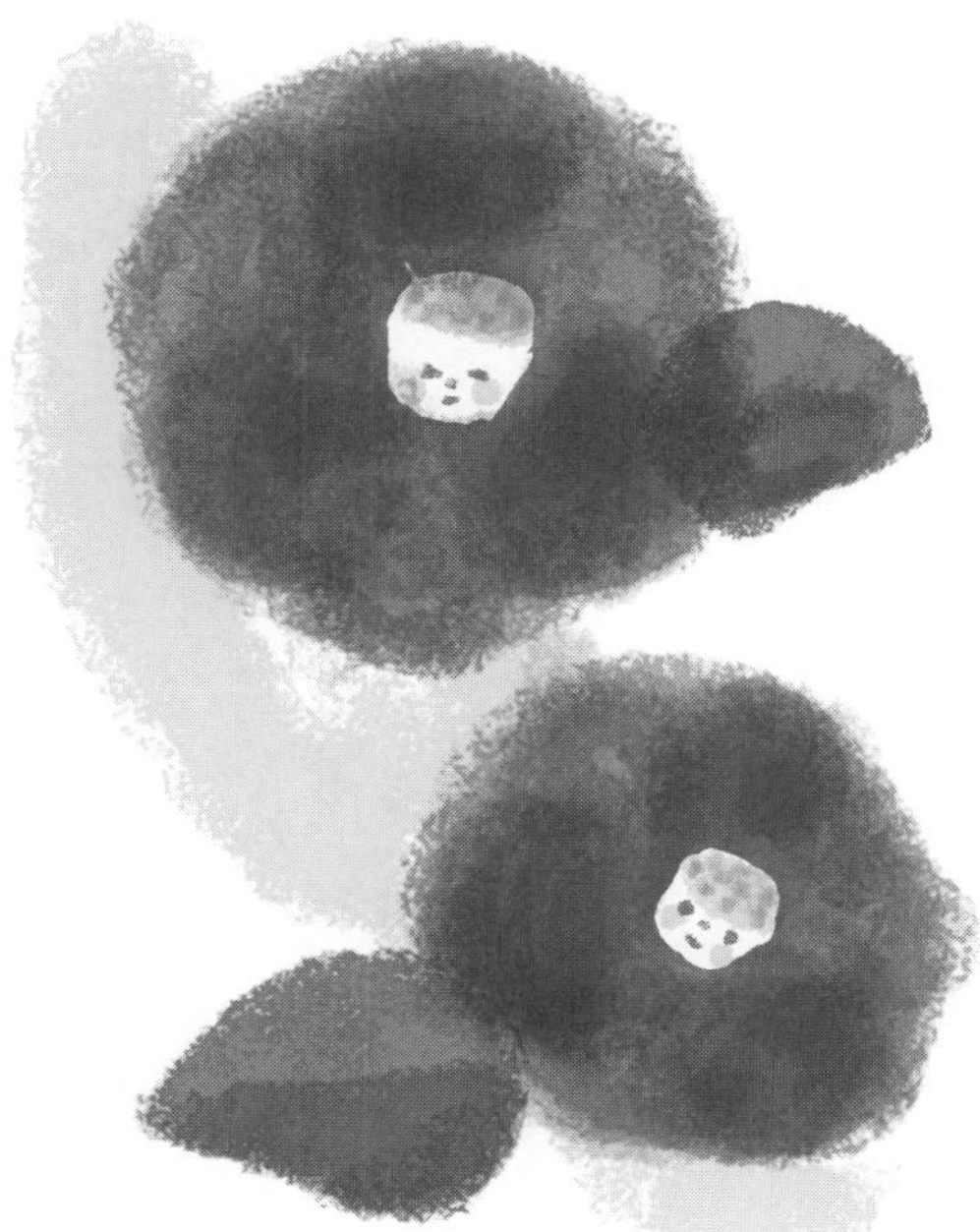

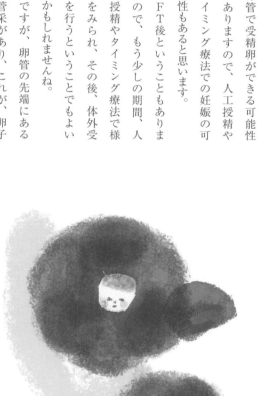

人工授精後にノアルテンを処方されたのですが、これは低用量ピルではないのでしょうか。

妊娠希望なのに、飲んでも大丈夫なんですか？

お返事

人工授精後の薬についての質問ですね。

処方されたのがノアルテンとのことですが、この薬は、合成黄体ホルモン剤ですので、黄体機能不全による不妊症の場合にはよく出される薬です。

本来は体の中から黄体ホルモンが分泌されるのですが、ホルモンの分泌が少ない場合には補う必要があります。

そのためのお薬ですから、医師の処方通り服用していただいて大丈夫です。

相談6

医師からは、体外受精を勧められていますが心配です。

31〜35歳・千葉県

私35歳、夫45歳です。晩婚で今年入籍し、お互い高齢なので、不妊治療の病院で検査を受けに行きました。

私は今のところ異常はないのですが、夫の精液検査をしたところ、精液量1.5 ml、精子濃度 4.3×10^6、運動率50%、奇形率98%でした。ドクターからは3回とも同じような結果だったので、体外受精を勧められました。

この数値でも体外受精、顕微授精で妊娠することが可能なのですか？ すごく心配です。98%も奇形なら、使える精子はごく限られてきますよね？ このまま悪ければもう諦めないといけないのでしょうか。

また、たくさんの凍結精子を用意しておいて、そこからいい精子だけを取って、体外受精、顕微授精をするとか、いい方法はないのですか？ 今通っている病院は、質問するとめんどくさそうにするので、質問が重なると躊躇してしまいます。

お返事

メールでいただいたご主人の検査の結果からは運動精子は、基準としている数値よりも少なく、奇形率が高いという印象です。そのため医師は、性生活や人工授精での妊娠成立は難しいと判断して、体外受精を勧めたのだと思います。

奇形率が高いことは心配ですが、精子の数と運動率から考えれば、体外受精でも卵子に精子を振りかける通常媒精も検討でき、元気のよい1個の精子を選ぶ顕微授精であれば受精については特に問題はなく、赤ちゃんに結びつく可能性は十分あるでしょう。

また精子は凍結に弱く、融解した時に、運動精子の数が減ってしまいますので、できれば新鮮な精子を用いた治療をお勧めします。

体外受精をすることで、新たに不妊原因がわかることもあります。また1回の治療で授からないこともあるので、医師とコミュニケーションがとれることは大切です。医師へ質問をすると、めんどくさそうにするからといっても、生まれてくる赤ちゃんのためと考えてはいかがでしょう。

赤ちゃんが病気になって受診をしたら、親として医師に質問をすることでしょう。めんどうくさそうにしても、赤ちゃんのためなら、きっと躊躇しないのではないでしょうか。

正常精液所見（WHOの基準、2010年）

精液量	1.5ml 以上
pH	7.2 以上
精子濃度	1ml 中に 1,500 万個以上
精子運動率	運動精子が 40%以上、 前進運動精子が 32%以上
正常形態精子	4%以上
生存率	58%以上
白血球	1ml 中に 100 万個未満

相談7

今後の治療方針が決められず、迷っています。

31〜35歳・神奈川県

一人目を自然妊娠で出産し、二人目が欲しくて1年過ぎても授からず、先日不妊検査をしたところ、

①多嚢胞性卵巣症候群
②初期の子宮腺筋症
③子宮ポリープ
④卵管閉塞

と診断されました。

子宮ポリープを取り、FT手術をして片方は通りましたが、もう片方の卵管は閉塞したままです。

今後の治療方針が決められず迷っています。医師からは、早めに体外受精をしたほうがいいと勧められました。しかし、体外受精をする前に他の方法も試したいという思いもあり悩んでいます。

私は、体外受精を選択したほうがいいでしょうか？

お返事

二人目のお子様を希望して検査を受けた結果で、「多嚢胞性卵巣・子宮腺筋症・子宮ポリープ・卵管閉塞」がみつかり、驚いたことでしょう。でも、前向きにポリープや卵管の手術に臨み、よくがんばっていますね。

FTの手術で、片方の卵管が通ったわけですから、期間を決めて、タイミング療法や人工授精などを試みてもよいと思います。

それでも妊娠が成立しない場合には、体外受精へ進むということもよいのではないでしょうか。「体外受精をする前に他の方法でチャレンジしたい」と医師に話してみましょう。　あなた自身が納得できる方法で妊娠へチャレンジされるのが良いと思います。

医師に相談してみましょう。

相談8

卵巣年齢が実年齢よりも高くて良い卵胞が育っていないのではないかと不安です。

31〜35歳・広島県

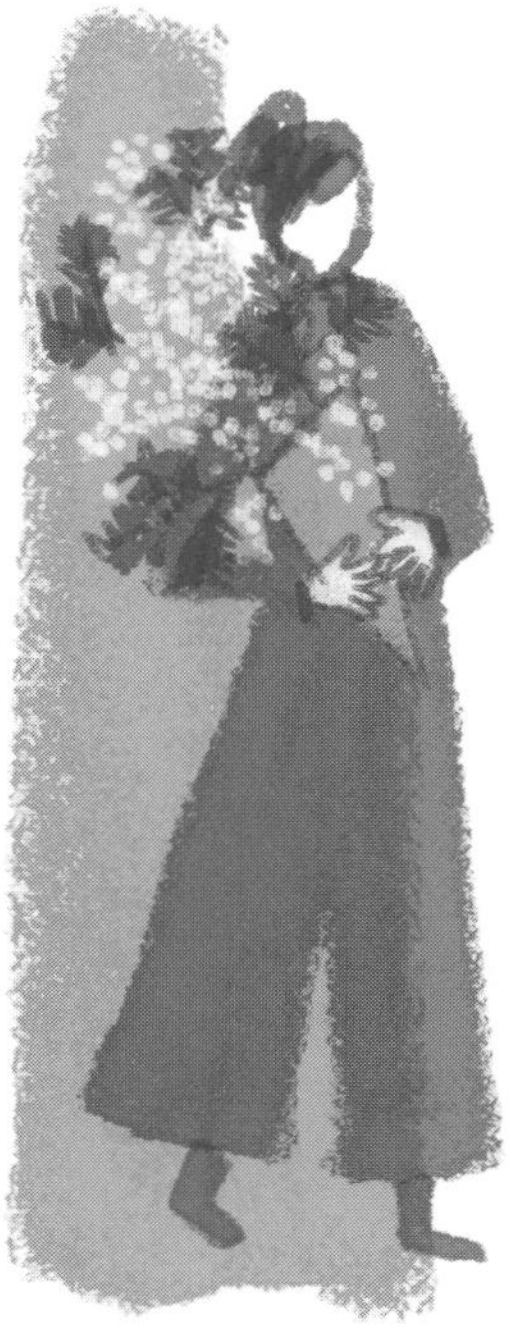

前周期から卵胞チェックのために婦人科へ通院しています。不妊治療専門医への予約をしましたが、初診までには3カ月ほどかかるとのことでしたので、現在は不妊治療専門ではない婦人科でのタイミング法です。

私は以前より周期が38〜42日と長くかかり、10年ほど前には生理が数カ月来ない時期もあり自然妊娠は難しいのではと考え通院し始めました。

前周期は、薬なしで21日で排卵しました。今周期はD5より排卵誘発剤（シクロフェニル）を服用し、D12で15ミリの楕円形卵胞があったのですが、D15で再診すると卵胞が消えていて、他に大きな卵胞はありませんでした。

おりものもなく、排卵検査薬も陰性のため排卵はしていないと思います。

15ミリまで成長して消えるということは、卵巣に問題があるのでしょうか？ また、卵胞チェックで、いつも楕円形なのですが、卵胞の質が悪いのでしょうか？

AMHなどは未検査ですが、卵胞チェックでもいつも数が1〜2個しか見えないので、卵巣年齢が実年齢よりも高くて良い卵胞が育っていないのではないかと不安です。

お返事

確認できていた卵胞が消えてしまっていて、疑問に思いますね。医師は、どう説明してくれたのでしょう。

可能性としては、12日目で15ミリだった卵胞が15日の受診までの間に排卵したか、もしくは排卵せずにしぼんでしまったのかもしれません。排卵日検査薬は、LHホルモンを尿から感知しますが、LHサージの長さには個人差や周期差もあり、例えば陽性から陰性になったとしても排卵したとは言い切れません。今回は、エコー検査で卵胞の有無を確認していますので、排卵した後か、排卵せずに卵胞がしぼんでしまったかのどちらかでしょう。

卵胞は、排卵直前には内部の卵胞液も多く、丸くなることが多いのですが、見る角度によっても形が変わって見えたり、周囲に押されて変形して見えたりすることもあります。

また、卵胞は、1つとして同じものはありません。毎周期違う卵胞が成長し、質の良い卵子が排卵される周期もあれば、そうでない周期もあります。

卵巣に問題があるから卵胞が消えてしまったわけでもなく、卵胞が楕円形に見えるわけでもないと思います。卵巣機能の問題は、血液検査によるホルモン値から判断することができるので、医師に確認してみましょう。

AMHについても検査をされるとよいと思いますが、AMHは卵巣に残された卵胞の数を予測するものです。卵子の質は年齢と関係し、AMH値との関係はありません。

今後、より専門的な治療をとお考えでしたら、3カ月待ってでも専門医へ転院を検討してみてはいかがでしょうか。

それまでの間、今通院されている婦人科でタイミングを診てもらってもいいのではないかと思います。

エコー検査で排卵直前の卵胞を見ると？

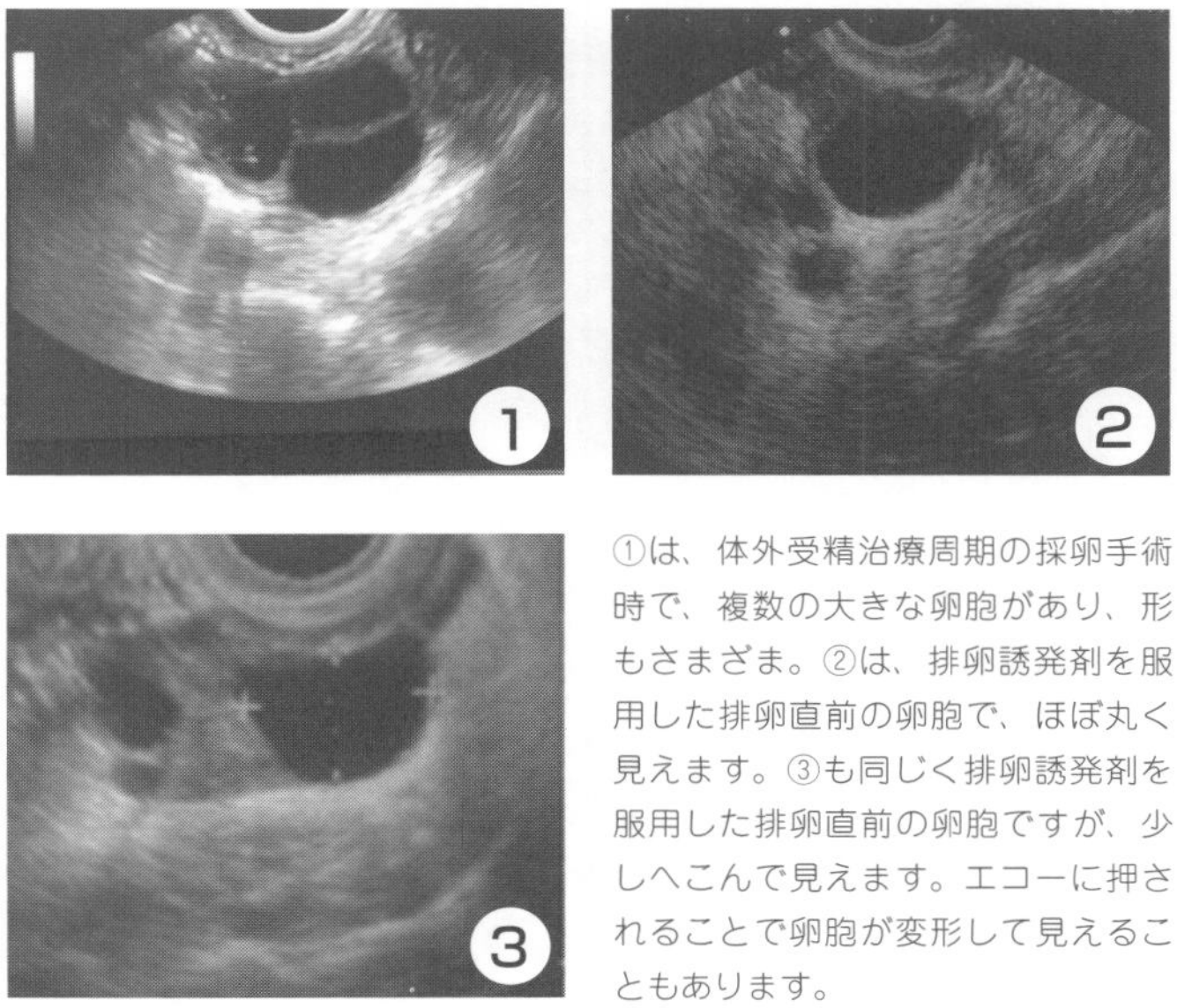

①は、体外受精治療周期の採卵手術時で、複数の大きな卵胞があり、形もさまざま。②は、排卵誘発剤を服用した排卵直前の卵胞で、ほぼ丸く見えます。③も同じく排卵誘発剤を服用した排卵直前の卵胞ですが、少しへこんで見えます。エコーに押されることで卵胞が変形して見えることもあります。

相談9

1年タイミングをあわせても妊娠しないのに、先生はこのままタイミングと言うのですが、疑問です。

26～30歳・徳島県

私は現在26歳、主人が28歳です。結婚してちょうど1年が経ちますが、まだ妊娠していません。8月に不妊クリニックへ行き、基本検査と精液検査をしました。結果、クラミジアに感染していることが分かり、主人ともども薬を頂き完治しました。精液検査には、問題ありませんでした。

その後、卵管造影検査も行いましたが、こちらも異常ありませんでした。先生には「特に問題ないので、しばらくタイミングで様子をみましょう」と言われたのですが、1年タイミングをあわせて妊娠していないのに、このままタイミングをとって妊娠することなんてあるのかなと少し疑問に思っています。

フーナーテストや抗精子抗体の検査はしていないのですが、してもらった方がいいでしょうか？

また、関係ないことかもしれませんが、私は重度のアレルギー体質で、通年性アレルギー性鼻炎と気管支喘息持ちです。

お返事

『タイミングから様子をみましょう』という医師の治療方針に疑問を持っているのですね。自己タイミングの場合、排卵と性生活がずれていることがあり、検査に特に問題がなかったことから、数周期はタイミングで様子を診てもいいのではないかと思います。けれど、あなたが疑問に思っていることは、ぜひ医師に聞いてみましょう。あなたの疑問や不安を解消し、納得した治療を受けることが大切です。

ただ、自己タイミングよりも、病院での排卵日予測は、より確実です。超音波検査で卵胞の大きさを診て、血液検査で卵胞の成熟度を判断しながら排卵日を予測するので、より確実に知ることができます。

フーナーテストについては、そうした検査を受けながら、次の排卵と性生活のタイミングで行うことができるでしょう。その際に、精子が1個も見つからないようであれば、抗精子抗体の検査を検討してみてはいかがでしょうか。

精子が見つかった場合には、精子が子宮へ上がっていけているということになり、また、卵管の疎通性にも問題がないことがわかっていますので、本当に何も問題がなければ、卵子と精子は出会い、受精ができ、妊娠が成立するでしょう。

排卵日をより正確に予測したタイミングで性生活を持っても妊娠が成立しなければ、卵管采が卵子をピックアップできないことから卵子と精子が出会ってない、出会っていても受精が完了しない、受精しても胚が成長しないなどの問題が起こっているのかもしれません。その際には、体外受精を勧められるのではないかと思います。

基本検査の中にAMH（卵巣予備能）検査はありましたか？卵巣に残された卵子の数がどのくらいあるかを予測する検査で、この結果によっては早めに体外受精を勧められることもあります。

アレルギーを持っておられるということですが、喘息の治療薬に関しては、不妊治療中も問題なく使用してよいのかを医師に確認されるとよいと思います。

不妊治療をどうスタートしたらいい？

簡単チェックをしてみましょう！

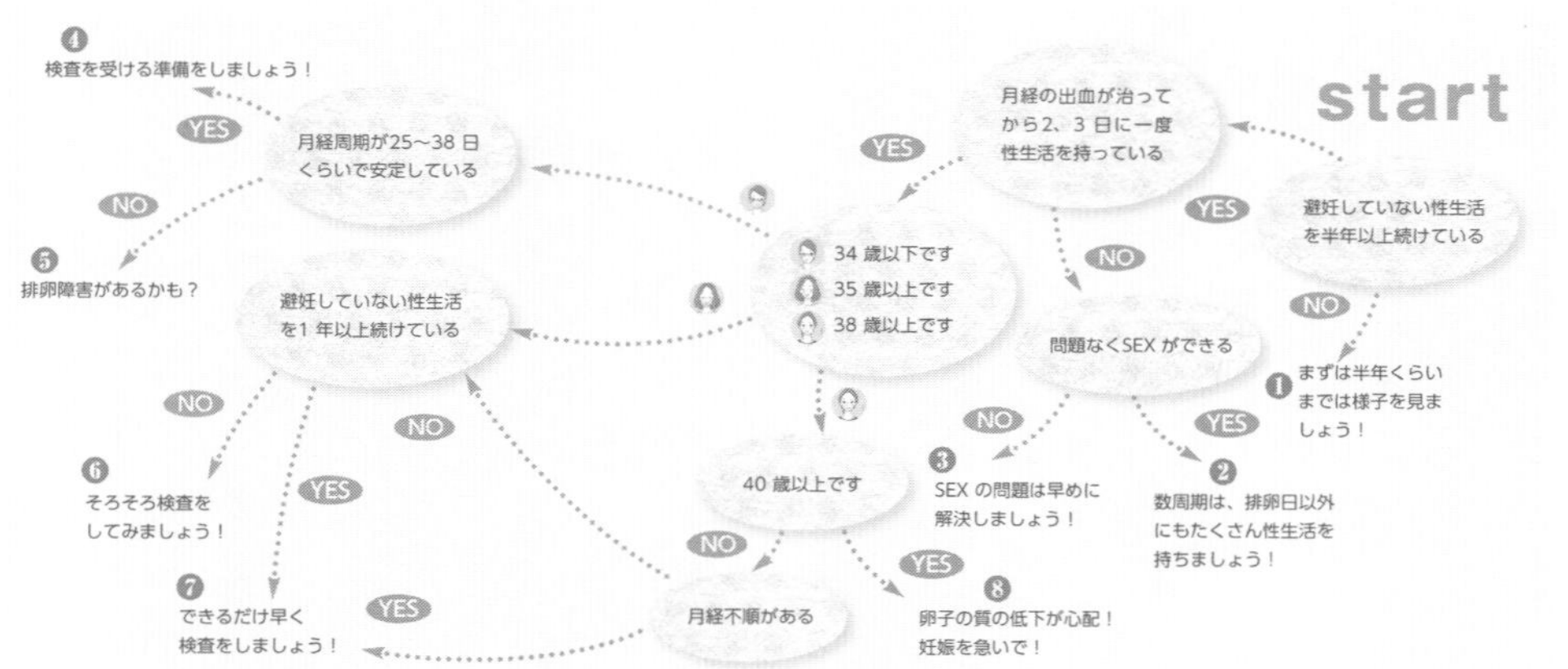

start
避妊していない性生活を半年以上続けている
YES
月経の出血が治ってから2、3日に一度性生活を持っている
YES
34歳以下です
35歳以上です
38歳以上です
月経周期が25～38日くらいで安定している
YES
④ 検査を受ける準備をしましょう！
NO
⑤ 排卵障害があるかも？
避妊していない性生活を1年以上続けている
NO
⑥ そろそろ検査をしてみましょう！
YES
NO
NO
問題なくSEXができる
YES
② 数周期は、排卵日以外にもたくさん性生活を持ちましょう！
NO
③ SEXの問題は早めに解決しましょう！
NO
① まずは半年くらいまでは様子を見ましょう！
40歳以上です
NO
月経不順がある
YES
⑦ できるだけ早く検査をしましょう！
YES
⑧ 卵子の質の低下が心配！妊娠を急いで！

不妊治療をしたほうがいいかな？と思っても、なかなか重い腰が上がらないという夫婦もいます。これから、どうすればいいかと迷う気持ちも出てきます。すでに妊活を始めて半年、1年と経つ夫婦には焦りが生じる場合もあるでしょう。通常、避妊をしない性生活を送れば1年以内に妊娠が成立する夫婦がほとんどです。簡単チェックをして、今後の妊活、不妊治療のスタートの参考にしてください。

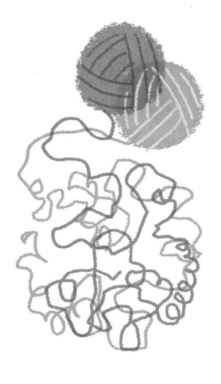

相談10

卵子の老化が原因？　このまま同じクリニックで治療するか、転院するか悩んでいます。

31〜35歳・神奈川県

一昨年7月に自然妊娠したものの流産し、その後、不妊治療に通い、タイミング数回、人工授精5回、顕微授精2回(採卵2回)行いました。

ＡＭＨの数値が0.7くらいで40代前半数値、刺激を与えても1回に2つ位しか採卵できません。

精子の状態も良くないので顕微授精を行いましたが、培養期間3日目までは順調なのですが、5日目の胚盤胞まで育たず凍結できません。

胚盤胞まで進まないのは、卵子の老化が原因でしょうか。培養士の腕・環境が合わないなどが原因ということもあるのでしょうか。

医師には「卵子の老化が原因なので頑張りましょう」といわれましたが、このまま同じクリニックで治療するべきか、他のクリニックに転院するべきか悩んでいます。

お返事

顕微授精を行い、受精の確認はできても、胚盤胞まで到達しないのですね。

ＡＭＨが低く、40代前半とのことですが、ＡＭＨ値と卵子の質には関係がなく、卵子の質は、一般的には年齢と関係するといわれます。

ただ、卵子の質はもともとバラツキがあり、排卵するすべての卵子が同じ質というわけではありません。卵子の質は、染色体に異常のないもの。また、いわゆる卵子に力のあるものと表現されます。

卵子の染色体異常は、受精や胚の成長に大きく関係してきます。また卵子に染色体異常がなくても、胚の成長過程で染色体に異常が起こる場合もあります。これら染色体異常は、胚の成長が止まることや初期流産の要因になります。

また、卵子自体に元気がないことが受精や胚の成長に関係することもあります。

他に、精子の質も関係してきます。

これらの理由により、一般的に胚盤胞までの到達率は受精胚の約半分といわれていますが、女性の年齢とともに到達率も低くなっていきます。

胚培養には、培養士の知識や技術の高さは関係してくるでしょう。ただ、顕微授精などの高い技術が必要なことは、専門的な勉強や訓練が必須です。胚を培養する環境も、今では多くの施設で性能のいいインキュベーターを用い、培養液も各メーカーからよいものが出ています。

ですが、そうはいっても胚はとても小さく、ストレスに弱いのも事実です。胚の成長を観察や、培養液を交換するために、インキュベーターから出す少しの時間が胚へのストレスとなることもあります。

また、体外環境よりも体内環境の方がいいと考えられるのであれば、初期胚での移植、凍結を検討してはいかがでしょう。

また、医師が「卵子の老化」というその理由を、一度尋ねてみましょう。採卵した卵子の状態、胚の成長過程を医師や胚培養士から直接、説明を受けることで、理解でき、納得することもあるでしょう。

納得した説明が得られなければ、転院を考えるということでもいいかもしれません。

転院し、別な治療法を試すことで功を奏することもあります。

気になるクリニックがあれば、勉強会や説明会に夫婦で参加するなどして検討してみてはいかがでしょう。

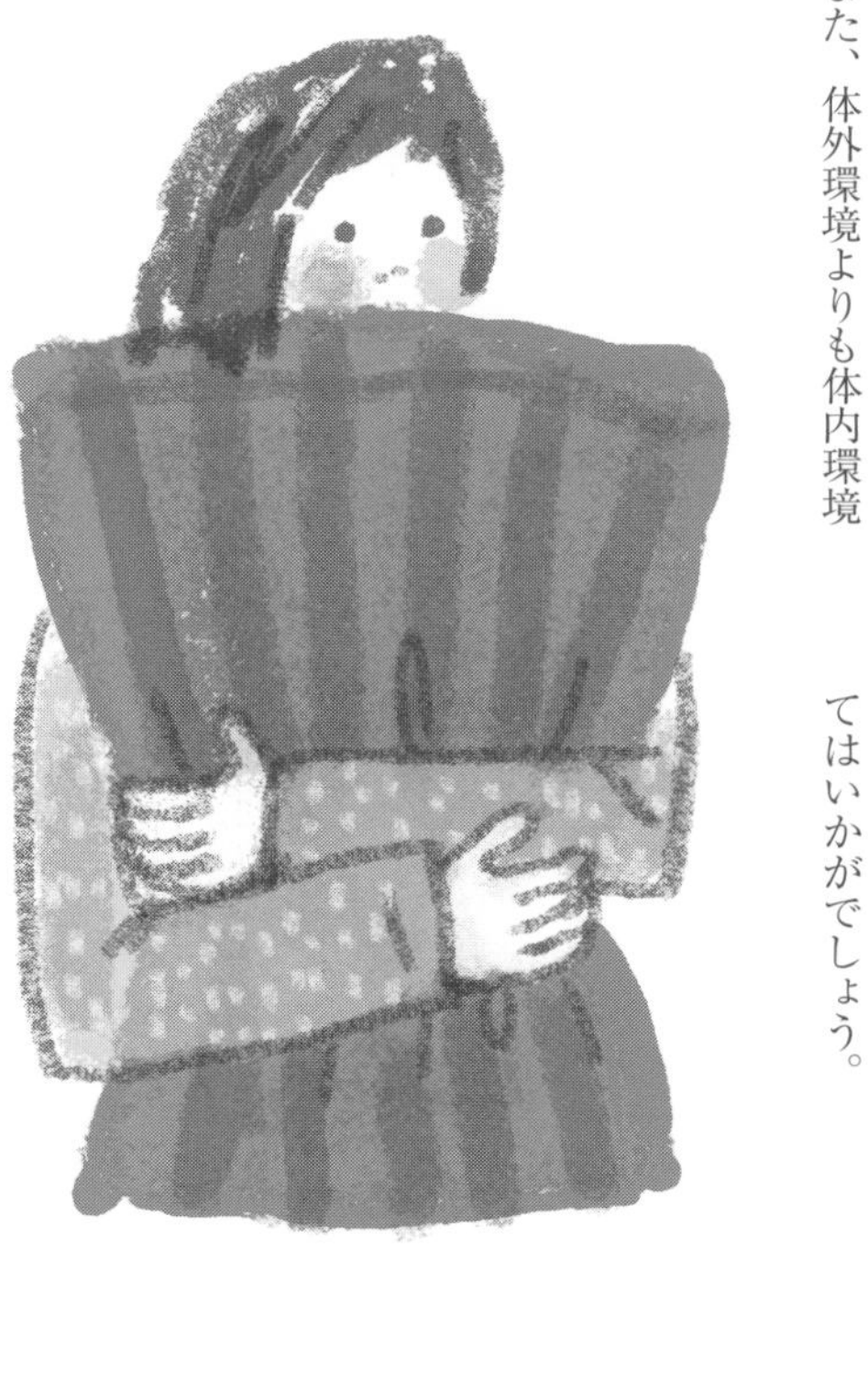

相談11

そろそろ体外受精をしたほうがいいでしょうか?

36〜40歳・東京都

私は37才、結婚して4年目です。一昨年の8月に、初めて病院に行きました。大学病院に行ったのですが、検査の結果、「左の卵管が通っていないから手術する」と言われました。

ショックで他の病院に行ったところ、そこでは手術とは言われず、タイミング療法をしています。また再度、卵管造影の検査をしてみたところ、通っていないと言われた左の卵管は通っていました。

そのほかの検査の結果は、私も主人も問題はなかったのですが、いまだに妊娠にはいたりません。

最近、生理がとても軽く量も少なくなってきてしまい、とても心配です。なるべくなら自然妊娠したいのですが、そろそろ体外受精をしたほうがいいのでしょうか?

お返事

検査の結果、またそこからの治療、不安が募ったり疑問に思ったりと、いろいろなことがありますよね。卵管の疎通性についても、通っていないから手術といわれたり、通っていると言われたり、「どういうこと?」と疑問に思われたことでしょう。

卵管の疎通性については、1回目の卵管造影検査で造影剤を注入したことにより、卵管が通過したのかもしれません。

他の検査でも問題がなかったようですが、これは妊娠を妨げる原因がないのではなく、今まで行ってきた検査や治療では原因がわからないということだとも言えます。左の卵管に問題はあっても、右は通っていたと考えれば、結婚して4年もの間、妊娠できなかったのは、卵管の問題だけではないかもしれません。

自然妊娠を望む気持ちはわかりますが、それがあなたたち夫婦にとって、適切かどうかは別問題です。

例えば、卵管采については一般的な検査では知ることはできません。卵管采の位置が悪い、形が悪い、癒着があるなどで卵巣から排卵された卵子をうまくキャッチできないピックアップ障害があるのかもしれませんし、卵子の透明帯が硬く、精子が進入できないのかもしれません。

また、卵子の質がよろしくないために受精しない、受精しても胚が成長を止めてしまうなどが起こっているのかもしれません。

自然妊娠の過程ではわからなくても、体外受精では採卵手術により卵子を体外へ出しますので、受精の様子、胚の成長の様子を知ることができ、不妊原因がわかってくることもあります。

つまり、不妊原因の中には体外受精をしなければわからないこともあるのです。

だから体外受精をしたほうがいいということではなく、今後どうしたらいいのか、あなたたち夫婦が納得できる方法を探すことが大切です。

それにはまず、あなたが心配している月経の状況や加齢による卵子の質の低下に関する情報を得ましょう。そのうえで、客観的に自分たち夫婦が置かれている現状を把握するために、疑問や不安に思っていること、「そろそろ体外受精をしたほうがいいのでしょうか?」など、いろいろと医師に質問して、相談してみましょう。

そして、それらの医学的情報を冷静に受け入れ、自分たち夫婦の希望などを鑑みながら、どう治療を受けていくか決めていきましょう。

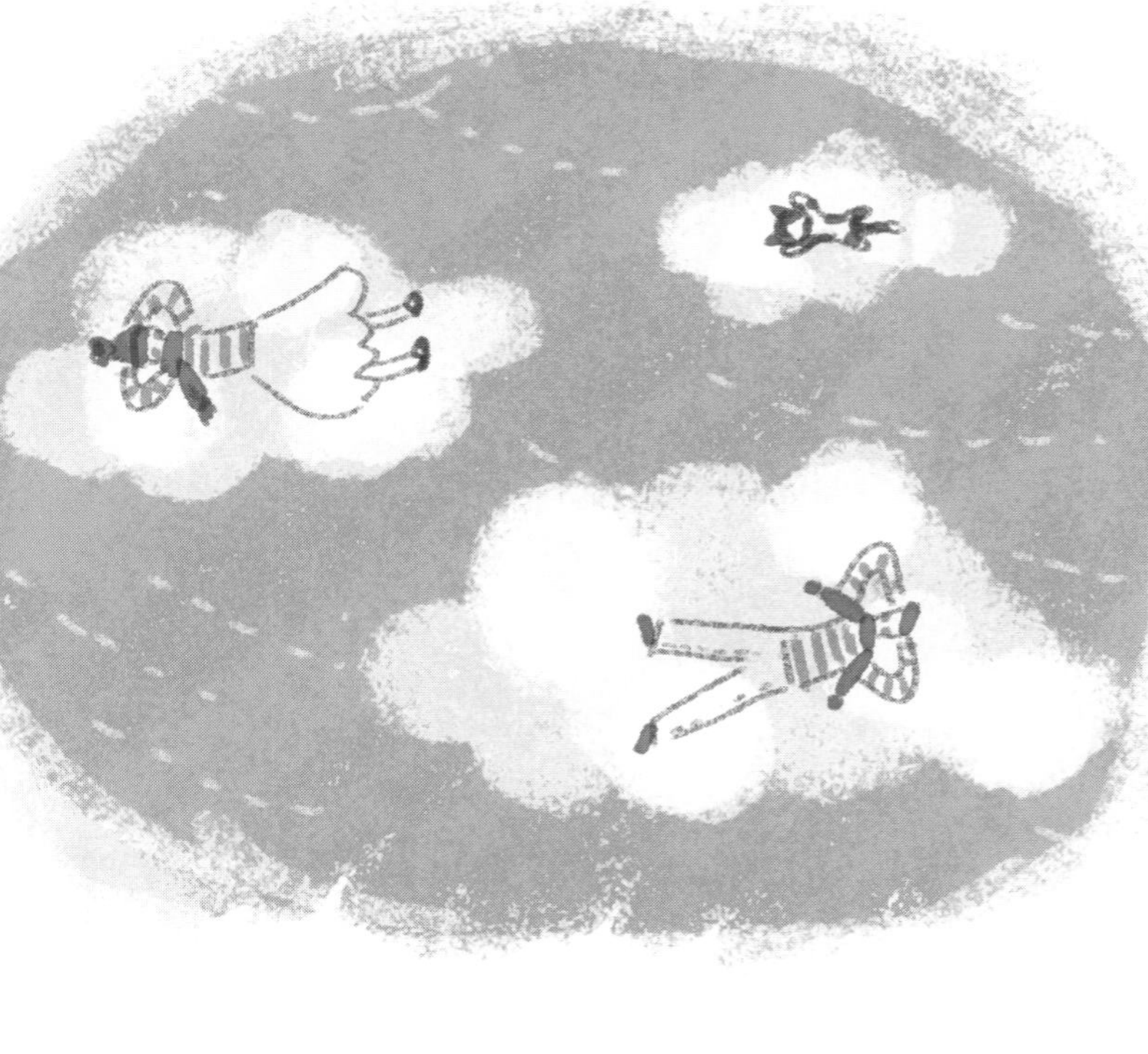

LIST

全国の不妊治療 病院＆クリニック 2020

最寄りの病院（クリニック）はどこにあるの…？
あなたの街で不妊治療を受けるためのお役立ち情報です
より詳しく紹介したピックアップガイダンスは
以下の内容にてご案内しています

●印は日本産科婦人科学会に生殖補助医療実施施設として登録のある病院・クリニックです。
ただし、編集部のアンケート調査から実績上の理由等により、一部、表記に違いがあります。

また、無登録でも生殖補助医療を行っている施設もありますので詳しくは直接ご確認下さい。

病院情報、ピックアップガイダンスの見方／各項目のチェックについて

●あいうえおクリニック
Tel.000-000-0000　あいうえお市000-000　since 1999.5

医師2名　培養士2名
心理士1名(内部)

◆倫理・厳守宣言
医師／する ……■
培養士／する ……■

ブライダルチェック＝○　婦人科検診＝○

診療日		月	火	水	木	金	土	日	祝祭日
	am	●	●	●	●	●	●		
	pm	●		●		●			

予約受付時間　8・9・10・11・12・13・14・15・16・17・18・19・20・21・22時

夫婦での診療 …………●
患者への治療説明 ……●
使用医薬品の説明 ……●
治療費の詳細公開 ……●
治療費助成金扱い …有り
タイミング療法 …………●
人工授精 ………………●
人工授精（AID）…………×
体外受精 ………………●

顕微授精 ………………●
自然・低刺激周期採卵法 ○
刺激周期採卵法(FSH,hMG) ●
凍結保存 ………………●
男性不妊 ○連携施設あり
不育症 …………………×
妊婦検診 ………10週まで
2人目不妊通院配慮 ……●
腹腔鏡検査 ……………×

漢方薬の扱い …………×
新薬の使用 ……………△
カウンセリング ………△
運動指導 ………………×
食事指導 ………………×
女性医師がいる ………×

料金目安
初診費用　2500円～
体外受精費用　35万～40万
顕微授精費用　40万～45万

　私たちの街のクリニック紹介コーナーにピックアップガイダンスを設けました。ピックアップガイダンスは不妊治療情報センター・funin.info（不妊インフォ）にある情報内で公開掲載を希望されたあなたの街の施設です。

◆倫理・厳守宣言

　不妊治療では、精子や卵子という生命の根源を人為的に操作する行為が含まれます。倫理的にも十分気をつけなければならない面がありますから、その確認の意志表示を求めました。読者や社会への伝言として設けてみました。ノーチェックは□、チェックは■です。ご参考に！

　ただし、未チェックだからといって倫理がないというわけではありません。社会での基準不足から、回答に躊躇していたり、チェックして後で何かあったら…と心配されての結果かもしれません。ともかく医療現場でのこの意識は大切であって欲しいですね。

◆ブライダルチェック

　結婚を控えている方、すでに結婚され妊娠したいと考えている方、または将来の結婚に備えてチェックをしたい方などが、あらかじめ妊娠や分娩を妨げる婦人科的疾患や問題を検査することです。女性ばかりでなく男性もまた検査を受けておく対象となります。

◆料金目安

　初診費用は、検査をするかどうか、また保険適用内かどうかでも違ってきます。一般的な目安としてご覧ください。数百円レベルの記載の所は、次回からの診療でより詳しく検査が行なわれるものと考えましょう。

　顕微授精は体外受精プラス費用の回答をいただいた場合にはプラスを表示させていただきました。

○＝実施している
●＝常に力を入れて実施している
△＝検討中である
×＝実施していない

病院選びや受診時のご参考に！

　不妊治療費助成制度が全国的に実施される中、患者様がより安心して受診でき、信頼できる病院情報が求められています。この情報にはいろいろな要素が含まれます。ピックアップガイダンスの内容を見ながら、あなたの受診、病院への問合せなどに前向きに、無駄のない治療をおすすめ下さい！

北海道・東北地方

北海道

- ● エナ麻生ARTクリニック Tel.011-792-8850 札幌市北区
- ● さっぽろARTクリニック Tel.011-700-5880 札幌市北区
- ● 北海道大学病院 Tel.011-716-1161 札幌市北区
- ● さっぽろARTクリニックn24 Tel.011-792-6691 札幌市北区
- ● 札幌白石産科婦人科病院 Tel.011-862-7211 札幌市白石区
- ● 青葉産婦人科クリニック Tel.011-893-3207 札幌市厚別区
- ● 五輪橋マタニティクリニック Tel.011-571-3110 札幌市南区
- ● 手稲渓仁会病院 Tel.011-681-8111 札幌市手稲区
- ● セントベビークリニック Tel.011-215-0880 札幌市中央区
- ● 金山生殖医療クリニック Tel.011-200-1122 札幌市中央区
- ● 円山レディースクリニック Tel.011-614-0800 札幌市中央区
- ● 時計台記念クリニック Tel.011-251-1221 札幌市中央区
- ● 神谷レディースクリニック Tel.011-231-2722 札幌市中央区
- ● 札幌厚生病院 Tel.011-261-5331 札幌市中央区
- ● 斗南病院 Tel.011-231-2121 札幌市中央区
- ● 札幌医科大学医学部付属病院 Tel.011-611-2111 札幌市中央区
- ● 中央メディカルクリニック Tel.011-222-0120 札幌市中央区
- ● おおこうち産婦人科 Tel.011-233-4103 札幌市中央区
- ● 福住産科婦人科クリニック Tel.011-836-1188 札幌市豊平区
- ● KKR札幌医療センター Tel.011-822-1811 札幌市豊平区
- ● 美加レディースクリニック Tel.011-833-7773 札幌市豊平区
- 琴似産科婦人科クリニック Tel.011-612-5611 札幌市西区
- ● 札幌東豊病院 Tel.011-704-3911 札幌市東区
- ● 秋山記念病院 Tel.0138-46-6660 函館市石川町
- 製鉄記念室蘭病院 Tel.0143-44-4650 室蘭市知利別町
- ● 岩城産婦人科 Tel.0144-38-3800 苫小牧市緑町
- ● とまこまいレディースクリニック Tel.0144-73-5353 苫小牧市弥生町
- ● レディースクリニックぬまのはた Tel.0144-53-0303 苫小牧市北栄町
- ● 森産科婦人科病院 Tel.0166-22-6125 旭川市7条
- ● みずうち産科婦人科医院 Tel.0166-31-6713 旭川市豊岡4条
- ● 旭川医科大学附属病院 Tel.0166-65-2111 旭川市緑が丘
- 帯広厚生病院 Tel.0155-24-4161 帯広市西6条
- ● おびひろARTクリニック（旧慶愛病院） Tel.0155-22-4188 帯広市東3条
- 釧路赤十字病院 Tel.0154-22-7171 釧路市新栄町
- ● 北見レディースクリニック Tel.0157-31-0303 北見市大通東
- ● 中村記念愛成病院 Tel.0157-24-8131 北見市高栄東町

青森県

- ● エフ. クリニック Tel.017-729-4103 青森市浜田
- ● レディスクリニック・セントセシリア Tel.017-738-0321 青森市筒井八ツ橋
- 青森県立中央病院 Tel.017-726-8111 青森市東造道
- ● 八戸クリニック Tel.0178-22-7725 八戸市柏崎
- ● 婦人科 さかもとともみクリニック Tel.0172-29-5080 弘前市早稲田
- ● 弘前大学医学部付属病院 Tel.0172-33-5111 弘前市本町
- 安斎レディスクリニック Tel.0173-33-1103 五所川原市一ツ谷

岩手県

- ● 岩手医科大学付属病院 Tel.019-651-5111 盛岡市内丸
- 畑山レディスクリニック Tel.019-613-7004 盛岡市北飯岡
- ● 京野アートクリニック 盛岡 Tel.019-613-4124 盛岡市盛岡駅前通
- ● さくらウイメンズクリニック Tel.019-621-4141 盛岡市中ノ橋通
- 産科婦人科吉田医院 Tel.019-622-9433 盛岡市若園町
- 平間産婦人科 Tel.0197-24-6601 奥州市水沢区
- 岩手県立二戸病院 Tel.0195-23-2191 二戸市堀野

秋田県

- 藤盛レィディーズクリニック Tel.018-884-3939 秋田市東通仲町
- 中通総合病院 Tel.018-833-1122 秋田市南通みその町
- ● 秋田大学医学部附属病院 Tel.018-834-1111 秋田市広面
- ● 清水産婦人科クリニック Tel.018-893-5655 秋田市広面
- 市立秋田総合病院 Tel.018-823-4171 秋田市川元松丘町
- 秋田赤十字病院 Tel.018-829-5000 秋田市上北手猿田
- あきたレディースクリニック安田 Tel.018-857-4055 秋田市土崎港中央
- 池田産婦人科クリニック Tel.0183-73-0100 湯沢市字両神
- ● 大曲母子医院 Tel.0187-63-2288 大曲市福住町
- 佐藤レディースクリニック Tel.0187-86-0311 大仙市戸蒔
- ● 大館市立総合病院 Tel.0186-42-5370 大館市豊町

山形県

- 山形市立病院済生館 Tel.023-625-5555 山形市七日町
- ● 川越医院 Tel.023-641-6467 山形市大手町
- ● 山形済生病院 Tel.023-682-1111 山形市沖町
- レディースクリニック高山 Tel.023-674-0815 山形市嶋北
- ● 山形大学医学部附属病院 Tel.023-628-1122 山形市飯田西
- 国井クリニック Tel.0237-84-4103 寒河江市中郷
- ● ゆめクリニック Tel.0238-26-1537 米沢市東
- 米沢市立病院 Tel.0238-22-2450 米沢市相生町
- ● すこやかレディースクリニック Tel.0235-22-8418 鶴岡市東原町
- たんぽぽクリニック Tel.0235-25-6000 鶴岡市大字日枝
- ● 山形県立河北病院 Tel.0237-73-3131 西村山郡河北町

宮城県

- ● 京野アートクリニック Tel.022-722-8841 仙台市青葉区
- ● 東北大学病院 Tel.022-717-7000 仙台市青葉区
- 桜ヒルズウイメンズクリニック Tel.022-279-3367 仙台市青葉区
- ● 仙台ソレイユ母子クリニック Tel.022-248-5001 仙台市太白区
- ● 東北医科薬科大学病院 Tel.022-259-1221 仙台市宮城野区
- ● 仙台ARTクリニック Tel.022-741-8851 仙台市宮城野区
- うつみレディスクリニック Tel.0225-84-2868 東松島市赤井
- 大井産婦人科医院 Tel.022-362-3231 塩竈市新富町
- ● スズキ記念病院 Tel.0223-23-3111 岩沼市里の杜

福島県

- ● いちかわクリニック Tel.024-554-0303 福島市南矢野目
- ● 福島県立医科大学附属病院 Tel.024-547-1111 福島市光が丘
- ● アートクリニック産婦人科 Tel.024-523-1132 福島市栄町
- 福島赤十字病院 Tel.024-534-6101 福島市入江町
- ● あべウイメンズクリニック Tel.024-923-4188 郡山市冨久山町
- ● ひさこファミリークリニック Tel.024-952-4415 郡山市中ノ目
- 太田西ノ内病院 Tel.024-925-1188 郡山市西ノ内
- 寿泉堂綜合病院 Tel.024-932-6363 郡山市駅前
- ● あみウイメンズクリニック Tel.0242-37-1456 会津若松市八角町
- ● 会津中央病院 Tel.0242-25-1515 会津若松市鶴賀町
- ● いわき婦人科 Tel.0246-27-2885 いわき市内郷綴町

●印は日本産科婦人科学会のART登録施設で、体外受精の診療を行っている施設です（2020年2月現在）

北海道地区／ピックアップ クリニックガイダンス

北海道

●金山生殖医療クリニック

札幌市

Tel.011-200-1122 札幌市中央区北一条西4-1-1 三甲大通公園ビル2F

since 2017.4

医師1名 培養士2名
心理士0名

◆倫理・厳守宣言
医　師/する…■
培養士/する…■

診療日	月	火	水	木	金	土	日	祝祭日
am	●	●	●	●	●	●	▲	
pm	●	★		★	●			

予約受付時間 7・8・9・10・11・12・13・14・15・16・17・18・19・20・21・22時

月・金曜午後13～15時、火・木曜午後16～19時、水・土曜13時まで、日曜隔週

ブライダルチェック＝○　婦人科検診＝×

夫婦での診療 ……………●
患者への治療説明 ……●
使用医薬品の説明 ……●
治療費の詳細公開 ……●
治療費助成金扱い ……●
タイミング療法 ………●
人工授精 ………………●
人工授精（AID） ………×
体外受精 ………………●

顕微授精 ………………●
自然・低刺激周期採卵法 ●
刺激周期採卵法(FSH,hMG) ○
凍結保存 ………………●
男性不妊 ………………●
不育症 …………………●
妊婦健診………○8週まで
2人目不妊通院配慮 …●
腹腔鏡検査 ……………×

漢方薬の扱い …………●
新薬の使用 ……………●
カウンセリング ………○
運動指導 ………………○
食事指導 ………………○
女性医師がいる ………●

料金目安
初診費用　2万円～（全検査実施で）
体外受精費用 26万円～
顕微授精費用 31万円～

- 千葉メディカルセンター　Tel.043-261-5111　千葉市中央区
- 千葉大学医学部附属病院　Tel.043-226-2121　千葉市中央区
- 亀田IVFクリニック幕張　Tel.043-296-8141　千葉市美浜区
- みやけウィメンズクリニック　Tel.043-293-3500　千葉市緑区
- 川崎レディースクリニック　Tel.04-7155-3451　流山市東初石
- おおたかの森ARTクリニック　Tel.04-7170-1541　流山市西初石
- ジュノ・ヴェスタクリニック八田　Tel.047-385-3281　松戸市牧の原
- 大川レディースクリニック　Tel.047-341-3011　松戸市馬橋
- 松戸市立総合医療センター　Tel.047-712-2511　松戸市千駄堀
- 本八幡レディースクリニック　Tel.047-322-7755　市川市八幡
- 東京歯科大学市川総合病院　Tel.047-322-0151　市川市菅野
- 西船橋こやまウィメンズクリニック　Tel.047-495-2050　船橋市印内町
- 北原産婦人科　Tel.047-465-5501　船橋市習志野台
- 船橋駅前レディースクリニック　Tel.047-426-0077　船橋市本町
- 津田沼IVFクリニック　Tel.047-455-3111　船橋市前原西
- 窪谷産婦人科IVFクリニック　Tel.04-7136-2601　柏市柏
- 中野レディースクリニック　Tel.04-7162-0345　柏市柏
- さくらウィメンズクリニック　Tel.047-700-7077　浦安市北栄
- パークシティ吉田レディースクリニック　Tel.047-316-3321　浦安市明海
- 順天堂大学医学部附属浦安病院　Tel.047-353-3111　浦安市富岡
- そうクリニック　Tel.043-424-1103　四街道市大日
- 東邦大学医療センター佐倉病院　Tel.043-462-8811　佐倉市下志津
- 高橋レディースクリニック　Tel.043-463-2129　佐倉市ユーカリが丘
- 日吉台レディースクリニック　Tel.0476-92-1103　富里市日吉台
- 成田赤十字病院　Tel.0476-22-2311　成田市飯田町
- 増田産婦人科　Tel.0479-73-1100　匝瑳市八日市場
- 旭中央病院　Tel.0479-63-8111　旭市イ
- 宗田マタニティクリニック　Tel.0436-24-4103　市原市根田
- 重城産婦人科小児科　Tel.0438-41-3700　木更津市万石
- 薬丸病院　Tel.0438-25-0381　木更津市富士見
- ファミール産院 たてやま　Tel.0470-24-1135　館山市北条
- 亀田総合病院　ARTセンター　Tel.04-7092-2211　鴨川市東町

東京都

- 杉山産婦人科　丸の内　Tel.03-5222-1500　千代田区丸の内
- 神田ウィメンズクリニック　Tel.03-6206-0065　千代田区神田鍛冶町
- あいだ希望クリニック　Tel.03-3254-1124　千代田区神田鍛冶町
- 小畑会浜田病院　Tel.03-5280-1166　千代田区神田駿河台
- 三楽病院　Tel.03-3292-3981　千代田区神田駿河台
- 杉村レディースクリニック　Tel.03-3264-8686　千代田区五番町
- エス・セットクリニック<男性不妊専門>　Tel.03-6262-0745　千代田区神田岩本町
- 日本橋ウィメンズクリニック　Tel.03-5201-1555　中央区日本橋
- Natural ART Clinic 日本橋　Tel.03-6262-5757　中央区日本橋
- 八重洲中央クリニック　Tel.03-3270-1121　中央区日本橋
- 黒田インターナショナルメディカルリプロダクション　Tel.03-3555-5650　中央区新川

- 公立富岡総合病院　Tel.0274-63-2111　富岡市富岡
- JCHO群馬中央病院　Tel.027-221-8165　前橋市紅雲町
- 群馬大学医学部附属病院　Tel.027-220-7111　前橋市昭和町
- 横田マタニティーホスピタル　Tel.027-234-4135　前橋市下小出町
- いまいウイメンズクリニック　Tel.027-221-1000　前橋市東片貝町
- 前橋協立病院　Tel.027-265-3511　前橋市朝倉町
- 神岡産婦人科　Tel.027-253-4152　前橋市石倉町
- ときざわレディスクリニック　Tel.0276-60-2580　太田市小舞木町
- 光病院　Tel.0274-24-1234　藤岡市本郷
- クリニックオガワ　Tel.0279-22-1377　渋川市石原
- 宇津木医院　Tel.0270-64-7878　佐波郡玉村町

埼玉県

- セントウィメンズクリニック　Tel.048-871-1771　さいたま市浦和区
- JCHO埼玉メディカルセンター　Tel.048-832-4951　さいたま市浦和区
- すごうウィメンズクリニック　Tel.048-650-0098　さいたま市大宮区
- 秋山レディースクリニック　Tel.048-663-0005　さいたま市大宮区
- 大宮レディスクリニック　Tel.048-648-1657　さいたま市大宮区
- かしわざき産婦人科　Tel.048-641-8077　さいたま市大宮区
- あらかきウィメンズクリニック　Tel.048-838-1107　さいたま市南区
- 丸山記念総合病院　Tel.048-757-3511　さいたま市岩槻区
- 大和たまごクリニック　Tel.048-757-8100　さいたま市岩槻区
- ソフィア祐子レディースクリニック　Tel.048-253-7877　川口市西川口
- 永井マザーズホスピタル　Tel.048-959-1311　三郷市上彦名
- 産婦人科菅原病院　Tel.048-964-3321　越谷市越谷
- ゆうレディースクリニック　Tel.048-967-3122　越谷市南越谷
- 獨協医科大学埼玉医療センター　Tel.048-965-1111　越谷市南越谷
- スピカレディースクリニック　Tel.0480-65-7750　加須市南篠崎
- 中村レディスクリニック　Tel.048-562-3505　羽生市中岩瀬
- 埼玉医科大学病院　Tel.049-276-1297　入間郡毛呂山町
- 埼玉医科大学総合医療センター　Tel.049-228-3674　川越市鴨田
- 恵愛生殖医療医院　Tel.048-485-1185　和光市本町
- 大塚産婦人科　Tel.048-479-7802　新座市片山
- ウィメンズクリニックふじみ野　Tel.049-293-8210　富士見市ふじみ野西
- ミューズレディスクリニック　Tel.049-256-8656　ふじみ野市霞ヶ丘
- 吉田産科婦人科医院　Tel.04-2932-8781　入間市野田
- 瀬戸病院　Tel.04-2922-0221　所沢市金山町
- さくらレディスクリニック　Tel.042-992-0371　所沢市くすのき台
- 熊谷総合病院　Tel.048-521-0065　熊谷市中西
- 平田クリニック　Tel.048-526-1171　熊谷市肥塚
- Women's Clinic ひらしま産婦人科　Tel.048-722-1103　上尾市原市
- 上尾中央総合病院　Tel.048-773-1111　上尾市柏座
- みやざきクリニック　Tel.0493-72-2233　比企郡小川町

千葉県

- 高橋ウイメンズクリニック　Tel.043-243-8024　千葉市中央区

関東地方

茨城県

- いがらしクリニック　Tel.0297-62-0936　龍ヶ崎市栄町
- 筑波大学附属病院　Tel.029-853-3900　つくば市天久保
- つくばARTクリニック　Tel.029-863-6111　つくば市竹園
- つくば木場公園クリニック　Tel.029-886-4124　つくば市松野木
- 筑波学園病院　Tel.029-836-1355　つくば市上横場
- 遠藤産婦人科医院　Tel.0296-20-1000　筑西市中舘
- 根本産婦人科医院　Tel.0296-77-0431　笠間市八雲
- 江幡産婦人科病院　Tel.029-224-3223　水戸市備前町
- 石渡産婦人科病院　Tel.029-221-2553　水戸市上水戸
- 植野産婦人科医院　Tel.029-221-2513　水戸市五軒町
- 岩崎病院　Tel.029-241-8700　水戸市笠原町
- 小塙医院　Tel.0299-58-3185　小美玉市田木谷
- 原レディスクリニック　Tel.029-276-9577　ひたちなか市笹野町
- 福地レディースクリニック　Tel.0294-27-7521　日立市鹿島町

栃木県

- 宇都宮中央クリニック　Tel.028-636-1121　宇都宮市中央
- 平尾産婦人科医院　Tel.028-648-5222　宇都宮市鶴田
- かわつクリニック　Tel.028-639-1118　宇都宮市大寛
- 福泉医院　Tel.028-639-1122　宇都宮市下栗町
- ちかざわLadie'sクリニック　Tel.028-638-2380　宇都宮市城東
- 高橋あきら産婦人科医院　Tel.028-663-1103　宇都宮市東今泉
- かしわぶち産婦人科　Tel.028-663-3715　宇都宮市海道町
- 済生会 宇都宮病院　Tel.028-626-5500　宇都宮市竹林町
- 獨協医科大学病院　Tel.0282-86-1111　下都賀郡壬生町
- 那須赤十字病院　Tel.0287-23-1122　大田原市中日原
- 匠レディースクリニック　Tel.0283-21-0003　佐野市奈良渕町
- 佐野厚生総合病院　Tel.0283-22-5222　佐野市堀米町
- 城山公園すずきクリニック　Tel.0283-22-0195　佐野市久保町
- 中央クリニック　Tel.0285-40-1121　下野市薬師寺
- 自治医科大学病院　Tel.0285-44-2111　下野市薬師寺
- 石塚産婦人科　Tel.0287-36-6231　那須塩原市三島
- 国際医療福祉大学病院　Tel.0287-37-2221　那須塩原市井口

群馬県

- セントラル・レディース・クリニック　Tel.027-326-7711　高崎市東町
- 高崎ARTクリニック　Tel.027-310-7701　高崎市あら町
- 産科婦人科舘出張　佐藤病院　Tel.027-322-2243　高崎市若松町
- セキールレディースクリニック　Tel.027-330-2200　高崎市栄町
- 矢崎医院　Tel.027-344-3511　高崎市剣崎町
- 上条女性クリニック　Tel.027-345-1221　高崎市栗崎町

東京都

こやまレディースクリニック
Tel.03-5859-5975 中央区勝どき

● 聖路加国際病院
Tel.03-3541-5151 中央区明石町

● 銀座こうのとりレディースクリニック
Tel.03-5159-2077 中央区銀座

● はるねクリニック銀座
Tel.03-5250-6850 中央区銀座

● 両角レディースクリニック
Tel.03-5159-1101 中央区銀座

● オーク銀座レディースクリニック
Tel.03-3567-0099 中央区銀座

● 銀座レディースクリニック
Tel.03-3535-1117 中央区銀座

● 楠原ウィメンズクリニック
Tel.03-6274-6433 中央区銀座

● 銀座すずらん通りレディスクリニック
Tel.03-3569-7711 中央区銀座

銀座ウイメンズクリニック
Tel.03-5537-7600 中央区銀座

● 虎の門病院
Tel.03-3588-1111 港区虎ノ門

● 東京AMHクリニック銀座
Tel.03-3573-4124 港区新橋

● 新橋夢クリニック
Tel.03-3593-2121 港区新橋

● 東京慈恵会医科大学附属病院
Tel.03-3433-1111 港区西新橋

● 芝公園かみやまクリニック
Tel.03-6414-5641 港区芝

● リプロダクションクリニック東京
Tel.03-6228-5351 港区東新橋

● 六本木レディースクリニック
Tel.0120-853-999 港区六本木

● オリーブレディースクリニック麻布十番
Tel.03-6804-3208 港区麻布十番

● 赤坂見附宮崎産婦人科
Tel.03-3478-6443 港区元赤坂

美馬レディースクリニック
Tel.03-6277-7397 港区赤坂

● 赤坂レディースクリニック
Tel.03-5545-4123 港区赤坂

● 山王病院 リプロダクション・婦人科内視鏡治療センター
Tel.03-3402-3151 港区赤坂

● クリニック ドゥ ランジュ
Tel.03-5413-8067 港区北青山

たて山レディスクリニック
Tel.03-3408-5526 港区南青山

● 東京HARTクリニック
Tel.03-5766-3660 港区南青山

● 北里研究所病院
Tel.03-3444-6161 港区白金

● 京野レディースクリニック高輪
Tel.03-6408-4124 港区高輪

● 城南レディスクリニック品川
Tel.03-3440-5562 港区高輪

● 浅田レディース品川クリニック
Tel.03-3472-2203 港区港南

● 秋葉原ART Clinic
Tel.03-5807-6888 台東区上野

● よしひろウィメンズクリニック 上野院
Tel.03-3834-8996 台東区東上野

あさくさ産婦人科クリニック
Tel.03-3844-9236 台東区西浅草

● 日本医科大学付属病院 女性診療科
Tel.03-3822-2131 文京区千駄木

● 順天堂大学医学部附属順天堂医院
Tel.03-3813-3111 文京区本郷

● 東京大学医学部附属病院
Tel.03-3815-5411 文京区本郷

● 東京医科歯科大学医学部附属病院
Tel.03-5803-5684 文京区湯島

● 中野レディースクリニック
Tel.03-5390-6030 北区王子

● 東京北医療センター
Tel.03-5963-3311 北区赤羽台

● 日暮里レディースクリニック
Tel.03-5615-1181 荒川区西日暮里

● 臼井医院
Tel.03-3605-0381 足立区東和

池上レディースクリニック
Tel.03-5838-0228 足立区伊興

アーク米山クリニック
Tel.03-3849-3333 足立区西新井栄町

● 真島クリニック
Tel.03-3849-4127 足立区関原

● あいウイメンズクリニック
Tel.03-3829-2522 墨田区錦糸

大倉医院
Tel.03-3611-4077 墨田区墨田

● 木場公園クリニック・分院
Tel.03-5245-4122 江東区木場

● 東峯婦人クリニック
Tel.03-3630-0303 江東区木場

● 五の橋レディスクリニック
Tel.03-5836-2600 江東区亀戸

● クリニック飯塚
Tel.03-3495-8761 品川区西五反田

● はなおかIVFクリニック品川
Tel.03-5759-5112 品川区大崎

● 昭和大学病院
Tel.03-3784-8000 品川区旗の台

● 東邦大学医療センター大森病院
Tel.03-3762-4151 大田区大森西

とちぎクリニック
Tel.03-3777-7712 大田区山王

● キネマアートクリニック
Tel.03-5480-1940 大田区蒲田

● ファティリティクリニック東京
Tel.03-3477-0369 渋谷区東

● 恵比寿ウィメンズクリニック
Tel.03-6452-4277 渋谷区恵比寿南

● 日本赤十字社医療センター
Tel.03-3400-1311 渋谷区広尾

恵比寿つじクリニック <男性不妊専門>
Tel.03-5768-7883 渋谷区恵比寿南

● 桜十字渋谷バースクリニック
Tel.03-5728-6626 渋谷区宇田川町

● フェニックスアートクリニック
Tel.03-3405-1101 渋谷区千駄ヶ谷

● はらメディカルクリニック
Tel.03-3356-4211 渋谷区千駄ヶ谷

篠原クリニック
Tel.03-3377-6633 渋谷区笹塚

みやぎしレディースクリニック
Tel.03-5731-8866 目黒区八雲

● とくおかレディースクリニック
Tel.03-5701-1722 目黒区中根

● 峯レディースクリニック
Tel.03-5731-8161 目黒区自由が丘

● 三軒茶屋ウィメンズクリニック
Tel.03-5779-7155 世田谷区太子堂

● 三軒茶屋ARTレディースクリニック
Tel.03-6450-7588 世田谷区三軒茶屋

● 梅ヶ丘産婦人科
Tel.03-3429-6036 世田谷区梅丘

藤沢レディースクリニック
Tel.03-5727-1212 世田谷区喜多見

● 国立生育医療研究センター
Tel.03-3416-0181 世田谷区大蔵

● ローズレディースクリニック
Tel.03-3703-0114 世田谷区等々力

● 陣内ウィメンズクリニック
Tel.03-3722-2255 世田谷区奥沢

● 田園都市レディースクリニック 二子玉川分院
Tel.03-3707-2455 世田谷区玉川

にしなレディースクリニック
Tel.03-5797-3247 世田谷区用賀

用賀レディースクリニック
Tel.03-5491-5137 世田谷区上用賀

池ノ上産婦人科
Tel.03-3467-4608 世田谷区上北沢

● 慶應義塾大学病院
Tel.03-3353-1211 新宿区信濃町

● 杉山産婦人科　新宿
Tel.03-5381-3000 新宿区西新宿

● 東京医科大学病院
Tel.03-3342-6111 新宿区西新宿

● 新宿ARTクリニック
Tel.03-5324-5577 新宿区西新宿

● うつみやす子レディースクリニック
Tel.03-3368-3781 新宿区西新宿

● 加藤レディスクリニック
Tel.03-3366-3777 新宿区西新宿

● 国立国際医療研究センター病院
Tel.03-3202-7181 新宿区戸山

● 東京女子医科大学病院
Tel.03-3353-8111 新宿区河田町

東京山手メディカルセンター
Tel.03-3364-0251 新宿区百人町

● 桜の芽クリニック
Tel.03-6908-7740 新宿区高田馬場

新中野女性クリニック
Tel.03-3384-3281 中野区本町

河北総合病院
Tel.03-3339-2121 杉並区阿佐ヶ谷北

● 東京衛生病院附属めぐみクリニック
Tel.03-5335-6401 杉並区天沼

● 荻窪病院 虹クリニック
Tel.03-5335-6577 杉並区荻窪

● 明大前アートクリニック
Tel.03-3325-1155 杉並区和泉

● 慶愛クリニック
Tel.03-3987-3090 豊島区東池袋

● 松本レディースリプロダクションオフィス
Tel.03-5954-5675 豊島区東池袋

● 松本レディースクリニック
Tel.03-5958-5633 豊島区東池袋

● 池袋えざきレディースクリニック
Tel.03-5911-0034 豊島区池袋

小川クリニック
Tel.03-3951-0356 豊島区南長崎

● 帝京大学医学部附属病院
Tel.03-3964-1211 板橋区加賀

● 日本大学医学部附属板橋病院
Tel.03-3972-8111 板橋区大谷口上町

● ときわ台レディースクリニック
Tel.03-5915-5207 板橋区常盤台

渡辺産婦人科医院
Tel.03-5399-3008 板橋区高島平

● ウイメンズ・クリニック大泉学園
Tel.03-5935-1010 練馬区東大泉

● 池下レディースクリニック吉祥寺
Tel.0422-27-2965 武蔵野市吉祥寺本町

● うすだレディースクリニック
Tel.0422-28-0363 武蔵野市吉祥寺本町

● 武蔵境いわもと婦人科クリニック
Tel.0422-31-3737 武蔵野市境南町

● 杏林大学医学部附属病院
Tel.0422-47-5511 三鷹市新川

● ウィメンズクリニック神野 生殖医療センター
Tel.0424-80-3105 調布市国領町

● 幸町IVFクリニック
Tel.042-365-0341 府中市府中町

● 国分寺ウーマンズクリニック
Tel.042-325-4124 国分寺市本町

● 貝原レディースクリニック
Tel.042-352-8341 府中市府中町

● ジュンレディースクリニック小平
Tel.042-329-4103 小平市喜平町

● 立川ARTレディースクリニック
Tel.042-527-1124 立川市曙町

● 井上レディスクリニック
Tel.042-529-0111 立川市富士見町

● 八王子ARTクリニック
Tel.042-649-5130 八王子市横山

みなみ野レディースクリニック
Tel.042-632-8044 八王子市西片倉

南大沢婦人科皮膚科クリニック
Tel.0426-74-0855 八王子市南大沢

西島産婦人科医院
Tel.0426-61-6642 八王子市千人町

● みむろウィメンズクリニック
Tel.042-710-3609 町田市原町田

● ひろいウィメンズクリニック
Tel.042-850-9027 町田市森野

町田市民病院
Tel.042-722-2230 町田市旭町

松岡レディスクリニック
Tel.042-479-5656 東久留米市東本町

● こまちレディースクリニック
Tel.042-357-3535 多摩市落合

レディースクリニックマリアヴィラ
Tel.042-566-8827 東大和市上北台

神奈川県

川崎市立川崎病院
Tel.044-233-5521 川崎市川崎区

日本医科大学武蔵小杉病院
Tel.044-733-5181 川崎市中原区

●印は日本産科婦人科学会のART登録施設で、体外受精の診療を行っている施設です（2020年2月現在）

● 小田原レディスクリニック
Tel.0465-35-1103 小田原市城山

● 湘南レディースクリニック
Tel.0466-55-5066 藤沢市鵠沼花沢町

● 山下湘南夢クリニック
Tel.0466-55-5011 藤沢市鵠沼石上町

● メディカルパーク湘南
Tel.0466-41-0331 藤沢市湘南台

● 神奈川ARTクリニック
Tel.042-701-3855 相模原市南区

● 北里大学病院
Tel.042-778-8415 相模原市南区

● ソフィアレディスクリニック
Tel.042-776-3636 相模原市中央区

長谷川レディースクリニック
Tel.042-700-5680 相模原市緑区

みうらレディースクリニック
Tel.0467-59-4103 茅ヶ崎市東海岸南

平塚市民病院
Tel.0463-32-0015 平塚市南原

牧野クリニック
Tel.0463-21-2364 平塚市八重咲町

● 須藤産婦人科医院
Tel.0463-77-7666 秦野市南矢名

伊勢原協同病院
Tel.0463-94-2111 伊勢原市桜台

● 東海大学医学部附属病院
Tel.0463-93-1121 伊勢原市下糟屋

● 田園都市レディースクリニック 青葉台分院
Tel.045-988-1124 横浜市青葉区

● 済生会横浜市東部病院
Tel.045-576-3000 横浜市鶴見区

元町宮地クリニック<男性不妊>
Tel.045-263-9115 横浜市中区

● 馬車道レディスクリニック
Tel.045-228-1680 横浜市中区

● メディカルパーク横浜
Tel.045-232-4741 横浜市中区

● 横浜市立大学医学部附属市民総合医療センター
Tel.045-261-5656 横浜市南区

● 東條ARTクリニック
Tel.045-841-0501 横浜市港南区

● 東條ウイメンズホスピタル
Tel.045-843-1121 横浜市港南区

天王町レディースクリニック
Tel.045-442-6137 横浜市保土ヶ谷区

● 福田ウイメンズクリニック
Tel.045-825-5525 横浜市戸塚区

塩崎産婦人科
Tel.046-889-1103 三浦市南下浦町

● 愛育レディーズクリニック
Tel.046-277-3316 大和市南林間

塩塚クリニック
Tel.046-228-4628 厚木市旭町

● 海老名レディースクリニック
Tel.046-236-1105 海老名市中央

● 矢内原ウィメンズクリニック
Tel.0467-50-0112 鎌倉市大船

● ノア・ウィメンズクリニック
Tel.044-739-4122 川崎市中原区

● 南生田レディースクリニック
Tel.044-930-3223 川崎市多摩区

● 新百合ヶ丘総合病院
Tel.044-322-9991 川崎市麻生区

● 聖マリアンナ医科大学病院 生殖医療センター
Tel.044-977-8111 川崎市宮前区

● みなとみらい夢クリニック
Tel.045-228-3131 横浜市西区

● コシ産婦人科
Tel.045-432-2525 横浜市神奈川区

● 神奈川レディースクリニック
Tel.045-290-8666 横浜市神奈川区

● 横浜HARTクリニック
Tel.045-620-5731 横浜市神奈川区

● 菊名西口医院
Tel.045-401-6444 横浜市港北区

● アモルクリニック
Tel.045-475-1000 横浜市港北区

● なかむらアートクリニック
Tel.045-534-6534 横浜市港北区

● CMポートクリニック
Tel.045-948-3761 横浜市都筑区

かもい女性総合クリニック
Tel.045-929-3700 横浜市都筑区

● 産婦人科クリニックさくら
Tel.045-911-9936 横浜市青葉区

● 田園都市レディースクリニック あざみ野本院
Tel.045-905-5524 横浜市青葉区

関東地区／ピックアップ クリニックガイダンス

茨城県

●根本産婦人科医院

笠間市

Tel.0296-77-0431 笠間市八雲1丁目4-21

since 2000.9

医師3名 培養士1名
心理士０名
◆倫理・厳守宣言
医　師/する…■
培養士/する…■

診療日	月	火	水	木	金	土	日	祝祭日
am	●	●	●		●	●		
pm	●	●	●		●	●		

予約受付時間 8·9·10·11·12·13·14·15·16·17·18·19·20·21·22時

ブライダルチェック＝○　婦人科検診＝○

※月・水・金は18:00まで受付（初診のみ）

夫婦での診療 …………●
患者への治療説明 ……●
使用医薬品の説明 ……●
治療費の詳細公開 ……●
治療費助成金扱い …有り
タイミング療法 ………●
人工授精 ………………●
人工授精 (AID) ………●
体外受精 ………………●
顕微授精 ………………●
自然・低刺激周期採卵法 ●
刺激周期採卵法(FSH,hMG) ●
凍結保存 ………………●
男性不妊 ○連携施設あり
不育症 …………………●
妊婦検診 ………41週まで
2人目不妊通院配慮 …○
腹腔鏡検査 ……………×
漢方薬の扱い …………●
新薬の使用 ……………○
カウンセリング ………○
運動指導 ………………○
食事指導 ………………○
女性医師がいる ………×

料金目安
初診費用 1万円～
体外受精費用 30万円～
顕微授精費用 30万円～

群馬県

●ときざわレディスクリニック

太田市

Tel.0276-60-2580 太田市小舞木町256

since 2005.4

医師１名　培養士3名
心理士０名
◆倫理・厳守宣言
医　師/する…■
培養士/する…■

診療日	月	火	水	木	金	土	日	祝祭日
am	●	●	●	●	●	●		
pm	●		●		●			

予約受付時間 8·9·10·11·12·13·14·15·16·17·18·19·20·21·22時

ブライダルチェック＝○　婦人科検診＝○

夫婦での診療 …………●
患者への治療説明 ……●
使用医薬品の説明 ……●
治療費の詳細公開 ……●
治療費助成金扱い …有り
タイミング療法 ………○
人工授精 ………………●
人工授精 (AID) ………×
体外受精 ………………●
顕微授精 ………………●
自然・低刺激周期採卵法 ●
刺激周期採卵法(FSH,hMG) ●
凍結保存 ………………●
男性不妊 ………………●
不育症 …………………○
妊婦健診 ……○10週まで
2人目不妊通院配慮 …○
腹腔鏡検査 ……………×
漢方薬の扱い …………○
新薬の使用 ……………●
カウンセリング ………●
運動指導 ………………△
食事指導 ………………△
女性医師がいる ………×

料金目安
初診費用 1,000円～
体外受精費用 27万～35万円
顕微授精費用 32万～40万円

埼玉県

●秋山レディースクリニック

さいたま市

Tel.048-663-0005 さいたま市大宮区大成町3-542

since 2003.2

医師１名　培養士１名
心理士０名
◆倫理・厳守宣言
医　師/する…■
培養士/する…■

診療日	月	火	水	木	金	土	日	祝祭日
am	●	●		●	●	●		
pm	●	●		●	●			

予約受付時間 8·9·10·11·12·13·14·15·16·17·18·19·20·21·22時

ブライダルチェック＝●　婦人科検診＝●

夫婦での診療 …………●
患者への治療説明 ……●
使用医薬品の説明 ……●
治療費の詳細公開 ……●
治療費助成金扱い …有り
タイミング療法 ………●
人工授精 ………………●
人工授精 (AID) ………×
体外受精 ………………●
顕微授精 ………………●
自然・低刺激周期採卵法 ●
刺激周期採卵法(FSH,hMG) ●
凍結保存 ………………●
男性不妊 ○連携施設あり
不育症 …………………●
妊婦健診 ……○15週まで
2人目不妊通院配慮 …●
腹腔鏡検査 ……………×
漢方薬の扱い …………●
新薬の使用 ……………●
カウンセリング ………●
運動指導 ………………×
食事指導 ………………×
女性医師がいる ………×

料金目安
初診費用 1,000円～
体外受精費用 20万円～
顕微授精費用 25万円～

●恵愛生殖医療医院

和光市

Tel.048-485-1185 和光市本町3-13 タウンコートエクセル3F

since 2009.4

医師4名　培養士5名
心理士1名（内部）
◆倫理・厳守宣言
医　師/する…■
培養士/する…■

診療日	月	火	水	木	金	土	日	祝祭日
am	●	●	●	●	●	●		
pm	●	●	●	●	●			

診療受付時間 8·9·10·11·12·13·14·15·16·17·18·19·20·21·22時

ブライダルチェック＝○　婦人科検診＝○

夫婦での診療 …………●
患者への治療説明 ……●
使用医薬品の説明 ……●
治療費の詳細公開 ……●
治療費助成金扱い …有り
タイミング療法 ………●
人工授精 ………………●
人工授精 (AID) ………×
体外受精 ………………●
顕微授精 ………………●
自然・低刺激周期採卵法 ●
刺激周期採卵法(FSH,hMG) ●
凍結保存 ………………●
男性不妊 ●連携施設あり
不育症 …………………●
妊婦検診 ………………×
2人目不妊通院配慮 …○
腹腔鏡検査 ……………×
漢方薬の扱い …………○
新薬の使用 ……………●
カウンセリング ………○
運動指導 ………………△
食事指導 ………………△
女性医師がいる ………●

料金目安
初診費用 2万円～
体外受精費用 16.8万～40万円
顕微授精費用 22.05万～45万円

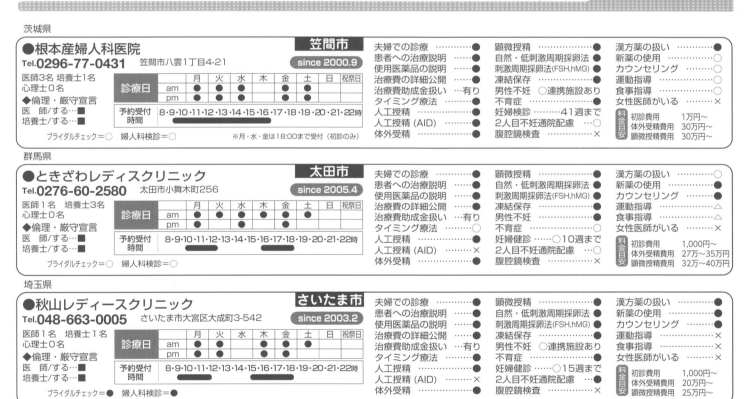

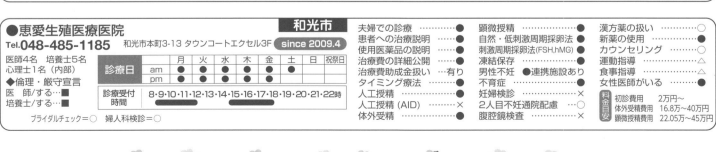

千葉県

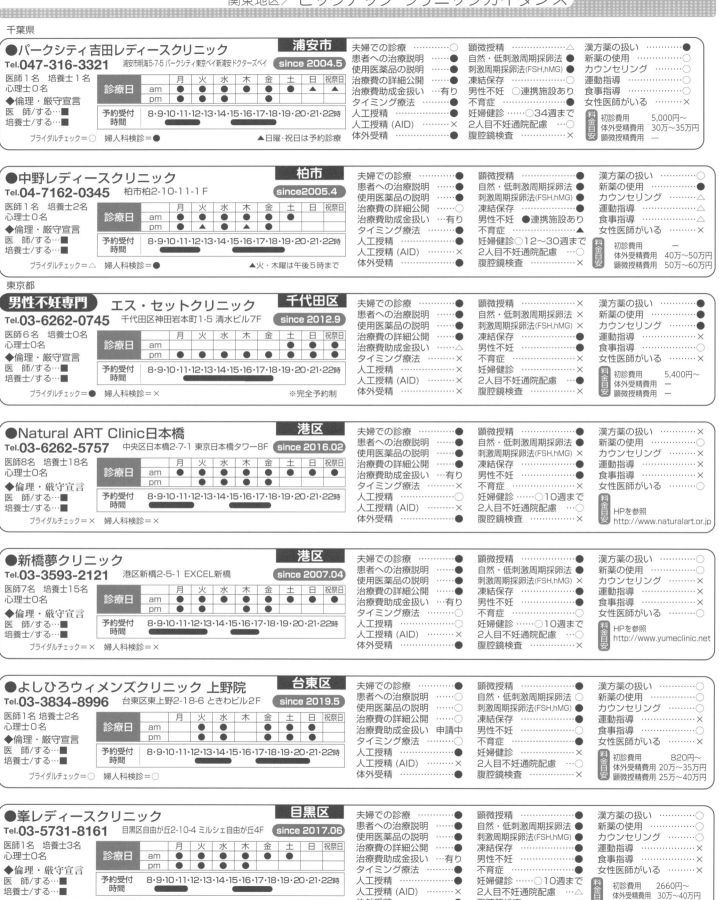

●パークシティ吉田レディースクリニック

浦安市

Tel.047-316-3321　浦安市明海5-7-5 パークシティ東京ベイ新浦安ドクターズベイ　since 2004.5

医師１名　培養士１名
心理士０名
◆倫理・厳守宣言
医　師/する…■
培養士/する…■

診療日	月	火	水	木	金	土	日	祝祭日
am	●	●	●	●	●	●	▲	▲
pm	●	●	●		●			

予約受付時間　8･9･10･11･12･13･14･15･16･17･18･19･20･21･22時

ブライダルチェック＝○　婦人科検診＝●　▲日曜・祝日は予約診療

夫婦での診療 ……○
患者への治療説明 ……●
使用医薬品の説明 ……●
治療費の詳細公開 ……●
治療費助成金扱い …有り
タイミング療法 ……●
人工授精 ……●
人工授精 (AID) ……×
体外受精 ……●

顕微授精 ……△
自然・低刺激周期採卵法 ●
刺激周期採卵法(FSH,hMG) ●
凍結保存 ……○
男性不妊　○連携施設あり
不育症 ……●
妊婦健診 ……○34週まで
2人目不妊通院配慮 …○
腹腔鏡検査 ……×

漢方薬の扱い ……●
新薬の使用 ……○
カウンセリング ……○
運動指導 ……○
食事指導 ……○
女性医師がいる ……×

料金目安
初診費用　5,000円～
体外受精費用　30万～35万円
顕微授精費用　—

●中野レディースクリニック

柏市

Tel.04-7162-0345　柏市柏2-10-11-1Ｆ　since2005.4

医師１名　培養士2名
心理士０名
◆倫理・厳守宣言
医　師/する…■
培養士/する…■

診療日	月	火	水	木	金	土	日	祝祭日
am	●	●	●	●	●	●		
pm	●	▲	●	▲	●			

予約受付時間　8･9･10･11･12･13･14･15･16･17･18･19･20･21･22時

ブライダルチェック＝△　婦人科検診＝●　▲火・木曜は午後５時まで

夫婦での診療 ……●
患者への治療説明 ……●
使用医薬品の説明 ……●
治療費の詳細公開 ……○
治療費助成金扱い …有り
タイミング療法 ……●
人工授精 ……●
人工授精 (AID) ……×
体外受精 ……●

顕微授精 ……●
自然・低刺激周期採卵法 ●
刺激周期採卵法(FSH,hMG) ●
凍結保存 ……●
男性不妊　●連携施設あり
不育症 ……▲
妊婦健診○12～30週まで
2人目不妊通院配慮 …○
腹腔鏡検査 ……×

漢方薬の扱い ……○
新薬の使用 ……●
カウンセリング ……△
運動指導 ……△
食事指導 ……△
女性医師がいる ……×

料金目安
初診費用　—
体外受精費用　40万～50万円
顕微授精費用　50万～60万円

東京都

男性不妊専門　エス・セットクリニック

千代田区

Tel.03-6262-0745　千代田区神田岩本町1-5 清水ビル7F　since 2012.9

医師６名　培養士0名
心理士0名
◆倫理・厳守宣言
医　師/する…■
培養士/する…■

診療日	月	火	水	木	金	土	日	祝祭日
am						●	●	●
pm	●	●	●	●	●	●	●	●

予約受付時間　8･9･10･11･12･13･14･15･16･17･18･19･20･21･22時

ブライダルチェック＝●　婦人科検診＝×　※完全予約制

夫婦での診療 ……●
患者への治療説明 ……●
使用医薬品の説明 ……●
治療費の詳細公開 ……●
治療費助成金扱い ……△
タイミング療法 ……×
人工授精 ……×
人工授精 (AID) ……×
体外受精 ……×

顕微授精 ……×
自然・低刺激周期採卵法 ×
刺激周期採卵法(FSH,hMG) ×
凍結保存 ……●
男性不妊 ……●
不育症 ……×
妊婦健診 ……×
2人目不妊通院配慮 …●
腹腔鏡検査 ……×

漢方薬の扱い ……●
新薬の使用 ……●
カウンセリング ……●
運動指導 ……×
食事指導 ……○
女性医師がいる ……×

料金目安
初診費用　5,400円～
体外受精費用　—
顕微授精費用　—

●Natural ART Clinic日本橋

港区

Tel.03-6262-5757　中央区日本橋2-7-1 東京日本橋タワー8F　since 2016.02

医師8名　培養士18名
心理士0名
◆倫理・厳守宣言
医　師/する…■
培養士/する…■

診療日	月	火	水	木	金	土	日	祝祭日
am	●	●	●	●	●	●	●	●
pm		●	●	●	●			

予約受付時間　8･9･10･11･12･13･14･15･16･17･18･19･20･21･22時

ブライダルチェック＝×　婦人科検診＝×

夫婦での診療 ……●
患者への治療説明 ……●
使用医薬品の説明 ……●
治療費の詳細公開 ……●
治療費助成金扱い …有り
タイミング療法 ……×
人工授精 ……○
人工授精 (AID) ……×
体外受精 ……●

顕微授精 ……●
自然・低刺激周期採卵法 ●
刺激周期採卵法(FSH,hMG) ×
凍結保存 ……●
男性不妊 ……●
不育症 ……×
妊婦健診 ……○10週まで
2人目不妊通院配慮 …○
腹腔鏡検査 ……×

漢方薬の扱い ……×
新薬の使用 ……○
カウンセリング ……×
運動指導 ……×
食事指導 ……×
女性医師がいる ……○

料金目安
HPを参照
http://www.naturalart.or.jp

●新橋夢クリニック

港区

Tel.03-3593-2121　港区新橋2-5-1 EXCEL新橋　since 2007.04

医師7名　培養士15名
心理士0名
◆倫理・厳守宣言
医　師/する…■
培養士/する…■

診療日	月	火	水	木	金	土	日	祝祭日
am	●	●	●	●	●	●	●	●
pm	●	●		●	●			

予約受付時間　8･9･10･11･12･13･14･15･16･17･18･19･20･21･22時

ブライダルチェック＝×　婦人科検診＝×

夫婦での診療 ……●
患者への治療説明 ……●
使用医薬品の説明 ……●
治療費の詳細公開 ……●
治療費助成金扱い …有り
タイミング療法 ……○
人工授精 ……○
人工授精 (AID) ……×
体外受精 ……●

顕微授精 ……●
自然・低刺激周期採卵法 ●
刺激周期採卵法(FSH,hMG) ×
凍結保存 ……●
男性不妊 ……●
不育症 ……○
妊婦健診 ……○10週まで
2人目不妊通院配慮 …○
腹腔鏡検査 ……×

漢方薬の扱い ……○
新薬の使用 ……○
カウンセリング ……×
運動指導 ……×
食事指導 ……×
女性医師がいる ……○

料金目安
HPを参照
http://www.yumeclinic.net

●よしひろウィメンズクリニック 上野院

台東区

Tel.03-3834-8996　台東区東上野2-18-6 ときわビル2F　since 2019.5

医師1名 培養士2名
心理士０名
◆倫理・厳守宣言
医　師/する…■
培養士/する…■

診療日	月	火	水	木	金	土	日	祝祭日
am		●	●		●	●	●	
pm		●	●		●	●	●	

予約受付時間　8･9･10･11･12･13･14･15･16･17･18･19･20･21･22時

ブライダルチェック＝○　婦人科検診＝○

夫婦での診療 ……●
患者への治療説明 ……○
使用医薬品の説明 ……○
治療費の詳細公開 ……○
治療費助成金扱い　申請中
タイミング療法 ……○
人工授精 ……●
人工授精 (AID) ……×
体外受精 ……●

顕微授精 ……●
自然・低刺激周期採卵法 ○
刺激周期採卵法(FSH,hMG) ●
凍結保存 ……●
男性不妊 ……○
不育症 ……●
妊婦健診 ……×
2人目不妊通院配慮 …○
腹腔鏡検査 ……×

漢方薬の扱い ……○
新薬の使用 ……○
カウンセリング ……○
運動指導 ……×
食事指導 ……○
女性医師がいる ……×

料金目安
初診費用　820円～
体外受精費用 20万～35万円
顕微授精費用 25万～40万円

●峯レディースクリニック

目黒区

Tel.03-5731-8161　目黒区自由が丘2-10-4 ミルシェ自由が丘4F　since 2017.06

医師1名　培養士3名
心理士0名
◆倫理・厳守宣言
医　師/する…■
培養士/する…■

診療日	月	火	水	木	金	土	日	祝祭日
am	●	●	●	●	●	●		
pm	●	●	●	●				

予約受付時間　8･9･10･11･12･13･14･15･16･17･18･19･20･21･22時

ブライダルチェック＝●　婦人科検診＝●

夫婦での診療 ……●
患者への治療説明 ……●
使用医薬品の説明 ……●
治療費の詳細公開 ……●
治療費助成金扱い …有り
タイミング療法 ……●
人工授精 ……●
人工授精 (AID) ……×
体外受精 ……●

顕微授精 ……●
自然・低刺激周期採卵法 ●
刺激周期採卵法(FSH,hMG) ●
凍結保存 ……●
男性不妊 ……●
不育症 ……●
妊婦健診 ……○10週まで
2人目不妊通院配慮 …△
腹腔鏡検査 ……×

漢方薬の扱い ……○
新薬の使用 ……○
カウンセリング ……○
運動指導 ……×
食事指導 ……×
女性医師がいる ……×

料金目安
初診費用　2660円～
体外受精費用　30万～40万円
顕微授精費用　35万～50万円

関東地区／ピックアップ クリニックガイダンス

東京都

●三軒茶屋ウィメンズクリニック

世田谷区

Tel.03-5779-7155 世田谷区太子堂1-12-34-2F since2011.2

医師1名 培養士３名
心理士0名
◆倫理・厳守宣言
医　師/する…■
培養士/する…■

診療日		月	火	水	木	金	土	日	祝祭日
	am	●	●	●	●	●	●		
	pm	●	●	●		●			

予約受付時間 8･9･10･11･12･13･14･15･16･17･18･19･20･21･22時

ブライダルチェック＝○　婦人科検診＝○

- 夫婦での診療 …………●
- 患者への治療説明 ……●
- 使用薬品の説明 ……●
- 治療の詳細公開 ……●
- 治療費助成金扱い …有り
- タイミング療法 ………●
- 人工授精 ………………●
- 人工授精 (AID) ………×
- 体外受精 ………………●
- 顕微授精 ………………●
- 自然・低刺激周期採卵法 ●
- 刺激周期採卵法(FSH,hMG) ●
- 凍結保存 ………………●
- 男性不妊 ○連係施設あり
- 不育症 …………………○
- 妊婦健診 ……○8週まで
- 2人目不妊通院配慮 …○
- 腹腔鏡検査 ……………×
- 漢方薬の扱い …………○
- 新薬の使用 ……………○
- カウンセリング ………△
- 運動指導 ………………×
- 食事指導 ………………×
- 女性医師がいる ………×

料金目安
初診費用 2,500円～
体外受精費用 21万～28万円
顕微授精費用 26万～38万円

●荻窪病院 虹クリニック

杉並区

Tel.03-5335-6577 杉並区荻窪4-32-2 東洋時計ビル8階/9階 since 2008.12

医師6名　培養士5名
心理士1名
◆倫理・厳守宣言
医　師/する…■
培養士/する…■

診療日		月	火	水	木	金	土	日	祝祭日
	am	●	●	●	●	●	●		
	pm	●	●	●	●	●			

診療受付時間 8･9･10･11･12･13･14･15･16･17･18･19･20･21･22時

ブライダルチェック＝×　婦人科検診＝×

- 夫婦での診療 …………●
- 患者への治療説明 ……●
- 使用薬品の説明 ……●
- 治療の詳細公開 ……●
- 治療費助成金扱い …有り
- タイミング療法 ………○
- 人工授精 ………………●
- 人工授精 (AID) ………×
- 体外受精 ………………●
- 顕微授精 ………………●
- 自然・低刺激周期採卵法 ●
- 刺激周期採卵法(FSH,hMG) ●
- 凍結保存 ………………●
- 男性不妊 ○連携施設あり
- 不育症 …………………○
- 妊婦検診 ………………○
- 2人目不妊通院配慮 …△
- 腹腔鏡検査 ……………×
- 漢方薬の扱い …………○
- 新薬の使用 ……………●
- カウンセリング ………●
- 運動指導 ………………△
- 食事指導 ………………△
- 女性医師がいる ………○

料金目安
初診費用 6,000円～
体外受精費用 40万～50万円
顕微授精費用 40万～60万円

●明大前アートクリニック

杉並区

Tel.03-3325-1155 杉並区和泉2-7-1 甘酒屋ビル2F since 2017.12

医師1名 培養士3名
心理士1名
◆倫理・厳守宣言
医　師/する…■
培養士/する…■

診療日		月	火	水	木	金	土	日	祝祭日
	am	●	●	●	●	●	●		
	pm	●	★	●	★	●	▲		

予約受付時間 8･9･10･11･12･13･14･15･16･17･18･19･20･21･22時

ブライダルチェック＝○　婦人科検診＝×　★火･木曜は18時、▲土曜は17時まで

- 夫婦での診療 …………●
- 患者への治療説明 ……●
- 使用薬品の説明 ……●
- 治療の詳細公開 ……●
- 治療費助成金扱い …有り
- タイミング療法 ………○
- 人工授精 ………………●
- 人工授精 (AID) ………×
- 体外受精 ………………●
- 顕微授精 ………………●
- 自然・低刺激周期採卵法 ●
- 刺激周期採卵法(FSH,hMG) ●
- 凍結保存 ………………●
- 男性不妊 ○連携施設あり
- 不育症 …………………○
- 妊婦検診………○8週まで
- 2人目不妊通院配慮 …△
- 腹腔鏡検査 ……………×
- 漢方薬の扱い …………○
- 新薬の使用 ……………●
- カウンセリング ………●
- 運動指導 ………………△
- 食事指導 ………………△
- 女性医師がいる ………×

料金目安
初診費用 9,000円～
体外受精費用 30万～50万円
顕微授精費用 40万～60万円

●松本レディース リプロダクションオフィス

豊島区

Tel.03-6907-2555 豊島区東池袋1-41-7 池袋東口ビル7F since1999.12

医師9名 培養士9名
心理士1名
◆倫理・厳守宣言
医　師/する…■
培養士/する…■

診療日		月	火	水	木	金	土	日	祝祭日
	am	●	●	●	●	●	■	▲	▲
	pm	●	●		●	●	■		

予約受付時間 8･9･10･11･12･13･14･15･16･17･18･19･20･21･22時

ブライダルチェック＝●　婦人科検診＝●

■土曜は8:00～11:30、13:45～16:00
▲日･祝日は8:00～11:30(予約のみ)

- 夫婦での診療 …………●
- 患者への治療説明 ……●
- 使用薬品の説明 ……●
- 治療の詳細公開 ……●
- 治療費助成金扱い …有り
- タイミング療法 ………●
- 人工授精 ………………●
- 人工授精 (AID) ………×
- 体外受精 ………………●
- 顕微授精 ………………●
- 自然・低刺激周期採卵法 ●
- 刺激周期採卵法(FSH,hMG) ●
- 凍結保存 ………………●
- 男性不妊 ………………●
- 不育症 …………………○
- 妊婦健診 ………………×
- 2人目不妊通院配慮 …○
- 腹腔鏡検査 ……………×
- 漢方薬の扱い …………●
- 新薬の使用 ……………△
- カウンセリング ………○
- 運動指導 ………………×
- 食事指導 ………………×
- 女性医師がいる ………●

料金目安
初診費用 3,000円～
体外受精費用 27万円～
顕微授精費用 29万円～

●幸町IVFクリニック

府中市

Tel.042-365-0341 府中市府中町1-18-17 コンテント府中1F・2F since 1990.4

医師３名　培養士4名
心理士０名
◆倫理・厳守宣言
医　師/する…■
培養士/する…■

診療日		月	火	水	木	金	土	日	祝祭日
	am		●	●	●	●	●	●	
	pm		●	●	●	●	▲	▲	

予約受付時間 8･9･10･11･12･13･14･15･16･17･18･19･20･21･22時

ブライダルチェック＝×　婦人科検診＝○　▲土日の受付時間は15:00～16:00

- 夫婦での診療 …………●
- 患者への治療説明 ……●
- 使用薬品の説明 ……●
- 治療の詳細公開 ……●
- 治療費助成金扱い …有り
- タイミング療法 ………×
- 人工授精 ………………○
- 人工授精 (AID) ………×
- 体外受精 ………………●
- 顕微授精 ………………●
- 自然・低刺激周期採卵法 ●
- 刺激周期採卵法(FSH,hMG) ●
- 凍結保存 ………………●
- 男性不妊 ●連携施設あり
- 不育症 …………………○
- 妊婦健診 ……○10週まで
- 2人目不妊通院配慮 …△
- 腹腔鏡検査 ……………×
- 漢方薬の扱い …………○
- 新薬の使用 ……………●
- カウンセリング ………△
- 運動指導 ………………△
- 食事指導 ………………△
- 女性医師がいる ………×

料金目安
初診費用 850円～
体外受精費用 33万～36万円
顕微授精費用 39万～55万円

●みむろウィメンズクリニック

町田市

Tel.042-710-3609 町田市原町田1-7-17 ガレリア町田ビル3F since 2006.00

医師5名　培養士7名
心理士0名（内部）
◆倫理・厳守宣言
医　師/する…■
培養士/する…■

診療日		月	火	水	木	金	土	日	祝祭日
	am	●	●	●	●	●	●		
	pm	●	▲	●	▲	●			

予約受付時間 8･9･10･11･12･13･14･15･16･17･18･19･20･21･22時

ブライダルチェック＝○　婦人科検診＝○　▲ 火・木曜午後は再診患者さんのための相談及び検査の時間。

- 夫婦での診療 …………○
- 患者への治療説明 ……○
- 使用薬品の説明 ……○
- 治療の詳細公開 ……●
- 治療費助成金扱い …有り
- タイミング療法 ………●
- 人工授精 ………………●
- 人工授精 (AID) ………×
- 体外受精 ………………●
- 顕微授精 ………………●
- 自然・低刺激周期採卵法 ●
- 刺激周期採卵法(FSH,hMG) ●
- 凍結保存 ………………●
- 男性不妊 ●連携施設あり
- 不育症 …………………○
- 妊婦健診 ………………×
- 2人目不妊通院配慮 …●
- 腹腔鏡検査 ……………×
- 漢方薬の扱い …………●
- 新薬の使用 ……………○
- カウンセリング ………●
- 運動指導 ………………×
- 食事指導 ………………○
- 女性医師がいる ………●

料金目安
初診費用 860円～
体外受精費用 20万円～
顕微授精費用 30万円～

神奈川県

●みなとみらい夢クリニック

横浜市

Tel.045-228-3131 横浜市西区みなとみらい3-6-3 MMパークビル2F・3F(受付) since 2008.2

医師6名　培養士22名
心理士0名
◆倫理・厳守宣言
医　師/する…■
培養士/する…■

診療日		月	火	水	木	金	土	日	祝祭日
	am	●	●	●	□	●	●	★	□
	pm	●	■	●		●	■		

予約受付時間※ 8･9･10･11･12･13･14･15･16･17･18･19･20･21･22時

ブライダルチェック＝×　婦人科検診＝×

■火曜・土曜午後は14:30～16:30　★指定患者様のみ
□木曜･祝日は8:30～13:00　※診療時間に準ずる

- 夫婦での診療 …………●
- 患者への治療説明 ……●
- 使用薬品の説明 ……●
- 治療の詳細公開 ……●
- 治療費助成金扱い …有り
- タイミング療法 ………○
- 人工授精 ………………○
- 人工授精 (AID) ………×
- 体外受精 ………………●
- 顕微授精 ………………●
- 自然・低刺激周期採卵法 ●
- 刺激周期採卵法(FSH,hMG) ×
- 凍結保存 ………………●
- 男性不妊 ………………●
- 不育症 …………………●
- 妊婦検診 ………9週まで
- 2人目不妊通院配慮 …●
- 腹腔鏡検査 ……………×
- 漢方薬の扱い …………○
- 新薬の使用 ……………○
- カウンセリング ………○
- 運動指導 ………………×
- 食事指導 ………………○
- 女性医師がいる ………○

料金目安
初診費用 4,000円～
体外受精費用 34.5万円～
顕微授精費用 上記+3,2万～

神奈川県

●神奈川レディースクリニック

横浜市

Tel.045-290-8666　横浜市神奈川区西神奈川1-11-5 ARTVISTA横浜ビル　since 2003.6

医師5名　培養士20名
心理士1名
◆倫理・厳守宣言
医　師/する…■
培養士/する…■

診療日	月	火	水	木	金	土	日	祝祭日
am	●	●	●	△	●	●	●	●
pm	●	●	●	△	●			

診療受付時間　8・9・10・11・12・13・14・15・16・17・18・19・20・21・22時

ブライダルチェック＝×　婦人科検診＝○　※受付順番システム導入（携帯で順番確認可能）△予約制

夫婦での診療 …………●
患者への治療説明 ……●
使用医薬品の説明 ……●
治療費の詳細公開 ……●
治療費助成金扱い …有り
タイミング療法 ………●
人工授精 ………………●
人工授精 (AID) ………×
体外受精 ………………●
顕微授精 ………………●
自然・低刺激周期採卵法 ●
刺激周期採卵法(FSH,hMG) ●
凍結保存 ………………●
男性不妊 ●連携施設あり
不育症 …………………●
妊婦健診 ………………×
2人目不妊通院配慮 …●
腹腔鏡検査 ……………×
漢方薬の扱い …………●
新薬の使用 ……………●
カウンセリング ………●
運動指導 ………………○
食事指導 ………………○
女性医師がいる ………×

料金目安
初診費用　6,000〜 2万円
体外受精費用　28万〜38万円
顕微授精費用　32万〜45万円

●馬車道レディスクリニック

横浜市

Tel.045-228-1680　横浜市中区相生町4-65-3 馬車道メディカルスクエア　since 2001.4

医師2名　培養士5名
心理士0名
◆倫理・厳守宣言
医　師/する…■
培養士/する…■

診療日	月	火	水	木	金	土	日	祝祭日
am	●		●	●	●	●	●	
pm	●		●	●	●			

予約受付時間　8・9・10・11・12・13・14・15・16・17・18・19・20・21・22時

ブライダルチェック＝○　婦人科検診＝×　※予約受付はWEBにて24時間対応

夫婦での診療 …………●
患者への治療説明 ……●
使用医薬品の説明 ……●
治療費の詳細公開 ……●
治療費助成金扱い …有り
タイミング療法 ………●
人工授精 ………………●
人工授精 (AID) ………×
体外受精 ………………●
顕微授精 ………………●
自然・低刺激周期採卵法 ●
刺激周期採卵法(FSH,hMG) ●
凍結保存 ………………●
男性不妊 ○連携施設あり
不育症 …………………×
妊婦健診 ……○10週まで
2人目不妊通院配慮 …●
腹腔鏡検査 ……………×
漢方薬の扱い …………○
新薬の使用 ……………●
カウンセリング ………○
運動指導 ………………△
食事指導 ………………○
女性医師がいる ………○

料金目安
初診費用　5,000円〜
体外受精費用　25万〜30万円
顕微授精費用　32万〜37万円

●メディカルパーク横浜

横浜市

Tel.045-232-4741　横浜市中区桜木町1-1-8 日石横浜ビル4F　since 2019.5

医師1名　培養士3名
心理士0名
◆倫理・厳守宣言
医　師/する…■
培養士/する…■

診療日	月	火	水	木	金	土	日	祝祭日
am	●	●	●		●	●		●
pm	●	●	●		●	●		●

予約受付時間　8・9・10・11・12・13・14・15・16・17・18・19・20・21・22時

ブライダルチェック＝●　婦人科検診＝×

夫婦での診療 …………●
患者への治療説明 ……●
使用医薬品の説明 ……●
治療費の詳細公開 ……●
治療費助成金扱い …有り
タイミング療法 ………●
人工授精 ………………●
人工授精 (AID) ………×
体外受精 ………………●
顕微授精 ………………●
自然・低刺激周期採卵法 ●
刺激周期採卵法(FSH,hMG) ●
凍結保存 ………………●
男性不妊 ○連携施設あり
不育症 …………………○
妊婦健診 ………○8週まで
2人目不妊通院配慮 …○
腹腔鏡検査 ……………●
漢方薬の扱い …………○
新薬の使用 ……………●
カウンセリング ………○
運動指導 ………………○
食事指導 ………………○
女性医師がいる ………×

料金目安
HPを参照
http://medicalpark-yokohama.com

●福田ウイメンズクリニック

横浜市

Tel.045-825-5525　横浜市戸塚区品濃町549-2 三宅ビル7F　since 1993.8

医師1名　培養士4名
心理士0名
◆倫理・厳守宣言
医　師/する…■
培養士/する…■

診療日	月	火	水	木	金	土	日	祝祭日
am	●	●	●	●	●	●		
pm	●	●	●		●			

予約受付時間　8・9・10・11・12・13・14・15・16・17・18・19・20・21・22時

ブライダルチェック＝○　婦人科検診＝○　※ 卵巣刺激のための注射は日曜日・祝日も行います。

夫婦での診療 …………●
患者への治療説明 ……●
使用医薬品の説明 ……●
治療費の詳細公開 ……●
治療費助成金扱い …有り
タイミング療法 ………●
人工授精 ………………●
人工授精 (AID) ………×
体外受精 ………………●
顕微授精 ………………●
自然・低刺激周期採卵法 ●
刺激周期採卵法(FSH,hMG) ●
凍結保存 ………………●
男性不妊 ●連携施設あり
不育症 …………………○
妊婦健診 ………………○
2人目不妊通院配慮 …●
腹腔鏡検査 ……………×
漢方薬の扱い …………○
新薬の使用 ……………●
カウンセリング ………○
運動指導 ………………△
食事指導 ………………△
女性医師がいる ………○

料金目安
初診費用　4,620円〜
体外受精費用　25万〜30万円
顕微授精費用　30万〜35万円

●湘南レディースクリニック

藤沢市

Tel.0466-55-5066　藤沢市鵠沼花沢町1-12 第5相澤ビル5・6 F　since 2007.9

医師4名　培養士5名
心理士0名
◆倫理・厳守宣言
医　師/する…■
培養士/する…■

診療日	月	火	水	木	金	土	日	祝祭日
am	●	●	●	●	●	●	●	
pm	●	●	●	●	●			

予約受付時間　8・9・10・11・12・13・14・15・16・17・18・19・20・21・22時

ブライダルチェック＝○　婦人科検診＝●　※受付はWEBにて24時間対応

夫婦での診療 …………●
患者への治療説明 ……●
使用医薬品の説明 ……●
治療費の詳細公開 ……●
治療費助成金扱い …有り
タイミング療法 ………●
人工授精 ………………●
人工授精 (AID) ………×
体外受精 ………………●
顕微授精 ………………●
自然・低刺激周期採卵法 ●
刺激周期採卵法(FSH,hMG) ●
凍結保存 ………………●
男性不妊 ○連携施設あり
不育症 …………………●
妊婦健診 ………32週まで
2人目不妊通院配慮 …●
腹腔鏡検査 ……………×
漢方薬の扱い …………●
新薬の使用 ……………●
カウンセリング ………●
運動指導 ………………○
食事指導 ………………○
女性医師がいる ………×

料金目安
初診費用　5,000円〜
体外受精費用　16万〜30万円
顕微授精費用　20万〜37万円

中部・東海地方

富山県

かみいち総合病院
Tel.076-472-1212　中新川郡上市町

富山赤十字病院
Tel.076-433-2222　富山市牛島本町

小嶋ウィメンズクリニック
Tel.076-432-1788　富山市五福

富山県立中央病院
Tel.0764-24-1531　富山市西長江

女性クリニックWe! TOYAMA
Tel.076-493-5533　富山市根塚町

富山市民病院
Tel.0764-22-1112　富山市今泉北部町

高岡市民病院
Tel.0766-23-0204　高岡市宝町

あいARTクリニック
Tel.0766-27-3311　高岡市下伏間江

済生会高岡病院
Tel.0766-21-0570　高岡市二塚

新潟県

源川産婦人科クリニック
Tel.025-272-5252　新潟市東区

木戸病院
Tel.025-273-2151　新潟市東区上木戸

新津産科婦人科クリニック
Tel.025-384-4103　新潟市江南区

菅谷ウィメンズクリニック
Tel.025-546-7660　上越市新光町

新潟大学医歯学総合病院
Tel.025-227-2460　新潟市中央区旭町通

ART女性クリニック白山
Tel.025-378-3065　新潟市中央区白山

済生会新潟第二病院
Tel.025-233-6161　新潟市西区寺地

荒川レディースクリニック
Tel.025-672-2785　新潟市西蒲区

レディスクリニック石黒
Tel.0256-33-0150　三条市荒町

関塚医院
Tel.0254-26-1405　新発田市小舟町

立川綜合病院不妊体外受精センター
Tel.0258-33-3111　長岡市神田町

長岡レディースクリニック
Tel.0258-22-7780　長岡市新保

セントポーリアウイメンズクリニック
Tel.0258-21-0800　長岡市南七日町

大島クリニック
Tel.025-522-2000　上越市鴨島

産科・婦人科ロイヤルハートクリニック
Tel.025-244-1122　新潟市中央区天神尾

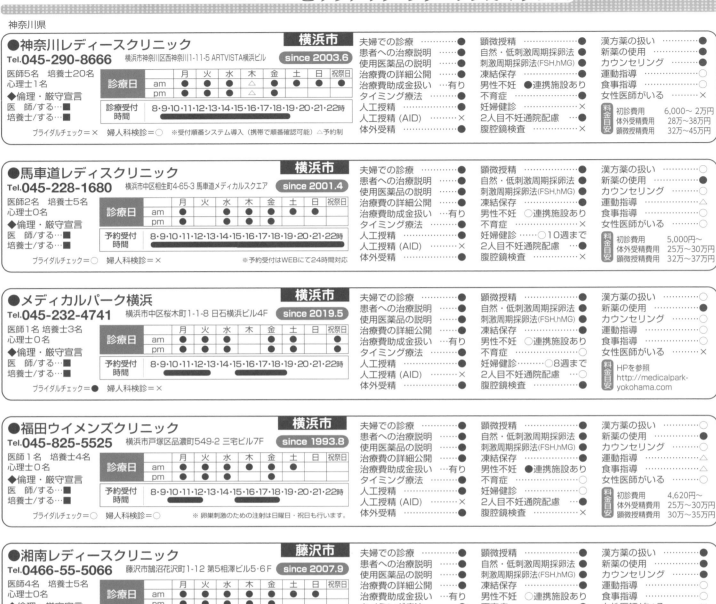

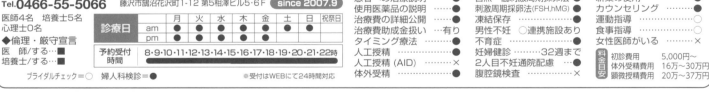

つつじが丘ウイメンズクリニック
Tel.0532-66-5550　豊橋市つつじが丘

竹内産婦人科　ARTセンター
Tel.0532-52-3463　豊橋市新本町

藤澤フラウエンクリニク
Tel.0533-84-1180　豊川市四ツ谷町

豊川市民病院
Tel.0533-86-1111　豊川市光明町

エンジェルベルホスピタル
Tel.0564-66-0050　岡崎市錦町

ARTクリニックみらい
Tel.0564-24-9293　岡崎市大樹寺

稲垣レディスクリニック
Tel.0563-54-1188　西尾市横手町

八千代病院
Tel.0566-97-8111　安城市住吉町

G&Oレディスクリニック
Tel.0566-27-4103　刈谷市泉田町

セントソフィアクリニック婦人科
Tel.052-551-1595　名古屋市中村区

ダイヤビルレディースクリニック
Tel.052-561-1881　名古屋市中村区

浅田レディース名古屋駅前クリニック
Tel.052-551-2203　名古屋市中村区

かとうのりこレディースクリニック
Tel.052-587-2888　名古屋市中村区

レディースクリニックミュウ
Tel.052-551-7111　名古屋市中村区

かなくらレディスクリニック
Tel.052-587-3111　名古屋市中村区

名古屋第一赤十字病院
Tel.052-481-5111　名古屋市中村区

川合産婦人科
Tel.052-502-1501　名古屋市西区

野崎クリニック
Tel.052-303-3811　名古屋市中川区

金山レディースクリニック
Tel.052-681-2241　名古屋市熱田区

山口レディスクリニック
Tel.052-823-2121　名古屋市南区

名古屋市立緑市民病院
Tel.052-892-1331　名古屋市緑区

ロイヤルベルクリニック 不妊センター
Tel.052-879-6660　名古屋市緑区

おち夢クリニック名古屋
Tel.052-968-2203　名古屋市中区

飯田レディースクリニック
Tel.052-241-0512　名古屋市中区

いくたウィメンズクリニック
Tel.052-263-1250　名古屋市中区

可世木婦人科ARTクリニック
Tel.052-251-8801　名古屋市中区

成田産婦人科
Tel.052-221-1595　名古屋市中区

おかだウィメンズクリニック
Tel.052-683-0018　名古屋市中区

AOI名古屋病院
Tel.052-932-7128　名古屋市東区

上野レディスクリニック
Tel.052-981-1184　名古屋市北区

平田レディースクリニック
Tel.052-914-7277　名古屋市北区

稲垣婦人科
Tel.052-910-5550　名古屋市北区

星ケ丘マタニティ病院
Tel.052-782-6211　名古屋市千種区

咲江レディスクリニック
Tel.052-757-0222　名古屋市千種区

さわだウイメンズクリニック
Tel.052-788-3588　名古屋市千種区

まるたARTクリニック
Tel.052-764-0010　名古屋市千種区

レディースクリニック山原
Tel.052-731-8181　名古屋市千種区

若葉台クリニック
Tel.052-777-2888　名古屋市名東区

あいこ女性クリニック
Tel.052-777-8080　名古屋市名東区

名古屋大学医学部附属病院
Tel.052-741-2111　名古屋市昭和区

名古屋市立大学病院
Tel.052-851-5511　名古屋市瑞穂区

八事レディースクリニック
Tel.052-834-1060　名古屋市天白区

森脇レディースクリニック
Tel.0561-33-5512　みよし市三好町

藤田医科大学病院
Tel.0562-93-2111　豊明市沓掛町

平岡産婦人科
Tel.0266-72-6133　茅野市ちの

諏訪マタニティークリニック
Tel.0266-28-6100　諏訪郡下諏訪町

ひろおか　さくらレディースウィメンズクリニック
Tel.0263-85-0013　塩尻市広丘吉田

岐阜県

髙橋産婦人科
Tel.058-263-5726　岐阜市梅ケ枝町

古田産科婦人科クリニック
Tel.058-265-2395　岐阜市金町

岐阜大学医学部附属病院
Tel.058-230-6000　岐阜市柳戸

操レディスホスピタル
Tel.058-233-8811　岐阜市津島町

おおのレディースクリニック
Tel.058-233-0201　岐阜市光町

花林レディースクリニック
Tel.058-393-1122　羽島市竹鼻町

クリニックママ
Tel.0584-73-5111　大垣市今宿

大垣市民病院
Tel.0584-81-3341　大垣市南頬町

東海中央病院
Tel.058-382-3101　各務原市蘇原東島町

久美愛厚生病院
Tel.0577-32-1115　高山市中切町

中西ウィメンズクリニック
Tel.0572-25-8882　多治見市大正町

とまつレディースクリニック
Tel.0574-61-1138　可児市広見

松波総合病院
Tel.058-388-0111　羽島郡笠松町

静岡県

いながきレディースクリニック
Tel.055-926-1709　沼津市宮前町

沼津市立病院
Tel.055-924-5100　沼津市東椎路

岩端医院
Tel.055-962-1368　沼津市大手町

かぬき岩端医院
Tel.055-932-8189　沼津市下香貫前原

聖隷沼津病院
Tel.0559-52-1000　沼津市本字松下

こまきウィメンズクリニック
Tel.055-972-1057　三島市西若町

三島レディースクリニック
Tel.055-991-0770　三島市南本町

富士市立中央病院
Tel.0545-52-1131　富士市高島町

長谷川産婦人科医院
Tel.0545-53-7575　富士市吉原

望月産婦人科医院
Tel.0545-34-0445　富士市比奈

宮崎クリニック
Tel.0545-66-3731　富士市松岡

静岡市立静岡病院
Tel.054-253-3125　静岡市葵区

レディースクリニック古川
Tel.054-249-3733　静岡市葵区

静岡レディースクリニック
Tel.054-251-0770　静岡市葵区

俵IVFクリニック
Tel.054-288-2882　静岡市駿河区

静岡市立清水病院
Tel.054-336-1111　静岡市清水区

焼津市立総合病院
Tel.054-623-3111　焼津市道原

アクトタワークリニック
Tel.053-413-1124　浜松市中区

聖隷浜松病院
Tel.053-474-2222　浜松市中区

西村ウイメンズクリニック
Tel.053-479-0222　浜松市中区

水本レディスクリニック
Tel.053-433-1103　浜松市東区

浜松医科大学病院
Tel.053-435-2309　浜松市東区

聖隷三方原病院リプロダクションセンター
Tel.053-436-1251　浜松市北区

西垣ARTクリニック
Tel.0538-33-4455　磐田市中泉

愛知県

豊橋市民病院 総合生殖医療センター
Tel.0532-33-6111　豊橋市青竹町

厚生連高岡病院
Tel.0766-21-3930　高岡市永楽町

黒部市民病院
Tel.0765-54-2211　黒部市三日市

あわの産婦人科医院
Tel.0765-72-0588　下新川郡入善町

津田産婦人科医院
Tel.0763-33-3035　砺波市寿町

石川県

石川県立中央病院
Tel.076-237-8211　金沢市鞍月東

吉澤レディースクリニック
Tel.076-266-8155　金沢市稚日野町

金沢大学附属病院
Tel.076-265-2000　金沢市宝町

金沢医療センター
Tel.076-262-4161　金沢市石引

金沢たまごクリニック
Tel.076-237-3300　金沢市諸江町

うきた産婦人科医院
Tel.076-291-2277　金沢市新神田

鈴木レディスホスピタル
Tel.076-242-3155　金沢市寺町

金沢医科大学病院
Tel.076-286-2211　河北郡内灘町

やまぎしレディスクリニック
Tel.076-287-6066　野々市市藤平田

永遠幸レディスクリニック
Tel.0761-23-1555　小松市小島町

荒木病院
Tel.0761-22-0301　小松市若杉町

川北レイクサイドクリニック
Tel.0761-22-0232　小松市今江町

恵寿総合病院
Tel.0767-52-3211　七尾市富岡町

深江レディースクリニック
Tel.076-294-3336　野々市市郷町

福井県

本多レディースクリニック
Tel.0776-24-6800　福井市宝永

福井県立病院
Tel.0776-54-5151　福井市四ツ井

西ウイミンズクリニック
Tel.0776-33-3663　福井市木田

公立丹南病院
Tel.0778-51-2260　鯖江市三六町

中山クリニック
Tel.0770-56-5588　小浜市多田

福井大学医学部附属病院
Tel.0776-61-3111　吉田郡永平寺町

山梨県

このはな産婦人科
Tel.055-225-5500　甲斐市西八幡

薬袋レディースクリニック
Tel.055-226-3711　甲府市飯田

甲府昭和婦人クリニック
Tel.055-226-5566　中巨摩郡昭和町

山梨大学医学部附属病院
Tel.055-273-1111　中央市下河東

長野県

吉澤産婦人科医院
Tel.026-226-8475　長野市七瀬中町

長野赤十字病院
Tel.026-226-4131　長野市若里

長野市民病院
Tel.026-295-1199　長野市富竹

南長野医療センター篠ノ井総合病院
Tel.026-292-2261　長野市篠ノ井会

佐久市立国保浅間総合病院
Tel.0267-67-2295　佐久市岩村田

佐久平エンゼルクリニック
Tel.0267-67-5816　佐久市長土呂

三浦産婦人科
Tel.0268-22-0350　上田市中央

西澤病院
Tel.0265-24-3800　飯田市本町

わかばレディス＆マタニティクリニック
Tel.0263-45-0103　松本市浅間温泉

信州大学医学部附属病院
Tel.0263-35-4600　松本市旭

北原レディースクリニック
Tel.0263-48-3186　松本市島立

菜の花マタニティクリニック
Tel.0265-76-7087　伊那市日影

金丸産婦人科 Tel.059-229-5722	津市観音寺町	
●	三重大学病院 Tel.059-232-1111	津市江戸橋
●	西山産婦人科 不妊治療センター Tel.059-229-1200	津市栄町
	山本産婦人科 Tel.059-235-2118	津市雲出本郷町
●	済生会松阪総合病院 Tel.0598-51-2626	松阪市朝日町
	本橋産婦人科 Tel.0596-23-4103	伊勢市一之木
	武田産婦人科 Tel.0595-64-7655	名張市鴻之台
●	森川病院 Tel.0595-21-2425	伊賀市上野忍町

●	中原クリニック Tel.0561-88-0311	瀬戸市山手町
	一宮市立市民病院 Tel.0586-71-1911	一宮市文京
●	つかはらレディースクリニック Tel.0586-81-8000	一宮市浅野居森野
●	可世木レディスクリニック Tel.0586-47-7333	一宮市平和

三重県

●	こうのとりWOMAN'S CAREクリニック Tel.059-355-5577	四日市市諏訪栄町
●	慈芳産婦人科・内科・リウマチ科 Tel.059-353-0508	四日市市ときわ
●	みのうらレディースクリニック Tel.059-380-0018	鈴鹿市磯山
●	ヨナハ産婦人科小児科病院 Tel.0594-27-1703	桑名市大字和泉

愛知県

●	グリーンベルARTクリニック Tel.0120-822-229	豊田市喜多町
●	トヨタ記念病院不妊センター　ジョイファミリー Tel.0565-28-0100	豊田市平和町
●	ふたばクリニック Tel.0569-20-5000	半田市吉田町
●	原田レディースクリニック Tel.0562-36-1103	知多市寺本新町
	江南厚生病院 Tel.0587-51-3333	江南市高屋町
●	小牧市民病院 Tel.0568-76-4131	小牧市常普請
●	浅田レディース勝川クリニック Tel.0568-35-2203	春日井市松新町
	公立陶生病院 Tel.0561-82-5101	瀬戸市西追分町

●印は日本産科婦人科学会のART登録施設で、体外受精の診療を行っている施設です（2020年2月現在）

中部・東海地区／　ピックアップ クリニックガイダンス

中部・東海

長野県

●吉澤産婦人科医院

長野市　since 1966.2

Tel.026-226-8475　長野市七瀬中町96

医師１名　培養士4名
不妊カウンセラー4名
◆倫理・厳守宣言
医　師/する…■
培養士/する…■

診療日	月	火	水	木	金	土	日	祝祭日
am	●	●	●	●	●	●		
pm	●	●		●	●			

予約受付時間　8・9・10・11・12・13・14・15・16・17・18・19・20・21・22時

ブライダルチェック＝○　婦人科検診＝○

夫婦での診療 …………○
患者への治療説明 ……○
使用医薬品の説明 ……○
治療費の詳細公開 ……○
治療費助成金扱い …有り
タイミング療法 ………○
人工授精 ………………●
人工授精（AID）………×
体外受精 ………………●

顕微授精 ………………●
自然・低刺激周期採卵法 ×
刺激周期採卵法(FSH,hMG) ○
凍結保存 ………………●
男性不妊 ………………○
不育症 …………………○
妊婦健診 ………………×
2人目不妊通院配慮 …○
腹腔鏡検査 ……………×

漢方薬の扱い …………○
新薬の使用 ……………○
カウンセリング ………●
運動指導 ………………×
食事指導 ………………×
女性医師がいる ………×

料金目安
初診費用　ー
体外受精費用　25万円～
顕微授精費用　30万円～

●佐久平エンゼルクリニック

佐久市　since 2014.4

Tel.0267-67-5816　佐久市長土呂字宮ノ前1210-1

医師１名　培養士２名
心理士０名
◆倫理・厳守宣言
医　師/する…■
培養士/する…■

診療日	月	火	水	木	金	土	日	祝祭日
am	●	●	●	●	●	●	※	※
pm	●	●		△	●		●	

予約受付時間　8・9・10・11・12・13・14・15・16・17・18・19・20・21・22時

ブライダルチェック＝●　婦人科検診＝●

夫婦での診療 …………●
患者への治療説明 ……●
使用医薬品の説明 ……●
治療費の詳細公開 ……●
治療費助成金扱い …有り
タイミング療法 ………●
人工授精 ………………●
人工授精（AID）………×
体外受精 ………………●

顕微授精 ………………●
自然・低刺激周期採卵法 ●
刺激周期採卵法(FSH,hMG) ●
凍結保存 ………………●
男性不妊 ………………●
不育症 …………………●
妊婦健診 ……○10週まで
2人目不妊通院配慮 …●
腹腔鏡検査 ……………×

漢方薬の扱い …………●
新薬の使用 ……………●
カウンセリング ………●
運動指導 ………………×
食事指導 ………………●
女性医師がいる ………×

料金目安
初診費用　12,000円～
体外受精費用　125,200円～
顕微授精費用　137,700円～

岐阜県

●操レディスホスピタル

岐阜市　since 2001.1

Tel.058-233-8811　岐阜市津島町6-19

医師３名　培養士4名
心理士１名（内部）
◆倫理・厳守宣言
医　師/する…■
培養士/する…■

診療日	月	火	水	木	金	土	日	祝祭日
am	●	●	●	●	●	●		
pm	●	●	●		●	●		

予約受付時間　8・9・10・11・12・13・14・15・16・17・18・19・20・21・22時

ブライダルチェック＝○　婦人科検診＝●

夫婦での診療 …………●
患者への治療説明 ……●
使用医薬品の説明 ……●
治療費の詳細公開 ……●
治療費助成金扱い …有り
タイミング療法 ………●
人工授精 ………………●
人工授精（AID）………×
体外受精 ………………●

顕微授精 ………………●
自然・低刺激周期採卵法 ●
刺激周期採卵法(FSH,hMG) ●
凍結保存 ………………●
男性不妊 ………………●
不育症 …………………●
妊婦健診 ……●出産まで
2人目不妊通院配慮 …●
腹腔鏡検査 ……………×

漢方薬の扱い …………●
新薬の使用 ……………●
カウンセリング ………●
運動指導 ………………●
食事指導 ………………●
女性医師がいる ………●

料金目安
初診費用　ー
体外受精費用　18万円～
顕微授精費用　上記＋3万円～

●中西ウィメンズクリニック

多治見市　since 2003.7

Tel.0572-25-8882　多治見市大正町1-45

医師4名　培養士5名
心理士0名
◆倫理・厳守宣言
医　師/する…■
培養士/する…■

診療日	月	火	水	木	金	土	日	祝祭日
am	●	●	●	●	●	●		
pm	●	●	●		●			

予約受付時間　8・9・10・11・12・13・14・15・16・17・18・19・20・21・22時

ブライダルチェック＝○　婦人科検診＝○

夫婦での診療 …………○
患者への治療説明 ……●
使用医薬品の説明 ……●
治療費の詳細公開 ……●
治療費助成金扱い …有り
タイミング療法 ………●
人工授精 ………………●
人工授精（AID）………×
体外受精 ………………●

顕微授精 ………………●
自然・低刺激周期採卵法 ○
刺激周期採卵法(FSH,hMG) ●
凍結保存 ………………●
男性不妊　○連係施設あり
不育症 …………………○
妊婦健診 ……●出産まで
2人目不妊通院配慮 …●
腹腔鏡検査 ……………×

漢方薬の扱い …………●
新薬の使用 ……………○
カウンセリング ………●
運動指導 ………………○
食事指導 ………………○
女性医師がいる ………×

料金目安
初診費用　3,000円～
体外受精費用　24万円～
顕微授精費用　上記+5万5千円～

愛知県

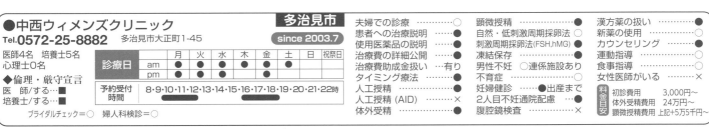

●ダイヤビルレディースクリニック

名古屋市　since 2004.04

Tel.052-561-1881　名古屋市中村区名駅3-15-1 名古屋ダイヤビルディング2号館1F

医師5名　培養士3名
心理士１名（外部）
◆倫理・厳守宣言
医　師/する…■
培養士/する…■

診療日	月	火	水	木	金	土	日	祝祭日
am	●	●	●	●	●	●		
pm	●	●	●	●	●			

予約受付時間　8・9・10・11・12・13・14・15・16・17・18・19・20・21・22時

ブライダルチェック＝○　婦人科検診＝○

夫婦での診療 …………○
患者への治療説明 ……●
使用医薬品の説明 ……○
治療費の詳細公開 ……○
治療費助成金扱い …有り
タイミング療法 ………○
人工授精 ………………○
人工授精（AID）………×
体外受精 ………………●

顕微授精 ………………●
自然・低刺激周期採卵法 ○
刺激周期採卵法(FSH,hMG) ○
凍結保存 ………………●
男性不妊　○連係施設あり
不育症 …………………●
妊婦健診 ……○33週まで
2人目不妊通院配慮 …○
腹腔鏡検査 ……………○

漢方薬の扱い …………○
新薬の使用 ……………○
カウンセリング ………○
運動指導 ………………○
食事指導 ………………○
女性医師がいる ………○

料金目安
初診費用　3千円～
体外受精費用　11万～32万円
顕微授精費用　14万～35万円

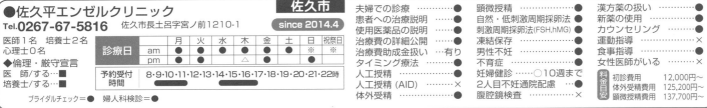

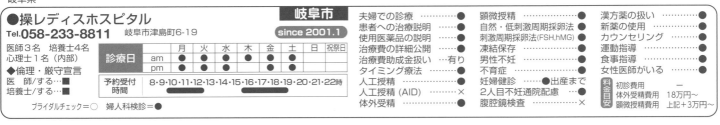

東海地区／ピックアップ クリニックガイダンス

愛知県

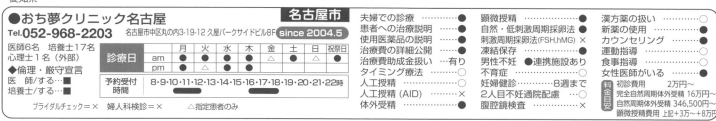

●おち夢クリニック名古屋　名古屋市

Tel.052-968-2203　名古屋市中区丸の内3-19-12 久屋パークサイドビル8F　since 2004.5

医師6名　培養士17名
心理士１名（外部）
◆倫理・厳守宣言
医　師/する…■
培養士/する…■

診療日	月	火	水	木	金	土	日	祝祭日
am	●	●	●	●	△	●	△	●
pm	●	△	●	●				

予約受付時間　8・9・10・11・12・13・14・15・16・17・18・19・20・21・22時

ブライダルチェック＝×　婦人科検診＝×　△指定患者のみ

夫婦での診療 …………●
患者への治療説明 ……●
使用医薬品の説明 ……●
治療費の詳細公開 ……●
治療費助成金扱い …有り
タイミング療法 ………○
人工授精 ………………○
人工授精（AID） ………×
体外受精 ………………●

顕微授精 ………………●
自然・低刺激周期採卵法 ●
刺激周期採卵法(FSH,hMG) ×
凍結保存 ………………●
男性不妊 ●連携施設あり
不育症 …………………○
妊婦健診…………8週まで
2人目不妊通院配慮 …○
腹腔鏡検査 ……………×

漢方薬の扱い …………○
新薬の使用 ……………●
カウンセリング ………●
運動指導 ………………○
食事指導 ………………○
女性医師がいる ………●

料金目安
初診費用　2万円〜
完全自然周期体外受精 16万円〜
自然周期体外受精 346,500円〜
顕微授精費用 上記＋3万〜＋8万円

●いくたウィメンズクリニック　名古屋市

Tel.052-263-1250　名古屋市中区栄3丁目15-17 いちご栄ビル3F　since2003.5

医師１名　培養士１名
心理士１名（外部）
◆倫理・厳守宣言
医　師/する…■
培養士/する…■

診療日	月	火	水	木	金	土	日	祝祭日
am	●	●	●	●	●	●		
pm	●	●	●		●			

予約受付時間　8・9・10・11・12・13・14・15・16・17・18・19・20・21・22時

ブライダルチェック＝○　婦人科検診＝○

夫婦での診療 …………○
患者への治療説明 ……●
使用医薬品の説明 ……○
治療費の詳細公開 ……○
治療費助成金扱い …有り
タイミング療法 ………○
人工授精 ………………○
人工授精（AID） ………×
体外受精 ………………●

顕微授精 ………………●
自然・低刺激周期採卵法 ○
刺激周期採卵法(FSH,hMG) ○
凍結保存 ………………○
男性不妊 ………………○
不育症 …………………○
妊婦検診 ………16週まで
2人目不妊通院配慮 …△
腹腔鏡検査 ……………○

漢方薬の扱い …………○
新薬の使用 ……………○
カウンセリング ………○
運動指導 ………………—
食事指導 ………………—
女性医師がいる ………×

料金目安
初診費用　5千円〜
体外受精費用　37万〜
顕微授精費用　42万〜

●おかだウィメンズクリニック　名古屋市

Tel.052-683-0018　名古屋市中区正木4-8-7 れんが橋ビル3F　since 2014.4

医師1名　培養士2名
心理士０名
◆倫理・厳守宣言
医　師/する…■
培養士/する…■

診療日	月	火	水	木	金	土	日	祝祭日
am	●	●	●	●	●	●		
pm	●	●		●	●			

予約受付時間　8・9・10・11・12・13・14・15・16・17・18・19・20・21・22時

ブライダルチェック＝○　婦人科検診＝○

夫婦での診療 …………●
患者への治療説明 ……●
使用医薬品の説明 ……●
治療費の詳細公開 ……○
治療費助成金扱い …有り
タイミング療法 ………●
人工授精 ………………●
人工授精（AID） ………×
体外受精 ………………●

顕微授精 ………………●
自然・低刺激周期採卵法 ●
刺激周期採卵法(FSH,hMG) ●
凍結保存 ………………●
男性不妊 ○連携施設あり
不育症 …………………○
妊婦検診 ……○12週まで
2人目不妊通院配慮 …○
腹腔鏡検査 ……………×

漢方薬の扱い …………○
新薬の使用 ……………○
カウンセリング ………△
運動指導 ………………○
食事指導 ………………○
女性医師がいる ………×

料金目安
初診費用　2,500円〜
体外受精費用　25万〜35万円
顕微授精費用　30万〜40万円

●さわだウィメンズクリニック 名古屋不妊センター　名古屋市

Tel.052-788-3588　名古屋市千種区四谷通1-18-1　since 2001.4

医師２名　培養士5名
心理士０名
◆倫理・厳守宣言
医　師/する…■
培養士/する…■

診療日	月	火	水	木	金	土	日	祝祭日
am	●	●	●	●	●	●		
pm	●	●		●	●			

予約受付時間　8・9・10・11・12・13・14・15・16・17・18・19・20・21・22時

ブライダルチェック＝○　婦人科検診＝○

夫婦での診療 …………○
患者への治療説明 ……●
使用医薬品の説明 ……●
治療費の詳細公開 ……○
治療費助成金扱い …有り
タイミング療法 ………○
人工授精 ………………●
人工授精（AID） ………×
体外受精 ………………●

顕微授精 ………………●
自然・低刺激周期採卵法 ●
刺激周期採卵法(FSH,hMG) ●
凍結保存 ………………●
男性不妊 ○連携施設あり
不育症 …………………●
妊婦健診 ………10週まで
2人目不妊通院配慮 …△
腹腔鏡検査 ……紹介あり

漢方薬の扱い …………●
新薬の使用 ……………●
カウンセリング ………●
運動指導 ………………○
食事指導 ………………○
女性医師がいる ………●

料金目安
初診費用　7千〜8千円
体外受精費用　〜30万円
顕微授精費用 上記＋5万〜7万

近畿地方

滋賀県

● 木下レディースクリニック
Tel.077-526-1451　大津市打出浜

● 桂川レディースクリニック
Tel.077-511-4135　大津市御殿浜

● 竹林ウィメンズクリニック
Tel.077-547-3557　大津市大萱

● 滋賀医科大学医学部附属病院
Tel.077-548-2111　大津市瀬田月輪町

● 希望ヶ丘クリニック
Tel.077-586-4103　野洲市市三宅

甲西　野村産婦人科
Tel.0748-72-6633　湖南市鉗子袋

山崎クリニック
Tel.0748-42-1135　東近江市山路町

● 神野レディースクリニック
Tel.0749-22-6216　彦根市中央町

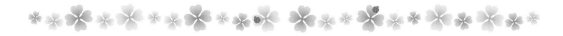

足立レディースクリニック
Tel.0749-22-2155　彦根市佐和町

● 草津レディースクリニック
Tel.077-566-7575　草津市渋川

● 清水産婦人科
Tel.077-562-4332　草津市野村

南草津 野村病院
Tel.077-561-3788　草津市野路町

産科・婦人科ハピネスバースクリニック
Tel.077-564-3101　草津市矢橋町

京都府

志馬クリニック四条烏丸
Tel.075-221-6821　京都市下京区

南部産婦人科
Tel.075-313-6000　京都市下京区

● 醍醐渡辺クリニック
Tel.075-571-0226　京都市伏見区

● 京都府立医科大学病院
Tel.075-251-5560　京都市上京区

● 田村秀子婦人科医院
Tel.075-213-0523　京都市中京区

● 足立病院
Tel.075-253-1382　京都市中京区

大野婦人科医院
Tel.075-253-2465　京都市中京区

京都第一赤十字病院
Tel.075-561-1121　京都市東山区

日本バプテスト病院
Tel.075-781-5191　京都市左京区

● 京都大学医学部附属病院
Tel.075-751-3712　京都市左京区

● IDAクリニック
Tel.075-583-6515　京都市山科区

細田クリニック
Tel.075-322-0311　京都市右京区

● 身原病院
Tel.075-392-3111　京都市西京区

田村産婦人科医院
Tel.0771-24-3151　亀岡市安町

大阪府

● 大阪New ARTクリニック
Tel.06-6341-1556　大阪市北区

オーク梅田レディースクリニック
Tel.06-6348-1511　大阪市北区

● HORACグランフロント大阪クリニック
Tel.06-6377-8824　大阪市北区

● リプロダクションクリニック大阪
Tel.06-6136-3344　大阪市北区

● 越田クリニック
Tel.06-6316-6090　大阪市北区

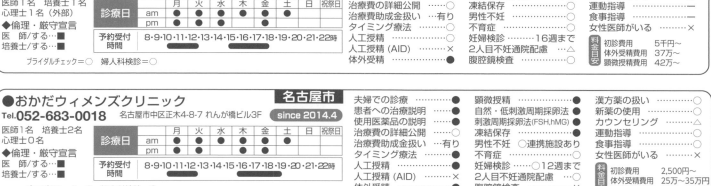

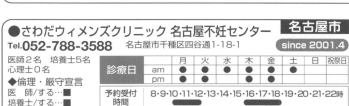

● レディースクリニックTaya
Tel.072-771-7717　伊丹市伊丹

● 近畿中央病院
Tel.072-781-3712　伊丹市車塚

● 小原ウイメンズクリニック
Tel.0797-82-1211　宝塚市山本東

● ベリタス病院
Tel.072-793-7890　川西市新田

● シオタニレディースクリニック
Tel.079-561-3500　三田市中央町

タマル産婦人科
Tel.079-590-1188　篠山市東吹

● 中林産婦人科クリニック
Tel.079-282-6581　姫路市白国

● Kobaレディースクリニック
Tel.079-223-4924　姫路市北条口

● 西川産婦人科
Tel.079-253-2195　姫路市花田町

● 親愛産婦人科医院
Tel.079-271-6666　姫路市網干区

久保みずきレディースクリニック 明石診療所
Tel.078-913-9811　明石市本町

私立 二見レディースクリニック
Tel.078-942-1783　明石市二見町

● 博愛産科婦人科
Tel.078-941-8803　明石市二見町

● 親愛レディースクリニック
Tel.0794-21-5511　加古川市加古川町

ちくご・ひらまつ産婦人科
Tel.079-424-5163　加古川市加古川町

● 小野レディースクリニック
Tel.0794-62-1103　小野市西本

● 福田産婦人科麻酔科
Tel.0791-43-5357　赤穂市加里屋

● 赤穂中央病院
Tel.0791-45-7290　赤穂市惣門町

公立神崎総合病院
Tel.0790-32-1331　神崎郡神河町

奈良県

好川婦人科クリニック
Tel.0743-75-8600　生駒市東新町

高山クリニック
Tel.0742-35-3611　奈良市柏木町

● ASKAレディース・クリニック
Tel.0742-51-7717　奈良市北登美ヶ丘

すぎはら婦人科
Tel.0742-33-9080　奈良市中登美ヶ丘

● 久永婦人科クリニック
Tel.0742-32-5505　奈良市西大寺東町

● 赤崎クリニック・高度生殖医療センター
Tel.0744-43-2468　桜井市谷

桜井病院
Tel.0744-43-3541　桜井市大字桜井

● SACRAレディースクリニック
Tel.0744-23-1199　橿原市上品寺町

奈良県立医科大学病院
Tel.0744-22-3051　橿原市四条町

● 三橋仁美レディースクリニック
Tel.0743-51-1135　大和郡山市矢田町

和歌山県

● 日赤和歌山医療センター
Tel.073-422-4171　和歌山市小松原通

● うつのみやレディースクリニック
Tel.073-423-1987　和歌山市美園町

和歌山県立医科大学付属病院周産期部
Tel.073-447-2300　和歌山市紀三井寺

● 岩橋産科婦人科
Tel.073-444-4060　和歌山市関戸

いくこレディースクリニック
Tel.073-482-0399　海南市日方

榎本産婦人科
Tel.0739-22-0019　田辺市湊

● 奥村レディースクリニック
Tel.0736-32-8511　橋本市東家

● 天の川レディースクリニック
Tel.072-892-1124　交野市私部西

● IVF大阪クリニック
Tel.06-6747-8824　東大阪市長田東

なかじまレディースクリニック
Tel.072-929-0506　八尾市東本町

平松産婦人科クリニック
Tel.072-955-8881　藤井寺市藤井寺

船内クリニック
Tel.072-955-0678　藤井寺市藤井寺

● てらにしレディースクリニック
Tel.072-367-0666　大阪狭山市池尻自由丘

● 近畿大学医学部附属病院
Tel.0723-66-0221　大阪狭山市大野東

● ルナレディースクリニック　不妊・更年期センター
Tel.0120-776-778　堺市堺区

● いしかわクリニック
Tel.072-232-8751　堺市堺区

● KAWAレディースクリニック
Tel.072-297-2700　堺市南区

● 小野産婦人科
Tel.072-285-8110　堺市東区

● しんやしき産婦人科
Tel.072-239-5571　堺市東区

石橋レディスクリニック
Tel.0722-79-1152　堺市中区

● 府中のぞみクリニック
Tel.0725-40-5033　和泉市府中町

● 谷口病院
Tel.0724-63-3232　泉佐野市大西

● レオゲートタワーレディースクリニック
Tel.072-460-2800　泉佐野市りんくう往来北

兵庫県

神戸大学医学部附属病院
Tel.078-382-5111　神戸市中央区

● 英ウィメンズクリニック さんのみや
Tel.078-392-8723　神戸市中央区

● 神戸元町夢クリニック
Tel.078-325-2121　神戸市中央区

● 山下レディースクリニック
Tel.078-265-6475　神戸市中央区

● 神戸ARTレディスクリニック
Tel.078-261-3500　神戸市中央区

● 神戸アドベンチスト病院
Tel.078-981-0161　神戸市北区

● 中村レディースクリニック
Tel.078-925-4103　神戸市西区

● 久保みずきレディースクリニック 菅原記念診療所
Tel.078-961-3333　神戸市西区

英ウィメンズクリニック たるみ
Tel.078-704-5077　神戸市垂水区

● くぼたレディースクリニック
Tel.078-843-3261　神戸市東灘区

● レディースクリニックごとう
Tel.0799-45-1131　南あわじ市

● オガタファミリークリニック
Tel.0797-25-2213　芦屋市松ノ内町

吉田レディースクリニック
Tel.06-6483-6111　尼崎市西大物町

武庫之荘レデイースクリニック
Tel.06-6435-0488　尼崎市南武庫之荘

産科･婦人科衣笠クリニック
Tel.06-6494-0070　尼崎市若王寺

● JUNレディースクリニック
Tel.06-4960-8115　尼崎市潮江

● 徐クリニック・ARTセンター
Tel.0798-54-8551　西宮市松籟荘

● スギモトレディースクリニック
Tel.0798-63-0325　西宮市甲風園

● すずきレディースクリニック
Tel.0798-39-0555　西宮市田中町

● レディース&ARTクリニック サンタクルス
Tel.0798-62-1188　西宮市高松町

● 兵庫医科大学病院
Tel.0798-45-6111　西宮市武庫川

山田産婦人科
Tel.0798-41-0272　西宮市甲子園町

明和病院
Tel.0798-47-1767　西宮市上鳴尾町

木内女性クリニック
Tel.0798-63-2271　西宮市高松町

大阪府

● 扇町ARTレディースクリニック
Tel.06-6311-2511　大阪市北区

● うめだファティリティークリニック
Tel.06-6371-0363　大阪市北区

● レディースクリニックかたかみ
Tel.06-6100-2525　大阪市淀川区

かわばたレディスクリニック
Tel.06-6308-7660　大阪市淀川区

● 小林産婦人科
Tel.06-6924-0934　大阪市都島区

● レディースクリニック北浜
Tel.06-6202-8739　大阪市中央区

● 西川婦人科内科クリニック
Tel.06-6201-0317　大阪市中央区

● ウィメンズクリニック本町
Tel.06-6251-8686　大阪市中央区

● 春木レディースクリニック
Tel.06-6281-3788　大阪市中央区

● 脇本産婦人科・麻酔可
Tel.06-6761-5537　大阪市天王寺区

大阪赤十字病院
Tel.06-6771-5131　大阪市天王寺区

聖バルナバ病院
Tel.06-6779-1600　大阪市天王寺区

おおつかレディースクリニック
Tel.06-6776-8856　大阪市天王寺区

都竹産婦人科医院
Tel.06-6754-0333　大阪市生野区

SALAレディースクリニック
Tel.06-6622-0221　大阪市阿部野区

大阪市立大学病院
Tel.06-6645-2121　大阪市阿倍野区

● 大阪鉄道病院
Tel.06-6628-2221　大阪市阿倍野区

● IVFなんばクリニック
Tel.06-6534-8824　大阪市西区

● オークなんばレディースクリニック
Tel.06-4396-7520　大阪市浪速区

● オーク住吉産婦人科
Tel.06-4398-1000　大阪市西成区

● 岡本クリニック
Tel.06-6696-0201　大阪市住吉区

沢井産婦人科医院
Tel.06-6694-1115　大阪市住吉区

● 大阪急性期・総合医療センター
Tel.06-6692-1201　大阪市住吉区

たかせ産婦人科
Tel.06-6855-4135　豊中市上野東

● 園田桃代ARTクリニック
Tel.06-6155-1511　豊中市新千里東町

● たまごクリニック　内分泌センター
Tel.06-4865-7017　豊中市曽根西町

松崎産婦人科クリニック
Tel.072-750-2025　池田市菅原町

● なかむらレディースクリニック
Tel.06-6378-7333　吹田市豊津町

● 吉本婦人科クリニック
Tel.06-6337-0260　吹田市片山町

市立吹田市民病院
Tel.06-6387-3311　吹田市片山町

廣田産婦人科
Tel.06-6380-0600　吹田市千里山西

● 大阪大学医学部附属病院
Tel.06-6879-5111　吹田市山田丘

● 奥田産婦人科
Tel.072-622-5253　茨木市竹橋町

サンタマリア病院
Tel.072-627-3459　茨木市新庄町

● 大阪医科大学附属病院
Tel.072-683-1221　高槻市大学町

● 後藤レディースクリニック
Tel.072-683-8510　高槻市白梅町

● イワサクリニック セント・マリー不妊センター
Tel.072-831-1666　寝屋川市香里本通町

● ひらかたARTクリニック
Tel.072-804-4124　枚方市大垣内町

折野産婦人科
Tel.072-857-0243　枚方市楠葉朝日

● 関西医科大学附属病院
Tel.072-804-0101　枚方市新町

●印は日本産科婦人科学会のART登録施設で、体外受精の診療を行っている施設です（2020年2月現在）

近畿地区／ ピックアップ クリニックガイダンス

京都府

●醍醐渡辺クリニック

京都市

Tel.075-571-0226 京都市伏見区醍醐高畑町30-15

since 1971.9

医師5名 培養士8名
心理士０名
◆倫理・厳守宣言
医　師/する…■
培養士/する…■

診療日	月	火	水	木	金	土	日	祝祭日
am	●	●	●	●	●	●	▲	▲
pm	●		●		●			

予約受付時間　8・9・10・11・12・13・14・15・16・17・18・19・20・21・22時

ブライダルチェック＝●　婦人科検診＝○

電話受付は 月・水・金は9時～20時半、
火・木・土は9時～17時、日祝は9時半～12時半

夫婦での診療 …………●
患者への治療説明 ……●
使用医薬品の説明 ……●
治療費の詳細公開 ……○
治療費助成金扱い …有り
タイミング療法 ………●
人工授精 ………………●
人工授精 (AID) ………×
体外受精 ………………●

顕微授精 ………………●
自然・低刺激周期採卵法 ●
刺激周期採卵法(FSH,hMG) ●
凍結保存 ………………●
男性不妊 ………………○
不育症 …………………●
妊婦健診 ……●出産まで
2人目不妊通院配慮 …●
腹腔鏡検査 ……………×

漢方薬の扱い …………●
新薬の使用 ……………○
カウンセリング ………●
運動指導 ………………×
食事指導 ………………×
女性医師がいる ………○

料金目安
初診費用 2,500円～
体外受精費用 20万～40万円
顕微授精費用 30万～50万円

大阪府

●園田桃代ARTクリニック

豊中市

Tel.06-6155-1511 豊中市新千里東町1-5-3 千里朝日阪急ビル3F

since 2010.9

医師2名 培養士9名
心理士０名
◆倫理・厳守宣言
医　師/する…■
培養士/する…■

診療日	月	火	水	木	金	土	日	祝祭日
am	●	●	●	●	●	●		
pm	●		●		●			

予約受付時間　8・9・10・11・12・13・14・15・16・17・18・19・20・21・22時

ブライダルチェック＝○　婦人科検診＝×

夫婦での診療 …………●
患者への治療説明 ……●
使用医薬品の説明 ……●
治療費の詳細公開 ……●
治療費助成金扱い …有り
タイミング療法 ………●
人工授精 ………………●
人工授精 (AID) ………×
体外受精 ………………●

顕微授精 ………………●
自然・低刺激周期採卵法 ●
刺激周期採卵法(FSH,hMG) ●
凍結保存 ………………●
男性不妊 ………………●
不育症 …………………○
妊婦検診 ……○初期まで
2人目不妊通院配慮 …●
腹腔鏡検査 ……………×

漢方薬の扱い …………○
新薬の使用 ……………○
カウンセリング ………●
運動指導 ………………○
食事指導 ………………○
女性医師がいる ………●

料金目安
初診費用 13,000円～
体外受精費用 21万円～
顕微授精費用 26万円～

●岡本クリニック

大阪市

Tel.06-6696-0201 大阪市住吉区長居東3-4-28

since 1993.05

医師3名　培養士4名
心理士0名
◆倫理・厳守宣言
医　師／する　…■
培養士／する　…■

診療日	月	火	水	木	金	土	日	祝祭日
am	●	●	●	●	●	●		
pm	●		●		●			

予約受付時間　8・9・10・11・12・13・14・15・16・17・18・19・20・21・22時

ブライダルチェック＝○　婦人科検診＝○

夫婦での診療 …………●
患者への治療説明 ……●
使用医薬品の説明 ……●
治療費の詳細公開 ……●
治療費助成金扱い …有り
タイミング療法 ………●
人工授精 ………………●
人工授精 (AID) ………×
体外受精 ………………●

顕微授精 ………………●
自然・低刺激周期採卵法 ●
刺激周期採卵法(FSH,hMG) ●
凍結保存 ………………●
男性不妊 ●連係施設あり
不育症 …………………●
妊婦検診………○8週まで
2人目不妊通院配慮 …○
腹腔鏡検査 ……………×

漢方薬の扱い …………●
新薬の使用 ……………●
カウンセリング ………○
運動指導 ………………○
食事指導 ………………○
女性医師がいる ………○

料金目安
初診費用 千～
体外受精費用 22万～35万
顕微授精費用 27万～40万

兵庫県

●神戸元町夢クリニック

神戸市

Tel.078-325-2121 神戸市中央区明石町44 神戸御幸ビル３Ｆ

since 2008.11

医師8名　培養士12名
心理士0名
◆倫理・厳守宣言
医　師/する…■
培養士/する…■

診療日	月	火	水	木	金	土	日	祝祭日
am	●	●	●	●	●	●	●	●
pm	●	●	●	●	●		★	

予約受付時間　8・9・10・11・12・13・14・15・16・17・18・19・20・21・22時

ナチュプレチェック(妊娠ドック) ＝●　婦人科検診＝×　★男性不妊外来 第2・4日曜15:00～17:00

夫婦での診療 …………●
患者への治療説明 ……●
使用医薬品の説明 ……●
治療費の詳細公開 ……●
治療費助成金扱い …有り
タイミング療法 ………○
人工授精 ………………○
人工授精 (AID) ………×
体外受精 ………………●

顕微授精 ………………●
自然・低刺激周期採卵法 ●
刺激周期採卵法(FSH,hMG) ×
凍結保存 ………………●
男性不妊 ………………●
不育症 …………………○
妊婦健診 ……○10週まで
2人目不妊通院配慮 …○
腹腔鏡検査 …紹介施設あり

漢方薬の扱い 紹介施設あり
新薬の使用 ……………○
カウンセリング ………○
運動指導 ………………×
食事指導 ………………×
女性医師がいる ………○

料金目安
HPを参照
https://www.yumeclinic.or.jp

●Kobaレディースクリニック

姫路市

Tel.079-223-4924 姫路市北条口2-18

since2003.6

医師２名　培養士4名
心理士１名（内部）
◆倫理・厳守宣言
医　師/する…■
培養士/する…■

診療日	月	火	水	木	金	土	日	祝祭日
am	●	●	●	●	●	●		
pm	●	●		●	●			

予約受付時間　8・9・10・11・12・13・14・15・16・17・18・19・20・21・22時

ブライダルチェック＝×　婦人科検診＝○

夫婦での診療 …………○
患者への治療説明 ……●
使用医薬品の説明 ……○
治療費の詳細公開 ……○
治療費助成金扱い …有り
タイミング療法 ………○
人工授精 ………………○
人工授精 (AID) ………×
体外受精 ………………●

顕微授精 ………………●
自然・低刺激周期採卵法 ○
刺激周期採卵法(FSH,hMG) ○
凍結保存 ………………●
男性不妊 ●連携施設あり
不育症 …………………○
妊婦健診 …8～10週まで
2人目不妊通院配慮 …●
腹腔鏡検査 …●他施設で

漢方薬の扱い …………○
新薬の使用 ……………○
カウンセリング ………●
運動指導 ………………×
食事指導 ………………×
女性医師がいる ………○

料金目安
初診費用 1千～3千円
体外受精費用 30万～35万円
顕微授精費用 35万～40万円

中国・四国地方

鳥取県

● タグチIVFレディースクリニック
Tel.0857-39-2121 鳥取市覚寺

● 鳥取県立中央病院
Tel.0857-26-2271 鳥取市江津

● ミオ・ファティリティ・クリニック
Tel.0859-35-5211 米子市車尾南

● 鳥取大学医学部附属病院
Tel.0859-33-1111 米子市西町

● 彦名レディスライフクリニック
Tel.0859-29-0159 米子市彦名町

島根県

● 内田クリニック
Tel.0852-55-2889 松江市浜乃木

● 八重垣レディースクリニック
Tel.0852-52-7790 松江市東出雲町

家族・絆の吉岡医院
Tel.0854-22-2065 安来市安来町

● 島根大学医学部附属病院
Tel.0853-20-2389 出雲市塩冶町

● 島根県立中央病院
Tel.0853-22-5111 出雲市姫原

大田市立病院
Tel.0854-82-0330 太田市太田町

岡山県

くにかたウィメンズクリニック
Tel.086-255-0080 岡山市北区

● 岡山大学病院
Tel.086-223-7151 岡山市北区

● 名越産婦人科リプロダクションセンター
Tel.086-293-0553 岡山市北区

● 岡山二人クリニック
Tel.086-256-7717 岡山市北区

さくらクリニック
Tel.086-241-8188 岡山市南区

● 三宅医院 生殖医療センター
Tel.086-282-5100 岡山市南区

● 岡南産婦人科医院
Tel.086-264-3366 岡山市南区

● ペリネイト母と子の病院
Tel.086-276-8811 岡山市中区

● 赤堀病院
Tel.0868-24-1212 津山市山下

● 厚仁病院 Tel.0877-23-2525 丸亀市通町
● NHO 四国こどもとおとなの医療センター Tel.0877-62-0885 善通寺市善通寺町
谷病院 Tel.0877-63-5800 善通寺市原田町
高瀬第一医院 Tel.0875-72-3850 三豊市高瀬町

愛媛県

● 梅岡レディースクリニック Tel.089-943-2421 松山市竹原町
● 矢野産婦人科 Tel.089-921-6507 松山市昭和町
● 福井ウイメンズクリニック Tel.089-969-0088 松山市星岡町
● つばきウイメンズクリニック Tel.089-905-1122 松山市北土居
● ハートレディースクリニック Tel.089-955-0082 東温市野田
● こにしクリニック Tel.0897-33-1135 新居浜市庄内町
● 愛媛労災病院 Tel.0897-33-6191 新居浜市南小松原町
サカタ産婦人科 Tel.0897-55-1103 西条市下島山甲
県立今治病院 Tel.0898-32-7111 今治市石井町

高知県

愛宕病院 Tel.088-823-3301 高知市愛宕町
● レディスクリニックコスモス Tel.088-820-6700 高知市追手筋
● 高知医療センター Tel.088-837-3000 高知市池
小林レディスクリニック Tel.088-805-1777 高知市竹島町
北村産婦人科 Tel.0887-56-1013 香美郡野市町
● 高知大学医学部附属病院 Tel.088-886-5811 南国市岡豊町

● 山口県立総合医療センター Tel.0835-22-4411 防府市大字大崎
● 関門医療センター Tel.083-241-1199 下関市長府外浦町
● 済生会下関総合病院 Tel.083-262-2300 下関市安岡町
総合病院山口赤十字病院 Tel.083-923-0111 山口市八幡馬場
● 新山口こうのとりクリニック Tel.083-902-8585 山口市小郡花園町
● 山口大学医学部付属病院 Tel.0836-22-2522 宇部市南小串
なかむらレディースクリニック Tel.0838-22-1557 荻市大字熊谷町
都志見病院 Tel.0838-22-2811 萩市江向

徳島県

● 蕙愛レディースクリニック Tel.088-653-1201 徳島市佐古三番町
● 徳島大学病院 Tel.088-631-3111 徳島市蔵本町
春名産婦人科 Tel.088-652-2538 徳島市南二軒屋町
徳島市民病院 Tel.088-622-5121 徳島市北常三島町
● 中山産婦人科 Tel.0886-92-0333 板野郡藍住町
徳島県鳴門病院 Tel.0886-85-2191 鳴門市撫養町
木下産婦人科内科 Tel.0884-23-3600 阿南市学原町

香川県

● 高松市立みんなの病院 Tel.087-813-7171 高松市仏生山町
● 高松赤十字病院 Tel.087-831-7101 高松市番町
● よつばウィメンズクリニック Tel.087-885-4103 高松市円座町
● 安藤レディースクリニック Tel.087-815-2833 高松市多肥下町
香川大学医学部附属病院 Tel.087-898-5111 木田郡三木町
回生病院 Tel.0877-46-1011 坂出市室町

岡山県

石井医院 Tel.0868-24-4333 津山市沼
● 倉敷中央病院 Tel.086-422-0210 倉敷市美和
● 倉敷成人病クリニック 体外受精センター Tel.086-422-2111 倉敷市白樂町
落合病院 Tel.0867-52-1133 真庭市落合垂水

広島県

まつなが産科婦人科 Tel.084-923-0145 福山市三吉町
● 幸の鳥レディスクリニック Tel.084-940-1717 福山市春日町
● よしだレディースクリニック内科・小児科 Tel.084-954-0341 福山市新涯町
● 竹中産婦人科クリニック Tel.082-502-8212 広島市中区
● 広島中央通り香月産婦人科 Tel.082-546-2555 広島市中区
● 絹谷産婦人科クリニック Tel.082-247-6399 広島市中区
● 広島HARTクリニック Tel.082-244-3866 広島市南区
● IVFクリニックひろしま Tel.082-264-1131 広島市南区
真田病院 Tel.082-253-1291 広島市南区
● 県立広島病院 Tel.082-254-1818 広島市南区
● 香月産婦人科 Tel.082-272-5588 広島市西区
● 笠岡レディースクリニック Tel.0823-23-2828 呉市西中央
松田医院 Tel.0824-28-0019 東広島市八本松町

山口県

周東総合病院 Tel.0820-22-3456 柳井市古開作
● 山下ウイメンズクリニック Tel.0833-48-0211 下松市瑞穂町
● 徳山中央病院 Tel.0834-28-4411 周南市孝田町

中国・四国地区／ ピックアップ クリニックガイダンス

高知県

●レディスクリニックコスモス

高知市 since 2001.1

Tel.088-861-6700 高知市杉井流6-27

医師2名 培養士4名
心理士０名
◆倫理・厳守宣言
医　師/する…■
培養士/する…■

診療日		月	火	水	木	金	土	日	祝祭日
	am	●	●	●	●	●	●		
	pm	●	●		●	●	●		

予約受付時間 8･9･10･11･12･13･14･15･16･17･18･19･20･21･22時

ブライダルチェック＝○　婦人科検診＝○

夫婦での診療 …………●
患者への治療説明 ……○
使用医薬品の説明 ……○
治療費の詳細公開 ……○
治療費助成金扱い …有り
タイミング療法 ………○
人工授精 ………………○
人工授精 (AID) ………×
体外受精 ………………●
顕微授精 ………………●
自然・低刺激周期採卵法 ○
刺激周期採卵法(FSH,hMG) ●
凍結保存 ………………○
男性不妊 ………………○
不育症 …………………○
妊婦健診 ………………×
2人目不妊通院配慮 …○
腹腔鏡検査 ……………×
漢方薬の扱い …………○
新薬の使用 ……………○
カウンセリング ………○
運動指導 ………………×
食事指導 ………………○
女性医師がいる ………○

料金目安
初診費用 ー
体外受精費用 20万～35万円
顕微授精費用 25万～40万円

九州・沖縄地方

福岡県

● 中央レディスクリニック Tel.092-736-3355 福岡市中央区
天神つじクリニック ＜男性不妊専門＞ Tel.092-739-8688 福岡市中央区
● en婦人科クリニック Tel.092-791-2533 福岡市中央区
ガーデンヒルズウィメンズクリニック Tel.092-521-7500 福岡市中央区
さのウィメンズクリニック Tel.092-739-1717 福岡市中央区
● 浜の町病院 Tel.092-721-0831 福岡市中央区
よしみつ婦人科クリニック Tel.092-414-5224 福岡市博多区
● ほりたレディースクリニック Tel.093-513-4122 北九州市小倉北区
● セントマザー産婦人科医院 Tel.093-601-2000 北九州市八幡西区
● 齊藤シーサイドレディースクリニック Tel.093-701-8880 遠賀郡芦屋町
野崎ウイメンズクリニック Tel.092-733-0002 福岡市中央区
● 井上 善レディースクリニック Tel.092-406-5302 福岡市中央区
● アイブイエフ詠田クリニック Tel.092-735-6655 福岡市中央区
● 古賀文敏ウイメンズクリニック Tel.092-738-7711 福岡市中央区
産婦人科麻酔科いわさクリニック Tel.093-371-1131 北九州市門司区
● 石松ウイメンズクリニック Tel.093-474-6700 北九州市小倉南区

●印は日本産科婦人科学会のART登録施設で、体外受精の診療を行っている施設です（2020年2月現在）

丸田病院
Tel.0986-23-7060　都城市八幡町
宮崎大学医学部附属病院
Tel.0985-85-1510　宮崎市清武町

鹿児島県

徳永産婦人科
Tel.099-202-0007　鹿児島市田上
あかつきARTクリニック
Tel.099-296-8177　鹿児島市中央町
中江産婦人科
Tel.099-255-9528　鹿児島市中央町
鹿児島大学病院　女性診療センター
Tel.099-275-5111　鹿児島市桜ケ丘
マミィクリニック伊集院
Tel.099-263-1153　鹿児島市中山町
レディースクリニックあいいく
Tel.099-260-8878　鹿児島市小松原
松田ウイメンズクリニック 不妊生殖医療センター
Tel.099-224-4124　鹿児島市山之口町
中村(哲) 産婦人科内科
Tel.099-223-2236　鹿児島市樋之口町
みつお産婦人科
Tel.0995-44-9339　霧島市隼人町
フィオーレ第一病院
Tel.0995-63-2158　姶良市加治木町
竹内レディースクリニック附設高度生殖医療センター
Tel.0995-65-2296　姶良市東餅田

沖縄県

ウイメンズクリニック糸数
Tel.098-869-8395　那覇市泊
産科・婦人科セントペアレント石間
Tel.098-858-0354　那覇市金城
豊見城中央病院
Tel.098-850-3811　豊見城市宇上田
空の森クリニック
Tel.098-998-0011　島尻郡八重瀬町
Naoko女性クリニック
Tel.098-988-9811　浦添市経塚
うえむら病院 リプロ・センター
Tel.098-895-3535　中頭郡中城村
琉球大学附属病院
Tel.098-895-3331　中頭郡西原町
やびく産婦人科・小児科
Tel.098-936-6789　中頭郡北谷町

熊本県

福田病院
Tel.096-322-2995　熊本市中央区
熊本大学医学部附属病院
Tel.096-344-2111　熊本市中央区
ソフィアレディースクリニック水道町
Tel.096-322-2996　熊本市中央区
森川レディースクリニック
Tel.096-381-4115　熊本市中央区
ＡＲＴ女性クリニック
Tel.096-360-3670　熊本市中央区
伊井産婦人科病院
Tel.096-364-4003　熊本市中央区
下川産婦人科病院
Tel.0968-73-3527　玉名市中
熊本労災病院
Tel.0965-33-4151　八代市竹原町
片岡レディスクリニック
Tel.0965-32-2344　八代市本町
愛甲産婦人科ひふ科医院
Tel.0966-22-4020　人吉市駒井田町

大分県

セント・ルカ産婦人科
Tel.097-547-1234　大分市東大通
大川産婦人科・高砂
Tel.097-532-1135　大分市高砂町
別府医療センター
Tel.0977-67-1111　別府市大字内竈
みよしクリニック
Tel.0973-24-1515　日田市三芳小渕町
大分大学附属病院
Tel.097-549-4411　由布市挾間町

宮崎県

古賀総合病院
Tel.0985-39-8888　宮崎市池内町
ゆげレディスクリニック
Tel.0985-77-8288　宮崎市橘通東
とえだウィメンズクリニック
Tel.0985-32-0511　宮崎市高千穂通り
渡辺病院
Tel.0982-57-1011　日向市平岩
野田産婦人科医院
Tel.0986-24-8553　都城市蔵原町

蔵本ウイメンズクリニック
Tel.092-482-5558　福岡市博多区
原三信病院
Tel.092-291-3434　福岡市博多区
九州大学病院
Tel.092-641-1151　福岡市東区
福岡山王病院
Tel.092-832-1100　福岡市早良区
すみい婦人科クリニック
Tel.092-534-2301　福岡市南区
婦人科永田おさむクリニック
Tel.092-938-2209　糟屋郡粕屋町
福岡東医療センター
Tel.092-943-2331　古賀市千鳥
久留米大学病院
Tel.0942-35-3311　久留米市旭町
いでウィメンズクリニック
Tel.0942-33-1114　久留米市天神町
高木病院
Tel.0944-87-0001　大川市酒見
メディカルキューブ平井外科産婦人科
Tel.0944-54-3228　大牟田市明治町

佐賀県

谷口眼科婦人科
Tel.0954-23-3130　武雄市武雄町
おおくま産婦人科
Tel.0952-31-6117　佐賀市高木瀬西

長崎県

岡本ウーマンズクリニック
Tel.095-820-2864　長崎市江戸町
長崎大学病院
Tel.095-849-7200　長崎市坂本町
みやむら女性のクリニック
Tel.095-849-5507　長崎市川口町
杉田レディースクリニック
Tel.095-849-3040　長崎市松山町
まつお産科・婦人科クリニック
Tel.095-845-1721　長崎市石神町
山崎産婦人科医院
Tel.0957-64-1103　島原市湊町
レディースクリニックしげまつ
Tel.0957-54-9200　大村市古町
佐世保共済病院
Tel.0956-22-5136　佐世保市島地町

九州地区／ ピックアップ クリニックガイダンス

福岡県

●アイブイエフ詠田クリニック

福岡市
Tel.092-735-6655　福岡市中央区天神1-12-1-6Ｆ
since1999.4

医師5名　培養士8名
心理士1名
◆倫理・厳守宣言
医　師/する…■
培養士/する…■

診療日		月	火	水	木	金	土	日	祝祭日
	am	●	●	●	●	●	●		
	pm	●	●		●		▲		

予約受付時間　8・9・10・11・12・13・14・15・16・17・18・19・20・21・22時

ブライダルチェック＝×　婦人科検診＝×　▲土曜日は9：00～15：00

夫婦での診療 …………●
患者への治療説明 ……●
使用医薬品の説明 ……●
治療費の詳細公開 ……●
治療費助成金扱い …有り
タイミング療法 ………△
人工授精 ………………●
人工授精 (AID) ………×
体外受精 ………………●
顕微授精 ………………●
自然・低刺激周期採卵法 ●
刺激周期採卵法(FSH,hMG) ●
凍結保存 ………………●
男性不妊　●連携施設あり
不育症 …………………○
妊婦健診………○8週まで
2人目不妊通院配慮 …△
腹腔鏡検査 ……………×
漢方薬の扱い …………△
新薬の使用 ……………●
カウンセリング ………●
運動指導 ………………●
食事指導 ………………○
女性医師がいる ………○

料金目安
初診費用　約5,000円～
体外受精費用　24万円～
顕微授精費用　32万円～

鹿児島県

●徳永産婦人科

鹿児島市
Tel.099-202-0007　鹿児島市田上2-27-17
since 2019.9

医師1名 培養士4名
心理士0名
◆倫理・厳守宣言
医　師/する…■
培養士/する…■

診療日		月	火	水	木	金	土	日	祝祭日
	am	●	●	●	●	●	●		
	pm	★	●		●	★			

予約受付時間　8・9・10・11・12・13・14・15・16・17・18・19・20・21・22時

ブライダルチェック＝○　婦人科検診＝●　午前9時～13時、午後15時～19時　★月・金午後15～18時

夫婦での診療 …………●
患者への治療説明 ……●
使用医薬品の説明 ……●
治療費の詳細公開 ……●
治療費助成金扱い …有り
タイミング療法 ………●
人工授精 ………………●
人工授精 (AID) ………×
体外受精 ………………●
顕微授精 ………………●
自然・低刺激周期採卵法 ●
刺激周期採卵法(FSH,hMG) ●
凍結保存 ………………●
男性不妊 ………………○
不育症 …………………●
妊婦健診 ……●出産まで
2人目不妊通院配慮 …○
腹腔鏡検査 ……………△
漢方薬の扱い …………●
新薬の使用 ……………●
カウンセリング ………●
運動指導 ………………●
食事指導 ………………●
女性医師がいる ………△

料金目安
初診費用　2,500円～
体外受精費用 18万～21万円
顕微授精費用 19万～26万円

九州・沖縄

不妊に悩む方への行政支援事業
問い合わせ窓口
＜各地区の助成金などの問合せ窓口です＞

都道府県、政令指定都市、中核市

北海道・東北地区

北海道	子ども未来推進局 子育て支援課	tel：011-231-4111
札幌市	不妊専門相談センター	tel：011-622-4500
函館市	保健所健康づくり 母子保健課	tel：0138-32-1533
旭川市	子育て支援部 子育て相談課 母子保健係	tel：0166-26-2395
青森県	こどもみらい課 家庭支援グループ	tel：017-734-9303
青森市	保健所健康づくり推進課 健康支援室	tel：017-743-6111
岩手県	保健福祉部 子ども子育て支援課	tel：019-629-5459
八戸市	健康部 健康づくり推進課	tel：0178-43-9061
盛岡市	保健所健康推進課 母子保健担当	tel：019-603-8303
宮城県	保健福祉部 子育て支援課 助成支援班	tel：022-211-2532
仙台市	子供未来局 子供保健福祉課	tel：022-214-8189
秋田県	健康推進課 母子・健康増進班	tel：018-860-1426
秋田市	子ども未来部子ども健康課	tel：018-883-1172
山形県	子ども家庭課 母子保健担当	tel：023-630-2260
山形市	保健センター 母子保健第一係	tel：023-647-2280
福島県	こども未来局 子育て支援課	tel：024-521-7174
福島市	こども未来部こども政策課	tel：024-525-7671
郡山市	子ども部 子ども支援課	tel：024-924-3691
いわき市	子ども家庭課 母子保健係	tel：0246-27-8597

関東地区

茨城県	子ども家庭課 児童育成・母子保健グループ	tel：029-301-3257
栃木県	こども政策課	tel：028-623-3064
宇都宮市	子ども家庭課 子ども給付グループ	tel：028-632-2296
群馬県	こども未来部 児童福祉課	tel：027-226-2606
前橋市	前橋保健センター　こども課	tel：027-220-5703
高崎市	健康課	tel：027-381-6113
埼玉県	保健医療部健康長寿課 母子保健担当	tel：048-830-3561
さいたま市	保健福祉局 保健所 地域保健支援課	tel：048-840-2218
川越市	保健医療部 総合保健センター 健康づくり支援課	tel：049-229-4125
川口市	保健所地域保健センター母子保健係	tel：048-256-2022
越谷市	福祉部 保健センター	tel：048-978-3511
千葉県	児童家庭課 母子保健担当	tel：043-223-2332
千葉市	健康支援課	tel：043-238-9925
船橋市	健康部健康増進課	tel：047-409-3274
柏市	保健所 地域健康づくり課	tel：04-7167-1256
東京都	家庭支援課 母子医療助成担当	tel：03-5320-4375
八王子市	健康部 保健対策課	tel：042-645-5162
神奈川県	保健医療部健康増進課	tel：045-210-4786
横浜市	こども家庭課 親子保健係 治療費助成担当	tel：045-671-3874
川崎市	市民・こども局こども本部 こども家庭課	tel：044-200-2450
相模原市	保健所 健康企画課	tel：042-769-8345
横須賀市	こども健康課	tel：046-824-7141

中部・東海地区

新潟県	福祉保健部 健康対策課 母子保健係	tel：025-280-5197
新潟市	保健所 健康増進課	tel：025-226-8157
富山県	厚生部 健康課	tel：076-444-3226
富山市	福祉保健部 保健所 健康課	tel：076-428-1153
石川県	健康福祉部 少子化対策監室 子育て支援課	tel：076-225-1421
金沢市	健康総務課	tel：076-220-2233
〃	泉野福祉保健センター	tel：076-242-1131
〃	元町福祉健康センター	tel：076-251-0200
〃	駅西福祉健康センター	tel：076-234-5103
福井県	健康福祉部 子ども家庭課	tel：0776-20-0341
福井市	福井市保健センター 母子保健係	tel：0776-28-1256
山梨県	福祉保健部 健康増進課	tel：055-223-1493
甲府市	健康衛生課	tel：055-237-8950
長野県	健康福祉部 保健疾病対策課	tel：026-235-7141
長野市	健康課	tel：026-226-9960
岐阜県	健康福祉部 保健医療課	tel：058-272-1111
岐阜市	岐阜市保健所 健康増進課	tel：058-252-7193
静岡県	健康福祉部こども未来局 こども家庭課	tel：054-221-3309
静岡市	子ども未来部 子ども家庭課	tel：054-221-1161
浜松市	健康福祉部 健康増進課	tel：053-453-6125
愛知県	健康福祉部児童家庭課 母子保健グループ	tel：052-954-6283
名古屋市	子ども青少年局 子育て支援課	tel：052-972-2629
豊橋市	保健所 こども保健課	tel：0532-39-9153
岡崎市	保健所 健康増進課 母子保健2班	tel：0564-23-6180
豊田市	子ども部 子ども家庭課	tel：0565-34-6636
三重県	健康福祉部 こども家庭局 子育て支援課	tel：059-224-2248

近畿地区

滋賀県	健康医療福祉部 健康寿命推進課	tel：077-528-3653
大津市	大津市総合保健センター 母子保健グループ健康	tel：077-528-2748
京都府	福祉部 こども未来課	tel：075-414-4581
京都市	健康福祉局 保健衛生推進室 保健医療課	tel：075-222-3411
奈良県	保健予防課 保健対策係	tel：0742-27-8661
奈良市	健康増進課	tel：0742-34-5129
和歌山県	健康推進課 母子保健班、各保健所	tel：073-441-2642
和歌山市	和歌山市保健所 地域保健課	tel：073-433-2261
大阪府	保健医療部 保健医療室 地域保健課	tel：06-6944-6698
大阪市	子ども青少年局 子育て支援部	tel：06-6208-9966
堺市	子ども青少年育成部 子ども育成課	tel：072-228-7612
豊中市	保健所 健康増進課	tel：06-6858-2800
高槻市	子ども部 子ども育成室 子ども保健課	tel：072-661-1108
枚方市	保健予防課	tel：072-807-7625
八尾市	健康まちづくり部保健予防課	tel：072-994-6644
寝屋川市	保険事業室	tel：072-812-2363
東大阪市	保健所 母子保健・感染症課	tel：072-960-3805
兵庫県	健康福祉部健康局 健康増進課	tel：078-341-7711
神戸市	こども企画育成部 こども家庭支援課	tel：078-322-6513
姫路市	保健所 健康課	tel：0792-89-1641
尼崎市	保健所 健康増進担当	tel：06-4869-3053
明石市	福祉局保健総務課	tel：078-918-5414
西宮市	健康増進課	tel：0798-26-3667

中国・四国地区

鳥取県	子育て王国推進室 子育て応援課	tel：0857-26-7148
鳥取市	中央保健センター 母子保健係	tel：0857-20-7148
島根県	健康福祉部 健康推進課	tel：0852-22-6130
松江市	子育て部子育て支援課	tel：0852-55-5326
岡山県	保健福祉部健康推進課	tel：086-226-7329
岡山市	保健所健康づくり課 母子歯科保健係	tel：086-803-1264
倉敷市	健康づくり課 健康管理係	tel：086-434-9820
呉市	呉市保健所 健康増進課	tel：0823-25-3540
広島県	健康福祉局子育て・少子化対策課	tel：082-513-3175
広島市	こども家庭支援課	tel：082-504-2623
福山市	福山市保健所健康推進課	tel：084-928-3421
山口県	健康福祉部 こども政策課	tel：083-933-2947
下関市	保健部　健康推進課	tel：083-231-1447
徳島県	保健福祉部 健康増進課	tel：088-621-2220
香川県	子育て支援課	tel：087-832-3285
高松市	保健センター	tel：087-839-2363
愛媛県	健康衛生局 健康増進課	tel：089-912-2400
松山市	健康づくり推進課	tel：089-911-1870
高知県	健康政策部 健康対策課	tel：088-823-9659
高知市	母子保健課	tel：088-855-7795

九州・沖縄地区

福岡県	保健医療介護部 健康増進課	tel：092-643-3307
北九州市	子ども家庭部 子育て支援課	tel：093-582-2410
福岡市	こども未来局 子ども発達支援課	tel：092-711-4178
	各区の保健福祉センター 健康課	
久留米市	保健所健康推進課	tel：0942-30-9731
佐賀県	健康福祉部 男女参画・こども局 こども家庭課	tel：0952-25-7056
長崎県	こども家庭課	tel：095-895-2442
長崎市	こども健康課	tel：095-829-1316
佐世保市	子ども未来部 子ども保健課	tel：0956-24-1111
熊本県	子ども未来課	tel：096-383-2209
熊本市	健康福祉子ども局 子ども支援課	tel：096-328-2158
大分県	福祉保健部 こども未来課	tel：097-506-2712
大分市	大分市保健所 健康課	tel：097-536-2562
宮崎県	福祉保健部 健康増進課	tel：0985-44-2621
宮崎市	宮崎市保健所 健康支援課	tel：0985-29-5286
鹿児島県	保健福祉部 子ども福祉課	tel：099-286-2775
鹿児島市	母子保健課	tel：099-216-1485
沖縄県	保健医療部 健康長寿課	tel：098-866-2209
那覇市	那覇市保健所 地域保健課	tel：098-853-7962

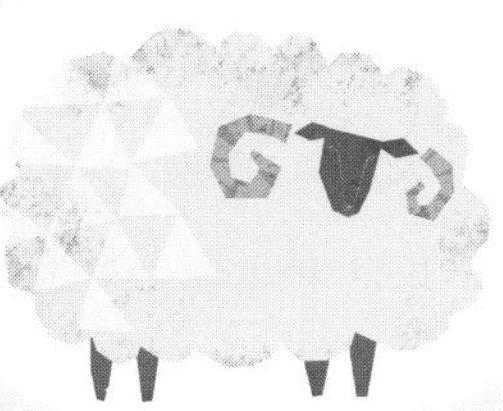

全国の不妊専門相談センター一覧

都道府県、指定都市、中核市が設置している不妊専門相談センターでは、不妊に悩む夫婦に対し、不妊に関する医学的・専門的な相談や不妊による心の悩み等について医師・助産師等の専門家が相談に対応したり、診療機関ごとの不妊治療の実施状況などに関する情報提供を行っています。（各センターの受付は祝祭日と年末年始を除きます）

厚生労働省一覧より（2019年7月1日現在）

北海道・東北地区

北海道 ●開設場所／旭川医科大学病院
（電話、面接方式）予約 **0166-68-2568**
電話及び面接相談日：毎週火曜日　11:00～16:00
面接予約受付：月～金曜日　10:00～16:00

札幌市○開設場所／札幌市不妊専門相談センター
（電話、面接方式）予約 **011-622-4500（専用）FAX：011-622-7221**
一般相談：電話・面接　月～金曜日　8:45～12:15　13:00～17:15
専門相談：面接相談（予約制）
医師による相談…毎月第1・3火曜日午後
不妊カウンセラーによる相談…毎月第2・4月曜日午後

青森県 ●開設場所／弘前大学医学部附属病院
（面接、Eメール方式）予約 **017-734-9303**　青森県こどもみらい課
相談日及び時間：金曜日　14:00～16:00
メール相談：サイト内のメールフォームより

青森市 ○開設場所／青森市保健所
（面接方式）予約 **017-743-6111**　青森市保健所　健康づくり推進課
面接：月1回　産婦人科医師等による面接　※要予約

八戸市 ○開設場所／八戸市保健所
（面接方式）予約 **0178-43-2298**　八戸市保健所　健康づくり推進課
面接：月1回　産婦人科医師等による面接　※要予約

岩手県●開設場所／岩手医科大学附属病院
（電話、面接方式）　予約 :**019-653-6251**
相談予約：産婦人科外来　火・水曜日　14:30～16:30

宮城県●開設場所／東北大学病院
（電話、面接方式）予約 **022-728-5225**
電話相談：毎週水曜日　9:00～10:00、毎週木曜日　15:00～17:00
面接相談：事前に電話で相談の上予約
毎週水曜日　9:00～10:00、毎週木曜日　15:00～17:00

仙台市 ○開設場所／東北大学病院
（電話、面接方式）予約 **022-728-5225**
電話相談：毎週水曜日　9:00～10:00、毎週木曜日　15:00～17:00
面接相談：事前に電話で相談の上予約
毎週水曜日　9:00～10:00、毎週木曜日　15:00～17:00

秋田県 ●開設場所／秋田大学医学部附属病院
（電話、面接、Eメール方式）　予約：**018-884-6234**
電話相談：毎週水・金曜日　12:00～14:00
面接相談：**018-884-6666(予約専用)** 月～金 9:00～17:00
治療・費用など…毎週月曜日と金曜日14:00～16:00
心理的な相談…第1・3水曜日　14:00～16:00
メール相談：サイト内のメールフォームより

山形県 ●開設場所／山形大学医学部附属病院
（電話、面接方式）予約 **023-628-5571**
予約受付日：月・水・金 9:00～12:00
電話及び面接相談日：火・金曜日　15:00～16:00

福島県●開設場所／<専門相談>福島県立医科大学附属病院生殖医療センター内
<一般相談>各保健福祉事務所
（電話、面接方式）

（専門相談）相談日時：予約制 毎週木曜日 13:30～16:30　予約は以下の各保健福祉事務所で受け付けます。

（一般相談）

県北保健福祉事務所	024-535-5615	会津保健福祉事務所	0242-27-4550
県中保健福祉事務所	0248-75-7822	南会津保健福祉事務所	0241-62-1700
県南保健福祉事務所	0248-21-0067	相双保健福祉事務所	0244-26-1186

相談日時：月～金曜日　9:00～17:00

郡山市 ○開設場所／こども総合支援センター
（面接方式）予約 **024-924-3691**
面接相談：奇数月に専門相談日を開設　事前に電話で相談の上予約

関東地区

茨城県 ●開設場所／県三の丸庁舎、県南生涯学習センター
（面接方式）予約 **029-241-1130**　茨城県産科婦人科医会
相談日及び時間：県三の丸庁舎　第1･4日曜日 14:00～17:00
第2･3木曜日 17:15～20:15
県南生涯学習センター　第1･3木曜日 18:00～21:00
第2･4日曜日 9:00～12:00
メール相談：http://www.ibaog.jp（サイト内のメールフォームより）

栃木県 ●開設場所／とちぎ男女共同参画センター「パルティ」
（電話、面接、Eメール方式）予約 **028-665-8099**
電話相談：火～土曜日及び第4日曜日　10:00～12:30、13:30～16:00
面接相談：毎月1回　14:00～16:00
メール相談：funin.fuiku-soudan@parti.jp

群馬県 ●開設場所／群馬県健康づくり財団
（面接方式）予約 **027-269-9966**
面接相談：予約受付　月～金曜日 9:00～17:00
相談日　：第1・第3木曜日　10:00～15:30

埼玉県 ●開設場所／埼玉医科大学総合医療センター、埼玉県助産師会
（面接方式）
相談日及び時間：埼玉医科大学総合医療センター　予約 **049-228-3674**
毎週火曜日・金曜日　16:00～17:30
（電話方式）
相談日及び時間：埼玉県助産師会　予約 **048-799-3613**
毎週月曜日・金曜日　10:00～15:00
第1・第3土曜日　11:00～15:00、16:00～19:00

さいたま市 ○開設場所／さいたま市保健所
（電話、面接方式）　相談(予約)専用電話：**048-840-2233**
電話相談：　月・木・金曜日　10:00～16:00
カウンセラーによる面接相談：月1回　10:00～11:35（要予約）

川越市 ○開設場所／埼玉医科大学総合医療センター
（面接方式）　相談(予約)専用電話：**049-228-3674**
相談日：毎週火・金曜日 16:00～18:00

川口市 ○開設場所／埼玉医科大学総合医療センター
（面接方式）　相談(予約)専用電話：**049-228-3674**
相談日：毎週火・金曜日 16:00～18:00

越谷市 ○開設場所／埼玉医科大学総合医療センター
（面接方式）　相談(予約)専用電話：**049-228-3674**
相談日：毎週火・金曜日 16:00～18:00

関東地区

千葉県 ●開設場所／県内４健康福祉センター
（電話、面接方式）
松戸健康福祉センター　047-361-2138　毎月第2火曜日 13:30～15:00
印旛健康福祉センター　043-483-1135　偶数月第2木曜日 午後
長生健康福祉センター　0475-22-5167　相談日時はお問合せください
君津健康福祉センター　0438-22-3744　偶数月第1火曜日または第3木曜日
14:00～16:00
※松戸のみ助産師等による電話相談あり（毎月第2火曜日 9:00～11:30）
※面接相談は予約制**千葉市** ○開設場所／千葉市保健所
（電話、面接方式）**043-238-9925**（健康支援課）
保健師による電話相談：月～金曜日　8:30～17:30
医師・助産師による面接相談：毎月1回水曜日午後（電話で要予約）

東京都 ●開設場所／東京都不妊・不育ホットライン
（電話方式）**03-3235-7455**
相談日時：毎週火曜日　10:00～16:00

神奈川県 ●開設場所／ 不妊・不育専門相談センター（平塚保健福祉事務所内）
（電話、面接方式）
助産師電話相談専用電話番号：**0463-34-6717**（相談日のみ）
医師等面接相談予約電話番号：**045-210-4786**（月～金曜日8:30～17:15)
相談日　毎月2～3回　助産師電話相談： 9:00～11:30
医師等面接相談：14:00～16:00　(相談日は神奈川県ホームページ参照)

横浜市 ○開設場所／横浜市立大学附属市民総合医療センター
（面接方式）
予約電話番号：こども青少年局こども家庭課親子保健係 **045-671-3874**
（月～金曜日 8:45～17:00受付)
相談日：月2～3回　原則第1水曜日（奇数月）、第2水曜日、第4水曜日
16:00～17:00（年4回、原則第3水曜日 16:30～17:00 男性不妊専門相談日あり）

川崎市 ○開設場所／川崎市ナーシングセンター（川崎市不妊・不育専門相談センター）
（面接方式）**044-711-3995**
面接相談：毎月1回土曜日　9:30～11:30
専門医師や不妊症看護認定看護師による面接

相模原市 ○開設場所／ウェルネスさがみはら
（面接、電話方式）**042-769-8345**（相模原市健康企画課、面接予約兼用）
電話相談：月1回 相談日の午前9:00～11:30
面接相談：月1回 相談日の午後13:00～15:30（事前予約制）

横須賀市 ○開設場所／不妊・不育専門相談センター　(こども健康課内)
（電話、面接、Eメール方式）　予約　**046-822-9818** (平日 8:30～17:00)
電話・面接相談：月～金曜日　16:00～18:00
医師による相談：年6回（要予約）
メール相談：chaw-cfr@city.yokosuka.kanagawa.jp

中部・東海地区

新潟県 ●開設場所／新潟大学医歯学総合病院
（電話、面接、Eメール方式）　予約　**025-225-2184** (平日 10:00～16:00)
電話・面接相談：毎週火曜日　15:00～17:00（要予約）
メール相談：sodan@med.niigata-u.ac.jp

富山県 ●開設場所／富山県民共生センター「サンフォルテ」内
（電話、面接方式）　予約　**076-482-3033**
電話相談：火、木、土曜日　9:00～13:00　水、金曜日　14:00～18:00
面接相談：火、木、土曜日　14:00～18:00　水、金曜日　9:00～13:00（要予約）

石川県 ●開設場所／石川県医師会・日赤共同ビル1階
（電話、面接、Eメール方式）　予約　**076-237-1871**
面接相談：月～土曜日　9:30～12:30　火曜日　18:00～21:00　（要予約）
メール相談：funin@pref.ishikawa.lg.jp
＜泌尿器科医師による男性不妊専門相談＞
面接（要予約）年４回 14:00～16:00（076-237-1871）

福井県 ●開設場所／福井県看護協会会館
（電話、面接方式）　予約　**0776-54-0080**
電話相談：毎週月・水曜日　13:30～16:00
面接相談（要予約）
医師による面接相談：毎週水曜日　16:00～17:00、毎月第2火曜日 15:00～16:00
助産師による面接相談：毎週水曜日 13:30～16:00

山梨県 ●開設場所／不妊専門相談センター ルピナス
（電話、面接、Eメール方式）　予約　**055-223-2210**
電話相談：毎週水曜日　15:00～19:00　担当者：保健師
面接相談（要予約/電話相談日に受付）：第2、第4水曜日　15:00～19:00
担当者：専門医師、心理カウンセラー
メール相談：kosodate@pref.yamanashi.lg.jp

長野県 ●開設場所／長野県看護協会会館
（電話、面接、Eメール方式）　予約　**0263-35-1012**
電話相談：0263-35-1012（専用）　相談日時：毎週火・木曜日　10:00～16:00
面接相談（要予約/電話相談日に受付）：
相談員：不妊相談コーディネーターの場合　毎月第3土曜日　13:00～16:00
産婦人科医師による場合　第4木曜日　13:30～16:00
メール相談： funin@nursen.or.jp　相談員：不妊相談コーディネーター(助産師)

長野市 ○開設場所／長野市保健所
（電話、面接方式）　予約　**026-226-9963**
電話相談：平日8:30～17:00、保健師による相談（随時）
面接相談：毎月第３水曜日の13:00～16:00
不妊カウンセラー（助産師又は保健師）による個別相談(予約制)

岐阜県 ●開設場所／岐阜県健康科学センター内
（電話、面接、Eメール方式）　予約　**058-389-8258**
電話相談：月・金曜日　10:00～12:00　13:00～16:00
面接相談：予約制
メール相談：c11223a@pref.gifu.lg.jp

静岡県 ●開設場所／静岡県庁舎内
（電話、面接方式）予約 **054-204-0477**
電話相談：毎週火曜日 10:00～19:00、土曜日 10:00～15:00
面接相談（予約制）：月2回（第2、4土曜日）10:00～15:00

浜松市 ○開設場所／健康増進課「はままつ女性の健康相談」
（面接方式）　予約　**053-453-6188**
相談日及び相談時間：月～金曜日 13:00～16:00
医師による面接相談：要予約。開催日等詳細はお問合せください。

愛知県 ●開設場所／名古屋大学医学部附属病院
（電話、面接、Eメール方式）予約　**052-741-7830**
電話相談：月曜日・木曜日 10:00～13:00、第1・3水曜日 18:00～21:00
面接相談：(医師)火曜日 16:00～17:00、19:00～19:30
(カウンセラー)第1・3月曜日、第2・4木曜日　13:30～14:30
メール相談：ホームページ上で受付

名古屋市 ○開設場所／名古屋市立大学病院
（電話方式）　予約　**052-851-4874**
相談日及び相談時間：毎週 火曜日 12:00～15:00、金曜日 9:00～12:00

豊田市 ○開設場所／豊田市役所
（面接方式）　予約　**0565-34-6636**
相談日及び相談時間：広報とよた毎月１日号に日時を掲載
不妊症看護認定看護師による相談（１回の相談は45分以内）

豊橋市 ○開設場所／豊橋市保健所こども保健課
（電話、面接方式）　電話　**0532-39-9160**
相談日及び相談時間：月～金曜日 8:30～17:15
※予約不要、随時相談可

岡崎市 ○開設場所／岡崎市保健所
（面接方式）　予約　**0564-23-6084**
相談日及び相談時間：毎月第４金曜日の午後（2日前までの事前予約必要）

三重県 ●開設場所／三重県立看護大学
（電話、面接方式）　予約　**059-211-0041**
電話相談：毎週火曜日　10:00～16:00
面接相談：毎週火曜日　※要予約（第5火曜日、年末年始、祝日を除く）

近畿地区

滋賀県 ●開設場所／滋賀医科大学医学部附属病院
（電話、面接、Eメール方式）　予約 **077-548-9083**
電話相談：月曜日～金曜日 9:00～16:00
面接相談：要予約　毎週水曜日の15:00～16:00
メール相談：http://www.sumsog.jp/（サイト内のメールフォームより）

大津市 ○開設場所／大津市総合保健センター内
（電話、面接方式）　予約 **077-528-2748**
電話相談：月曜～金曜日　10:00～16:00　（要予約）
面接相談：月曜～金曜日　10:00～16:00（１人45分まで。電話予約が必要）

京都府 ●開設場所／きょうと子育てピアサポートセンター内
・妊娠出産・不妊ほっとコール
（電話、面接方式）電話 **075-692-3449**
電話相談：月～金曜日　9:15～13:15、14:00～16:00
面接相談：随時実施（要予約）

・仕事と不妊治療の両立支援コール
相談内容：不妊治療と仕事の両立に関する相談
（電話、面接方式）予約 **075-692-3467**
相談日：毎月１回 第１金曜日
相談時間：9:15～13:15
相談対応者：専門相談員（看護師・精神保健福祉士・産業カウンセラー等の有資格者）
面接相談：随時実施（要予約）

京都市 ○開設場所／京都府助産師会（京都府助産師会館）
（電話、面接方式）　予約 **075-841-1521**（月～金曜日　10:00～15:00）
相談日：第1木曜日，第3土曜日 14:00～16:00（ただし,7,9,12,3月は第1木曜日のみ）

大阪府 ●開設場所／ドーンセンター（大阪府立女性総合相談センター）
（電話、面接方式）予約 **06-6910-8655**
電話相談：第1・第3水曜日 10:00～19:00　第2・第4水曜日 10:00～16:00
第4土曜日　13:00～16:00（第5水曜日、水曜日の祝日、年末年始を除く）
面接相談：第4土曜日　16:00～17:00　予約・問合せ電話番号　**06-6910-1310**
面接相談予約受付時間：火曜日～金曜日 13:30～18:00　18:45～21:00
土曜日・日曜日 9:30～13:00　13:45～18:00

堺市 ○開設場所／不妊症・不育症相談　(堺市総合福祉会館など)
（面接方式）予約 各保健センター

堺保健センター	072-238-0123	西保健センター	072-271-2012
ちぬが丘保健センター	072-241-6484	南保健センター	072-293-1222
中保健センター	072-270-8100	北保健センター	072-258-6600
東保健センター	072-287-8120	美原保健センター	072-362-8681

面接相談：助産師（要予約）月１回（第4木曜日）13:00～16:00（相談時間45分間）

兵庫県 ●開設場所／男女共同参画センター、兵庫医科大学病院内
（電話、面接方式）　電話 **078-360-1388**
・不妊・不育専門相談
電話相談：毎月第1、3土曜日　10:00～16:00
面接相談：男女共同参画センター(要予約）予約専用電話：**078-362-3250**
原則 第2土曜日 14:00～17:00 助産師
第4水曜日 14:00～17:00 産婦人科医師
面接相談：兵庫医科大学病院内(完全予約）予約専用電話：**078-362-3250**
原則 第1火曜日 14:00～15:00　産婦人科医師

・男性不妊専門相談：神戸市内
電話相談：電話：**078-360-1388**　原則 第1,第3土曜日　10:00～16:00　助産師（不妊症看護認定看護師）
面接相談(完全予約）：予約専用電話：**078-362-3250**
原則 第1水曜日 15:00～17:00　泌尿器科医師
第2土曜日 14:00～17:00　助産師

西宮市 ○開設場所／西宮市保健所
（電話方式）予約 **0798-26-3667**
相談日及び時間：月～金曜日　9:00～17:30

明石市 ○開設場所／あかし保健所
（面接方式）予約 **078-918-5414**（保健総務課）
相談日及び時間：原則毎月第4水曜日　13:30～16:30（広報あかしに日時を掲載）

奈良県 ●開設場所／奈良県医師会館内
（電話、面接方式）　予約 **0744-22-0311**
電話相談：金曜日　13:00～16:00　助産師
面接相談：第2金曜日（要予約）13:00～16:00　産婦人科医師

和歌山県 ●開設場所／こうのとり相談：県内３保健所
（電話、面接、Eメール方式）　予約 岩出保健所 **0736-61-0049**
湯浅保健所 **0737-64-1294**　田辺保健所 **0739-26-7952**
電話相談：月～金曜日 9:00～17:45（保健師）
面接相談：要予約（医師）
メール相談：e0412004@pref.wakayama.lg.jp

和歌山市 ○開設場所／和歌山市保健所　地域保健課
（電話、面接方式）予約 **073-488-5120**
保健師による電話相談:(月)～(金)8:30～17:15
医師による面接相談:毎月第1水曜日　13:00～15:15(予約制)

中国地区

鳥取県 ●開設場所／鳥取県東部不妊専門相談センター（鳥取県立中央病院内）
鳥取県西部不妊専門相談センター（ミオ・ファティリティ・クリニック内）
（電話、面接、Eメール方式）
・鳥取県東部不妊専門相談センター　：電話番号**0857-26-2271**
電話・面接相談：毎週火・金・土曜日 8:30～17:00　毎週水・木曜日 13:00～17:00（要予約）
ＦＡＸ相談：0857-29-3227
メール相談：funinsoudan@pref.tottori.lg.jp
・鳥取県西部不妊専門相談センター　：電話番号**0859-35-5223**
電話相談：月～水、金曜日　14:00～17:00
面接相談：木・土曜日　14:00～17:00　（要予約）
メール相談：seibufuninsoudan@mfc.or.jp

島根県 ●開設場所／島根県立中央病院
（電話、面接、Eメール方式）　予約 **0853-21-3584**
電話相談：月～金曜日 15:00～17:00
面接相談：予約により実施　担当：医師
メール相談：funinshimane@spch.izumo.shimane.jp

岡山県 ●開設場所／岡山大学病院内「不妊、不育とこころの相談室」
（電話、面接、E メール方式）　予約 **:086-235-6542**
電話、面接相談：月・水・金 13:00～17:00、毎月 第1土・日曜日10:00～13:00
メール相談：funin@okayama-u.ac.jp

広島県 ●開設場所／広島県不妊専門相談センター（広島県助産師会内）
（電話、面接、Eメール、FAX方式）電話・FAX番号：**082-870-5445**
電話相談：火・水・金曜日 15:00～17:30　木・土曜日　10:00～12:30
面接相談：要予約　金曜日15:00～17:00（助産師）　月1回　医師による相談は電話で確認の上
ＦＡＸ相談：電話相談時間以外に受付、原則１週間以内に返信
メール相談：広島県助産師会のホームページ中のメールフォームより

山口県 ●開設場所／山口県立総合医療センター
（電話、面接、Eメール方式）予約：**0835-22-8803**
電話相談：保健師又は助産師　毎日9:30～16:00
面接相談：要予約　臨床心理士　第1・第3月曜日　14:00～16:00　(祝日の場合は他の曜日等に変更)
産婦人科医師　随時　(予約後、相談日時を調整)
メール相談：nayam119@ymghp.jp（保健師、助産師）

下関市 ○開設場所／下関市立唐戸保健センター（下関市役所本庁舎新館３階）
（電話、面接方式）　不妊専門相談の開催日は、下関市ホームページ参照
予約・問い合わせ先：下関市保健部健康推進課　083-231-1447

四国地区

徳島県 ●開設場所／不妊・不育相談室（徳島大学病院内）
（面接方式）　予約 **088-633-7227**
予約受付日：火曜日 9:30～12:00、月曜日、木曜日 13:30～17:00
相談日：不妊・不育相談日　毎週月・木曜日15:00～17:00
　　　　不育相談日　毎週火曜日　9:30～12:00

香川県 ●開設場所／不妊相談センター（香川県看護協会内）
（電話、面接、Eメール方式）　予約 **:087-816-1085**
電話相談：月・水・金曜日　13:30～16:30
面接相談：専門医による来所相談：月1回
　　　　　心理カウンセラーによる来所相談：月2回　14:00～16:30
メール相談：サイトメールフォームより

愛媛県 ●開設場所／心と体の健康センター
（電話、面接方式）　予約: **089-927-7117**
電話相談：毎週水曜日 13:00～16:00
面接相談：月1回（予約制）
予約受付日：毎週水曜日 13:00～16:00

高知県 ●開設場所／高知医療センター内『ここから相談室』
（電話、面接方式）　予約：　**070-5511-1679**
面接予約受付日：電話受付　毎週水曜日、第３土曜日 9:00～12:00
　　　　　　　　メール受付：kokokara@khsc.or.jp
電話相談：毎週水曜日、毎月第3土曜日 9:00～12:00
面接相談：毎月第1水曜日 13:00～16:20　　（男性不妊専門相談有り）

九州・沖縄地区

福岡県 ●開設場所／県内３ヵ所の不妊専門相談センター・女性の健康支援センター
（電話、面接方式）
電話相談：毎週月～金曜日 9:00～17:00
（宗像・遠賀保健福祉環境事務所:**0940-37-4070**、嘉穂・鞍手保健福祉環境事務所:**0948-29-0277**、 北筑後保健福祉環境事務所:**0946-22-4211**）
面接相談：宗像・遠賀保健福祉環境事務所：第3金曜日13:00～16:00
（予約制）嘉穂・鞍手保健福祉環境事務所：第1水曜日13:30～16:30
　　　　　北筑後保健福祉環境事務所：偶数月の第3金曜日13:30～16:30

北九州市 ●開設場所／小倉北区役所健康相談コーナー内（専門相談）
（電話、面接方式）　予約 **093-571-2305**
電話相談：月～金曜日　9:00～12:00、13:00～17:00
医師による面接相談：1回/月（要予約）

福岡市 ●開設場所／福岡市役所 地下１階、各保健福祉センター
（面接方式）　予約 **080-3986-8872**
不妊カウンセラーによる相談：月、火、木曜日　10:00～18:00、水、金曜日 13:00～19:00、第2・４土曜日　13:00～17:00
助産師による相談：　月、火、木曜日　10:00～18:00、水、金曜日　13:00～19:00、第2・４土曜日　13:00～17:00（予約優先）

佐賀県 ●開設場所／佐賀中部保健福祉事務所、各保健福祉事務所
（電話、面接方式）　予約 **0952-33-2298**
＜佐賀中部保健福祉事務所＞（専門相談）
●相談専門ﾀﾞｲﾔﾙ：0952-33-2298 月～金曜日 9:00～17:00
●専門医・ｶｳﾝｾﾗｰ面接：第3水曜日15:00～17:00（要予約）
●保健師面接相談：月～金曜日 9:00～17:00
＜各保健福祉事務所母子保健福祉担当＞（一般相談）

鳥栖	0942-83-2172	伊万里	0955-23-2102
唐津	0955-73-4228	杵 藤	0954-23-3174

●電話/面接相談 月～金曜日 9:00～17:00

長崎県 ●開設場所／県内8保健所
（電話、面接方式）　予約 各保健所

西彼保健所	095-856-5159	五島保健所	0959-72-3125
県央保健所	0957-26-3306	上五島保健所	0959-42-1121
県南保健所	0957-62-3289	壱岐保健所	0920-47-0260
県北保健所	0950-57-3933	対馬保健所	0920-52-0166

電話及び面接相談：月曜日～金曜日　9:00～17:45

熊本県 ●開設場所／熊本県女性相談センター（熊本県福祉総合相談所内）
（電話、面接方式）　予約 **096-381-4340**
電話相談：月～土曜日　9:00～20:00
面接相談：原則 第4金曜日　14:00～16:00　担当：産婦人科医師

大分県 ●開設場所／大分県不妊専門相談センター（大分大学附属病院内）
（電話、面接、Eメール方式）　予約 **097-586-6368**
電話相談：火～土曜日　10:00～16:00
面接相談：・不妊カウンセラー（専任助産師）による面接相談　随時
（予約制）・医師による面接相談　週1回
　　　　　・臨床心理士による面接相談　月2～3回
　　　　　・胚培養士による面接相談　月2回
メール相談：hopeful@oita-u.ac.jp（随時受付）

宮崎県 ●開設場所／不妊専門相談センター「ウイング」
（電話、面接方式）要予約
・中央保健所　0985-22-1018　月～金曜日　9:30～15:30
（面接方式）
・都城保健所　0986-23-4504　第4金曜日　9:30～15:30
・延岡保健所　0982-33-5373　第1木曜日　9:30～15:30

鹿児島県 ●開設場所／<専門相談>鹿児島大学病院
　　　　　　　　　　<一般相談>県内13保健所
（電話、面接、Eメール方式）
<専門相談窓口>　鹿児島大学病院　電話　**099-275-6839**
電話相談：月・金曜日　15:00～17:00
メール相談：funin@pref.kagoshima.lg.jp
<一般相談窓口>　各保健所

指宿保健所	0993-23-3854	志布志保健所	099-472-1021
加世田保健所	0993-53-2315	鹿屋保健所	0994-52-2105
伊集院保健所	099-273-2332	西之表保健所	0997-22-0012
川薩保健所	0996-23-3165	屋久島保健所	0997-46-2024
出水保健所	0996-62-1636	名瀬保健所	0997-52-5411
大口保健所	0995-23-5103	徳之島保健所	0997-82-0149
姶良保健所	0995-44-7953		

電話相談：月～金曜日　8:30～17:00
面接相談：月～金曜日　8:30～17:00

鹿児島市 ●開設場所／鹿児島中央助産院
（電話、面接、Eメール方式）　予約 **099-210-7559**
電話相談：水曜日　10:00～17:00
面接相談：要予約
メール相談：so-dan@k-midwife.or.jp

沖縄県 ●開設場所／不妊専門相談センター（沖縄県看護協会）
（電話、面接、Eメール方式）　予約 **098-888-1176**
電話相談：水･木･金曜日　13:30～16:30
面接相談：:月１～2回　14:00～17:00（要予約）
メール相談：woman.h@oki-kango.or.jp

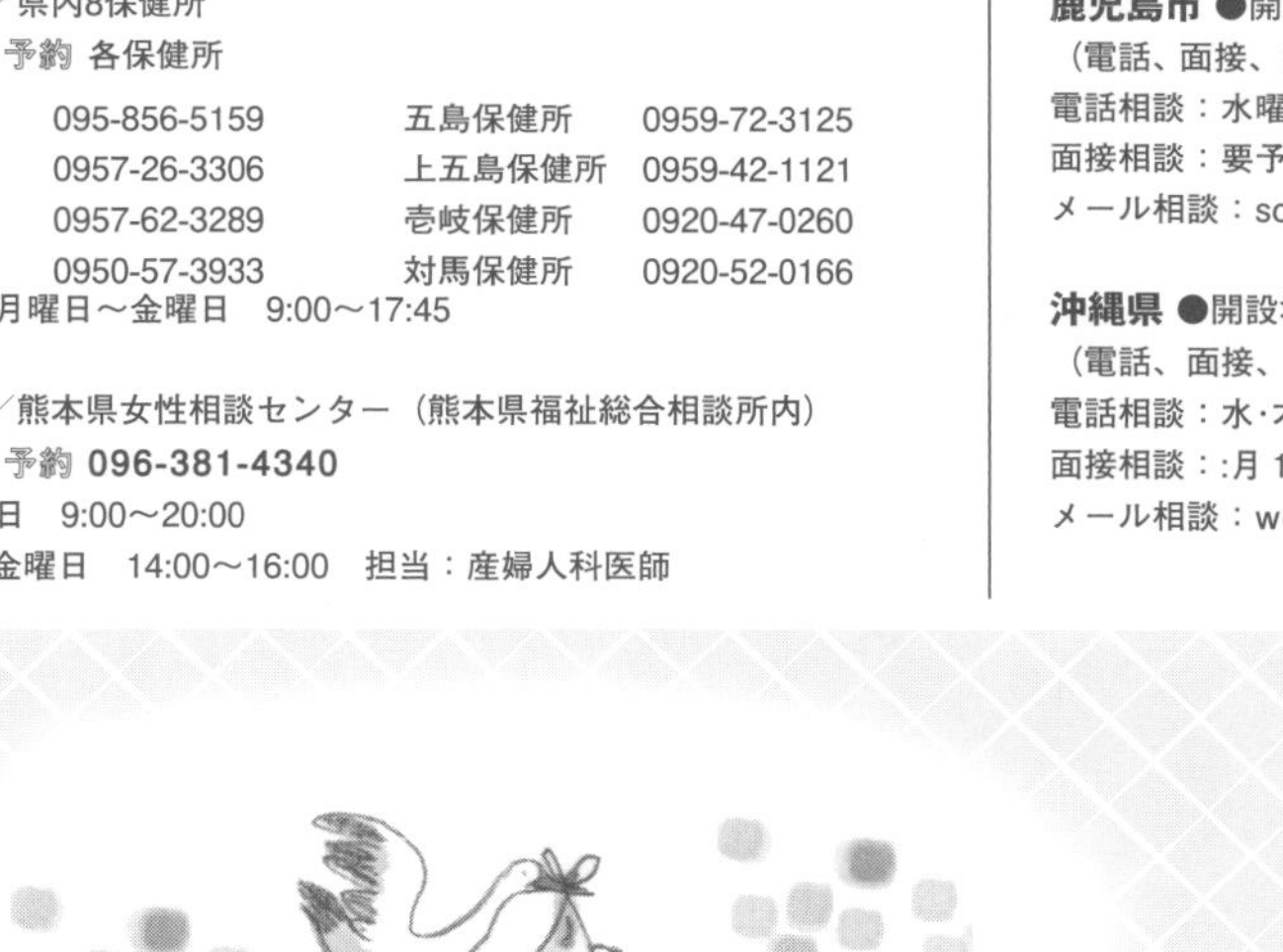

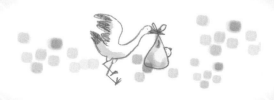

〔 編集後記 〕

皆さまもご存知のように、不妊症で悩む多くの夫婦が、体外受精によって子どもを得られる時代になりました。それは素晴らしいことです。ただ、人類が歩んできた歴史の中で、子どもが体外で受精して誕生することなどかつてなかったことですから、当初はその新しさから賞賛の声とともに心配の声も寄せられていました。初めての体外受精児が誕生したのは 1978 年のことですから、40 年が過ぎた今、体外受精は生殖補助医療として、不妊治療の中では（一般不妊治療での妊娠が難しい方への）ほぼ当たり前の医療技術として社会に貢献しています。私たちも多くの年月を不妊治療の情報提供に費やしてきているため、体外受精は大変興味深い対象でもあり、またそれゆえにしっかりと社会の中で人に伝えないといけない技術だと考え、関連情報を扱ってきました。

今回の「体外受精と顕微授精 2020」では、この体外受精がどのようなものかを、まずはしっかり伝えたく、特集しました。とても長い話の展開となり、すでにこの治療を受けて承知の方にとっては確認の意味で、また初めての治療を前にしている方にとっては、治療前の情報収集のひとつとして、ぜひおふたりでお読みください。

i-wish... ママになりたい

体外受精と顕微授精 2020

発行日	|	2020 年 5 月 7 日
発行人	|	谷高　哲也
構成 & 編集	|	不妊治療情報センター・funin.info
発行所	|	株式会社シオン　電話 03-3397-5877 〒 167- 0042 東京都杉並区西荻北 2-3-9 グランピア西荻窪 6 F
発売所	|	丸善出版株式会社　電話 03-3512-3256 〒 101- 0051 東京都千代田区神田神保町 2-17 神田神保町ビル 6F
印刷・製本	|	シナノ印刷株式会社

ISBN978-4-903598-71-0

i-wish ママになりたい

vol.60

35 歳からの不妊治療

次号のご案内

〔 特集 〕

★　35 歳になると、どうなるの？ 女性は？ 男性は？
★　卵子の数と卵子の質。そして精子の質
★　妊娠が難しくなる理由。流産が増える理由。

― 妊娠したいと思ったら、何からはじめるべき？
― 夫婦でがんばる！ どれくらいの期間が適当？
― 不妊治療が必要になったら、どう選択すればいい？
― 35 歳から不妊治療。知っておくべきことは？

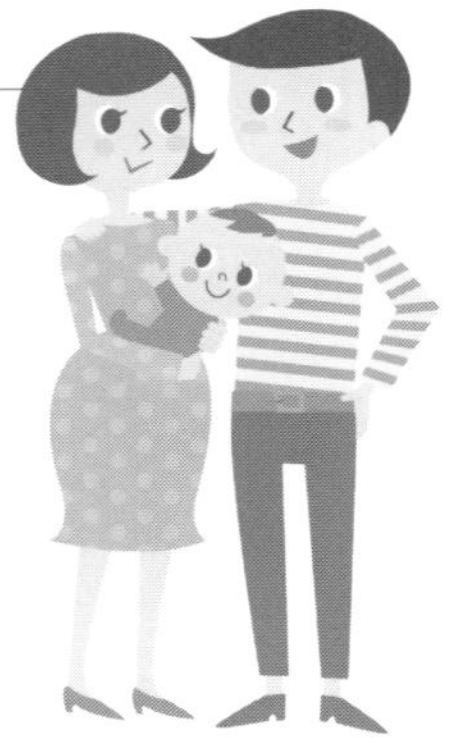

〔 不妊治療 最前線 〕

★ ドクター・インタビュー

〔 そのほか 〕

★ ママなり応援レシピ
★ ママなり教室
★ 全国不妊治療施設一覧
★ 全国不妊相談センター一覧
　ほか

発売予定　　2020 年 8 月

内容は、変更になることがあります。

i-wish ママになりたい は、どこで買えるの？

i-wish ママになりたい は、年に 4 回発行しております。
全国の書店やインターネット書店などでお買い求めいただけます。

★ i-wish ショップ 楽天市場店
https://www.rakuten.co.jp/i-wishshop/

★ i-wish ショップ
http://funin.shop-pro.jp/